Dr. med. Jürgen Bludau

ALT WERDEN IST EIN VERGNÜGEN

WENN SIE ES RICHTIG ANSTELLEN

Gut vorbereitet und so gesund wie möglich ins Alter

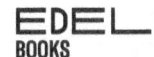

Ich widme mein Buch allen meinen Patienten

INHALTSVERZEICHNIS

Einleitung 9

Kapitel 1 Cato der Ältere und die Geschichte
des Alterns 15

Kapitel 2 Die Geriatrie – das Spiegelbild der
Kinderheilkunde 37

Kapitel 3 Der milliardenschwere
Anti-Aging-Hokuspokus 53

Kapitel 4 Der Glaube an den Jungbrunnen
als sprudelnde Geldquelle 73

Kapitel 5 Verjüngung mit Skalpell – Sie werden
kaum wiederzuerkennen sein 79

Kapitel 6 „Mit 66 Jahren, da fängt das Leben
an …" – echt jetzt? 87

Kapitel 7 Schlechter Schlaf, Schwindel,
schwache Sinne 95

Kapitel 8 Vorbeugung: Wartung und Pflege Ihres
Modells der Marke Mensch 119

Kapitel 9	Ärzte auf Partnersuche: Der Patient kennt seinen Körper am besten	141
Kapitel 10	Schneller Sturz, tiefer Fall: im Alter die Balance bewahren	155
Kapitel 11	Karies in den Gelenken: Volkskrankheit Arthrose	163
Kapitel 12	Kommt das Erbgut in die Jahre, droht Krebs	171
Kapitel 13	Das große Vergessen: Wenn das Gehirn schon zu Lebzeiten stirbt	193
Kapitel 14	Wer macht sich schon gerne in die Hose?	221
Kapitel 15	Sex and Drugs and Rock 'n' Roll	231
Kapitel 16	Hausaufgaben fürs hohe Alter – und danach	241
Kapitel 17	Mal ein bisschen Bewegung, aber dalli!	253
Kapitel 18	Greisenspeisen: Was in Omas Küche gehört	263
Kapitel 19	Goldene Regeln für einen goldenen Herbst	275

Danksagung 283

Bibliografie 285

EINLEITUNG

Ich weiß nicht, wie es Ihnen ging, liebe Leserinnen und Leser, aber ich vermute, Sie haben es nicht viel anders erlebt: Als ich klein war, konnte ich mir nicht vorstellen, jemals alt, geschweige denn einer von denen zu sein, die zu den Anwärtern auf einen Platz im Seniorenheim zählen. Alles, was ich wollte, war, groß zu werden – und natürlich auch stark. Das Erwachsenenalter war sehr weit weg. Geburtstagen fieberte ich, wie wohl die allermeisten Kinder, entgegen, weil sie Geschenke verhießen. Aber dass ich – mal wieder – ein Jahr älter geworden war, spielte überhaupt keine Rolle. Wenn ich abends glücklich und aufgekratzt ob der wunderbaren neuen Spielsachen im Bett lag, habe ich gedacht: Oh je, nun muss wieder ein ganzes Jahr vergehen, bis ich das nächste Mal die Kerzen auf der Geburtstagstorte ausblasen darf.

Und zack, war ich 14 – ein Alter an der Schwelle zwischen Junge und Mann. Von da an habe ich nur noch darauf gewartet, endlich ein „richtiger" Erwachsener zu sein, also volljährig, weil das bedeutete, den Führerschein machen zu dürfen. Aber schon so ab 25 schlich sich ein merkwürdiges Gefühl ein, das besagte: Die Zeit vergeht rasend schnell. Aus „oh je, wieder ein Jahr auf den Geburtstag warten" wurde „oh je, schon wieder ein Jahr vorbei". Auch für mich galt der berühmte Spruch: Je älter man wird, desto schneller vergeht die Zeit. Das Gefühl kennt wohl jede und jeder. Bei dem einen stellt es sich schon mit 30 ein, bei der anderen erst mit 40. Die Jahre fliegen nach dem ersten Drittel des Lebens nur so vorbei, mal in Überschall-, dann sogar in Lichtgeschwindigkeit – aber leider nicht mehr im Schneckentempo. Eben war der Osterhase da, schon klingelt der Weihnachtsmann an der Tür.

Der Eindruck entsteht im Kopf – klar, wo sonst? Erstaunlich ist, dass wir wissen: Das Jahr hat 365 Tage, aber das Zeitempfinden verändert sich. Forscher der Duke University in North Carolina versuchten herauszufinden, warum das so ist. Das Ergebnis der Studie: Je älter wir werden, desto langsamer werden Erlebnisse im Gehirn aufgenommen und verarbeitet. Weil aber auch das Hirn in späteren Jahren in der Leistung nachlässt, sinkt die Zahl der gespeicherten Informationen, und in der Folge werden weniger Bilder in der gleichen Zeit verarbeitet, Erlebnisse geraten im wahrsten Sinne des Wortes in Vergessenheit – und das lässt die Empfindung entstehen, die Zeit verfliege. Diese Entwicklung hat aber auch etwas Tröstliches, finde ich. Sie bedeutet nämlich nicht, dass Erfahrungen in der Jugend generell mehr Bedeutung haben und sich deshalb tiefer als Erinnerungen einbrennen – sie werden nur einfach atemberaubend schnell verarbeitet und im Gehirn verankert, sodass mehr vorhanden sind.

Als ich die große Feier zu meinem Fünfzigsten organisierte, beschlich mich ein ganz besonderes Gefühl, ein Mix aus Staunen und Ernüchterung. Nun bist du also schon ein halbes Jahrhundert auf der Erde, dachte ich. 50 klingt anders als 21, 33 oder 44. Aber es ging mir gut, ich war geistig und körperlich voll auf der Höhe, das Leben ging seinen gewohnten Gang. Ich fühlte mich energiegeladen und – jawohl – durchaus jung.

Dann näherte sich langsam, aber sicher der sechzigste Geburtstag – und etwas änderte sich. Die ersten Zipperlein stellten sich ein, ich brauchte mehr Schlaf als früher und länger, mich zu erholen, wenn ich ein bisschen zu viel Alkohol getrunken hatte. Und nicht zuletzt war da noch die Tatsache, dass das Rentenalter unaufhaltsam näher rückte.

Die Aussicht, bald wohlverdient von Altersbezügen zu leben und viel Zeit für mich zu haben, löste in mir durchaus Vorfreude aus. Andererseits dachte ich: Auf dem Weg zu Rente oder Pension zu sein, heißt auch, langsam, aber sicher ein Greis zu werden. Der Gedanke war mit Angst verbunden, die sich subtil äußerte. Sie speist sich aus einer mehr oder weniger bösen Ahnung. Was kommt da wohl (noch) auf einen zu? Man hat die Bilder von Pflegeheimen im Kopf, die teuer sind und die Ersparnisse verschlingen, in denen das Personal knapp ist und sich die vorhandenen Mitarbeiter – da überlastet – kaum um die Bewohner kümmern können. Nichts verunsichert mehr als der Gedanke, hilflos in einem Bett zu liegen und auf den Tod zu warten. Durch die Berichterstattung aus Kliniken und Altenheimen im Zuge der Corona-Pandemie dürfte sich dieser Eindruck noch verfestigt haben. Aber das ist noch mal ein eigenes Thema.

Getriggert wird die Angst auch dadurch, dass unsere westliche Gesellschaft ein generelles Problem hat mit Menschen, die nicht (mehr) tadellos „funktionieren" und nicht (mehr) produktiv sind. „Das Alter" und Senioren werden wenig bis gar nicht wertgeschätzt. Alte Menschen sind der Gesellschaft eine Last, ihr Vorhandensein konfrontiert mit der Tatsache: Auch du wirst einmal alt sein.

Altwerden wird in der westlichen Welt als etwas Negatives, nicht Erstrebenswertes empfunden. Man gehört dann zum „alten Eisen", ist nicht mehr auf der Höhe der Zeit, kann keine Apps runterladen oder das WLAN konfigurieren und verliert den Anschluss an die neuesten Entwicklungen. Dem Staat und der Verwandtschaft kostet man Geld, insbesondere dann, wenn man zum Pflegefall wird. Das verletzende, lähmende Gefühl drängt sich auf, nicht mehr gebraucht zu werden. Ab wann gesteht man sich ein, nicht mehr allein zurechtzukommen in den eigenen vier Wänden? Dass es nicht länger ohne Hilfe geht? Zumal die Werbung im Fernsehen jeden Tag jung gebliebene Rentner präsentiert, die mit dem Hund spazieren gehen und vitaler sind als das Tier, die mit den Enkeln spielen, als wären sie in einen Jungbrunnen gefallen.

Es wundert mich nicht, dass viele Millionen Menschen auf der Erde Tag für Tag viel Geld für Präparate, Pillen, Nahrungsergänzungsmittel ausgeben und auf ein Wunder hoffen, dass die Arthrose verschwindet und der Alzheimer weggeht, als wären es Erkältungen. Es wundert mich auch nicht, dass so viele Menschen die vollmundigen Versprechungen der Anti-Aging-Medizin dankbar aufsaugen wie ein Schwamm. Die Lösung aller Probleme durch eine simple Pille ist allzu verlockend. Die Werbung spielt mit unseren Emotionen und Ängsten und passt ins Zeitalter unwissenschaftlicher „Alternativen". Was mich ebenfalls nicht wundert, ist, dass sich das erhoffte Wunder nicht einstellt und Arthrose oder Alzheimer bleiben, wo sie waren. Was schwindet, ist das Geld auf dem Konto.

Wer vermag angesichts wundersamer Heilsversprechungen schon nein zu sagen? Ausprobieren kann man es ja mal, schaden wird es schon nicht. So entstand in der Vergangenheit über Jahrzehnte hinweg eine Industrie, die Hunderte Millionen Euro umsetzt, in der sich Pseudowissenschaftler tummeln und unwidersprochen den größten Blödsinn verzapfen können. In ihren Publikationen schwafeln sie von einer möglichen Lebenserwartung von 120, mindestens 150 und sogar 500 Jahren, sodass sogar der *Spiegel* im November 2019 titelte: „Adieu, Tod".

Ich arbeite seit beinahe 30 Jahren in der Altersmedizin, der Geriatrie. Nach meiner Kenntnis existiert bis heute keine einzige halbwegs seriöse Forschungsstudie, die belegt, dass all die teuren Pillen und Mittelchen das Altern stoppen oder auch nur aufhalten können. In der medialen Berichterstattung über die wahnwitzigen Behauptungen wird die kleine, jedoch nicht ganz unwichtige Tatsache gerne unterschlagen, dass die Probanden in Experimenten zur angeblichen Lebensverlängerung Fische, Würmer und Mäuse waren. Nun könnte man sagen: Auch Medikamente werden an Mäusen getestet. Aber wenn es darum geht, den Tod um Jahrzehnte aufzuschieben, gibt es doch sehr große Unterschiede zwischen Maus und Mensch.

Als Mediziner kann ich vor dem ganzen Hokuspokus nur warnen. Mein Ansatz ist ein anderer, daher dieses Buch. Wichtig ist, dass wir den Alterungsprozess besser verstehen, dass wir begreifen, was mit unserem Körper passiert. Sodann plädiere ich für ein gesellschaftliches Umdenken, nämlich dass weder das Altwerden noch das Altsein eine Schande sind. Ich plädiere dafür, beides als Chance und Geschenk zu betrachten. Altern ist auch nicht gleich Altern, sondern die Summe aller persönlichen Lebenserfahrungen und somit individuell für jeden Menschen.

Es ist Zeit für einen Perspektivwechsel, für einen entspannten Blick auf das Leben. Alte Menschen brauchen sich nicht mehr zu beweisen – sie haben längst gezeigt, was sie können, schließlich haben sie ein ganzes Leben mit allen Höhen und Tiefen gemeistert. Dementsprechend nimmt, was in jüngeren Jahren wichtig war oder wichtig erschien, im Alter einen anderen Stellenwert ein. Freilich, der ältere Körper wird anfälliger für Krankheiten, das Alter geht einher mit dem Verlust an Selbstständigkeit. Dem sollte man sich stellen. Ich möchte dazu beitragen, dass die Angst vor dem Altern schwindet. An der Weisheit „Jeder ist seines Glückes Schmied" ist auch im Alter was dran. Jeder hat es in der Hand, sich auf das Alter(n) vorzubereiten, um auch dann gut zu leben.

Ich diesem Buch erläutere ich den Alterungsprozess aus medizinischer Sicht, gebe Ratschläge für ein gesundes Altwerden und versuche, Ihnen die Angst – wenigstens ein bisschen – zu nehmen. Ich werde mein Anliegen in einer nutzbaren Art und Weise vermitteln. Keine Sorge, ich meide Fachausdrücke, wann immer es geht, und beschreibe alle Vorgänge leicht verständlich.

Ich nehme die Wirkung von Wunder- oder Allheilmitteln unter die Lupe und erkläre, warum die Einnahme oder Verwendung derlei Quacksalbergebräue Unsinn ist. Ich biete Ihnen auf wissenschaftlichen Fakten beruhende Informationen, damit Sie die richtigen Entscheidungen für Ihre Gesundheit treffen können, ohne hohe Summen für nichts zu bezahlen. Ich möchte Ihnen auch alltagstaugliche Tipps geben: zu Ernährung, Sport, Sexualität im Alter, Medikamenteneinnahme und dem so wichtigen und oft zu kurz kommenden Besuch beim Hausarzt. Aber ich meide auch nicht die unappetitlichen Folgen des Alterns wie Inkontinenz, Gedächtnisverlust, Stürze mit Brüchen als Folge, Pflege. Und nicht zuletzt werde ich auch das schlimmste Thema anfassen: den Tod.

Ich hoffe, mit meinem Buch einen Beitrag dazu zu leisten, das Altwerden zu enttabuisieren, vor allem aber, Ihnen ein langes und unbeschwertes Leben zu ermöglichen.

Kapitel 1

CATO DER ÄLTERE UND DIE GESCHICHTE DES ALTERNS

Über das Alter gibt es seit Jahrtausenden nur eine übereinstimmende Meinung: Es kommt unausweichlich. Doch jeder Mensch altert anders. Es war daher schon vor über 4.000 Jahren falsch, dass der ägyptische Dichter und Philosoph Ptahhotep, ein Beamter des Pharaos Asosi/Isesi (24. Jahrhundert vor Christi), pauschal das „qualvolle Ende des Greises" beschwor. Er schreckte seine Zeitgenossen damit, dass ihnen im Alter grundsätzlich schwindende Kräfte, versagende Sinnesorgane und abnehmende Geisteskraft drohten. Zwar waren einige seiner Beobachtungen nicht falsch, sie lassen sich aber nicht so grob verallgemeinern, wie er es getan hat.

Zwei prominente Mediziner der Antike waren sich im Hinblick auf das Älterwerden lediglich darüber einig: Man sollte sich dafür warm anziehen. Der Grieche Hippokrates (460 bis ca. 370 v. Chr.), auf den Ärzte heute noch ihren Eid schwören, beschrieb das Altern als „kalt und nass". Sein späterer altrömischer Kollege Galen (129 bis etwa 200 v. Chr.) befand hingegen, das Altern sei „kalt und trocken".

Diese Erkenntnisse durften trotz der großen Bedeutung von Hippokrates und Galen für die Entwicklung der Medizin keine größere Gültigkeit für sich beanspruchen als heutzutage so manche Wettervorhersage. Sie beruhten auf der Annahme, dem menschlichen Körper gehe mit den Jahren sozusagen der Betriebsstoff aus, weswegen er erkalte. Daraus ergab sich eine auf den ersten Blick einleuchtende Übereinstimmung des Alters mit dem Winter. Galen ging übrigens davon aus, dass der von ihm konstatierten „Trockenheit" alter Menschen mit Wein entgegengewirkt werden könne. Prost, Senioren! Dazu später mehr.

Bei den griechischen Philosophen Sokrates (469 bis 399 v. Chr.) und Aristoteles (384 bis 322 v. Chr.) finden wir deprimierende Schilderungen der letzten menschlichen Jahre. In den Schriften des Sokrates ist davon die Rede, dass sich im Lebensalter „alles Böse und Tödliche der Natur" manifestiere. Aristoteles beschrieb alte Menschen als furchtsam und der Vergangenheit verhaftet.

Es gab im Altertum allerdings auch positive Beschreibungen über die letzten Jahre eines jeden Menschen, bevor er die Welt verlässt. Von jemandem, der es im Namen führte, Cato dem Älteren (234 bis 149 v. Chr.), durfte man das geradezu erwarten. Cato war ein römischer Politiker, Historiker, Literat und Offizier. Der ebenso vielseitige, aber nicht militärisch geschulte Cicero (106 bis 43 v. Chr.), der Cato nie begegnete, setzte ihm ein literarisches Denkmal, in seinem Werk „De senectute" („Über das Alter"). Darin befürwortet Cato ein „Alter ohne Jammern", das für „gemäßigte und unkomplizierte und gebildete Greise" durchaus erträglich sei.

All diese frühen Gedanken über die späte Lebensphase – gestatten Sie mir bitte diesen Seitenhieb auf die einst männliche Dominanz in der Geisteswissenschaft – stammten von weißen alten Männern. Dabei genießen bis in heutige Tage Frauen im Allgemeinen den Vorzug, langlebiger als Männer zu sein. Zudem, das lässt sich bis in die Antike zurückverfolgen, mangelte es an Achtung vor Frauen, sobald sie ihre Gebärfähigkeit verloren hatten. Frauen, die – wenn auch begrenzt und nicht studiert – der Heilkunde durch Überlieferung alten Wissens mächtig waren, wurden gern der Hexerei bezichtigt und landeten auf dem Scheiterhaufen.

Eine herausragende mittelalterliche Persönlichkeit, die noch im hohen Alter geistig fit war, gehörte dem Geschlecht an, das in jener Epoche wenig Einfluss hatte. Die Mystikerin Hildegard von Bingen, bei der sich viele zeitgenössische spirituelle Strömungen ebenso bedienen wie Anhänger der Naturheilkunde, gründete noch in ihrem siebten Lebensjahrzehnt ein Nonnenkloster bei Bingen. Die inzwischen heiliggesprochene Nonne machte sich – mehr als 800 Jahre vor dem Bestseller „Darm mit Charme" – Gedanken über die Wirkung von Ballaststoffen für ein angenehmes Magengefühl, stellte Überlegungen zur Diagnostik an, beschrieb den weiblichen Orgasmus und ging davon aus, dass die „Glut der Begierde" bis zum 70. Lebensjahr anhält. Sexualität im Alter – auch diesem spannenden Thema werde ich mich in diesem Buch widmen. Hildegard blieb unvergessen, übrigens auch in der Musikgeschichte und Dichtung. Sie starb mit 81 Jahren und ist ein frühes Beispiel dafür, was die Wissenschaft später bestätigte: Mann oder Frau sollte den Kopf auch im hohen Alter nicht in den Sand stecken, sondern in Bücher. Wie schön also, dass Sie meins gerade lesen. So schlagen Sie zwei Fliegen mit einer Klappe: Sie halten Ihr Gehirn fit und erfahren hoffentlich, wie Sie richtig alt werden.

Aber nun zurück zur kurzen Geschichte des Altwerdens und des Umgangs damit. Das antike Athen, Hort der Demokratie, kannte die gesetzliche Verpflichtung der Kinder zu einer späteren Versorgung ihrer Eltern. Im gänzlich anders gestrickten Krieger-Stadtstaat Sparta konnte man von Ansätzen einer Gerontokratie sprechen. Dort hatte ein Rat der Alten – „Gerousia", seine Mitglieder mussten über 60 Jahre alt sein – Mitspracherecht. Staatlich organisierte Bemühungen um Mindestexistenzgarantien für arme Menschen, die zum Arbeiten zu alt wurden, finden sich erst wesentlich später wieder, im 16. und 17. Jahrhundert. Allerdings lassen sich für einige wenige Privilegierte durch die Jahrhunderte auch Ruhestandsregelungen finden, die meist mit dem 60. Lebensjahr einsetzten, einer magischen Grenze, jenseits derer man auch heute als alt gilt.

Alte Menschen wurden bis in die Neuzeit hinein aber auch oft Ziel des Spotts der Jüngeren. Idealtypisch versinnbildlicht dies der Pantalone, eine Figur aus der italienischen Commedia dell'Arte. Er ist ein geiziger Griesgram und Hahnrei, der es nicht wahrhaben will, dass jüngere Frauen sich nicht mehr für ihn interessieren. Auch die alte Kupplerin, eine verschlagene Greisin, die lüsternen Männern willige junge Gespielinnen zuführte, war ein beliebtes Zerrbild.

Vor der Einführung von Systemen zur Rentenversicherung waren alte, mittellose Menschen jahrhundertelang auf die Fürsorge ihrer Verwandten, auf Almosen oder Armenhäuser angewiesen, wenn die Kraft ihrer Hände nachließ. Auf der anderen Seite der sozialen Skala gab es allerdings auch Greise mit Geld und Macht. Seit dem Mittelalter verließ die Stadt Venedig sich zur Lenkung ihrer Geschicke gerne auf Ältere. Zu Dogen, den Oberhäuptern der Kaufmannsrepublik, wurden oft gereifte Herrschaften weit über 60 gekürt. Dies hatte freilich nicht nur damit zu tun, dass ihnen Weisheit unterstellt wurde, sondern auch mit der Aussicht darauf, dass sie aus biologischen Gründen nicht allzu lange die Zügel in der Hand halten würden. So kann man die Amtszeit eines Politikers natürlich auch begrenzen.

Bei der am Ende des 19. Jahrhunderts in Preußen eingeführten ersten staatlichen Rente galt für das, was die Bürokratie staubtrocken den Erlebensfall nennt – gemeint ist die

Auszahlung des Ruhegelds zu Lebzeiten –, freilich eine Mindestgrenze von 70 Jahren. Manchmal fürchte ich, dass wir bald wieder so weit sind. Da ich jedoch Arzt bin, kümmere ich mich um Ihre medizinische Altersversorgung – die finanzielle Seite überlasse ich der Politik.

Der „Eiserne Kanzler" Bismarck hatte in der Zeit, über die ich hier nun berichte, erkannt: „Die soziale Bedeutung einer allgemeinen Versicherung der Besitzlosen scheint mir unermesslich zu sein; es ist unerlässlich, unter der großen Mehrheit besitzloser Menschen über die Gefühle, die mit dem Anrecht auf eine Rente entstehen, eine grundsätzlich konservative Haltung zu erzeugen." Der an sich progressive Ansatz zu einer Rentenversicherung sollte also den vaterlandslosen Gesellen, den aufkommenden Sozis, das Wasser abgraben – die Grundzüge des deutschen Sozialstaats waren geboren.

Viele Jahrzehnte später irrte sich ein anderer deutscher Legenden-Kanzler über die Stabilität der Finanzierungsgrundlage des Generationenvertrags für die Rente: „Kinder bekommen die Leute immer", wird Konrad Adenauer als Äußerung in der Diskussion über die lohngekoppelte Rente zugeschrieben.

Andere Gemeinwesen prägten das Wort „Rentnerschwemme". Laut Statistischem Bundesamt wird die Zahl der Bundesbürger über 67 im Jahr 2035 voraussichtlich 20 Millionen erreichen. Dann kommen rechnerisch etwa 43 Rentner auf 100 Menschen im erwerbsfähigen Alter. 2019 waren knapp 60 Prozent der 55- bis 64-Jährigen in der EU noch erwerbstätig.

Die gesellschaftlichen und ökonomischen Folgen der wachsenden Zahl der Ruheständler sind enorm. Bei der Bundestagswahl 2021 stellten Menschen über 60 bereits die größte Wählergruppe. Die EU-Kommission erwartet, dass Produkte und Dienstleistungen für ältere Menschen, die sogenannte Seniorenwirtschaft, im Jahr 2025 einen Umfang von 5,7 Billionen Euro haben werden, bei jährlichen Zuwachsraten von circa fünf Prozent. Dem stehen die steigenden Risiken für Altersarmut gegenüber. Und die Tatsache, dass im Jahr 2050 vermutlich mehr als 30 Millionen EU-Bürger pflegebedürftig sind.

NA, ALTES HAUS, WIE GEHT'S DIR?

Die Bewertung des unabwendbaren Ablaufens der menschlichen Lebensspanne ist nicht nur individuelle Einstellungssache – und da lässt sich recht viel einstellen, wie Sie auf den nächsten Seiten erfahren werden. Sie stellt sich auch als kulturhistorischer, philosophischer und gesellschaftlicher Diskurs dar, den negative wie positive Stereotype prägen. Im Buch „Das Alter – Eine Kulturgeschichte", das neben anderen Quellen Anregungen für diese geraffte geschichtliche Einführung lieferte, schreibt Herausgeber Pat Thane: „Das ‚Alter' ist schon allein deshalb eine besondere Phase im Leben, weil es so lange dauert. Es beginnt nach landläufiger Meinung im fünften Lebensjahrzehnt und führt manchmal bis jenseits der 100 Jahre. Die ‚Jugend' und das ‚Erwachsenenalter' sind dagegen deutlich kürzer."

Je nach Naturell und Temperament mag der eine das Versiegen seiner Schaffenskraft beklagen, ein anderer vielleicht von der Abrundung seines Lebenswerks sprechen. Es gab und gibt Gesellschaften, in denen Respekt vor den Alten und ihrer Erfahrung selbstverständlich waren und sind, ihr Rat hochgeschätzt ist.

Aus medizinischer Sicht lässt sich sagen, dass wir inzwischen zwar ein besseres Verständnis vom Alterungsprozess haben, daraus aber immer noch sehr unterschiedliche Schlüsse ziehen. Darauf basiert eine ganze Anti-Aging-Industrie, die ihren Kunden die Aussicht auf etwas weismacht, was doch bis dato noch niemandem gelungen ist: diesen Prozess grundsätzlich zu stoppen oder gar rückgängig zu machen. Jedoch haben wir heute die Geriatrie, auch Altersmedizin genannt, die ein Fachbereich der inneren Medizin ist und die medizinische Betreuung älterer Menschen verbessert hat. Dazu nun mehr.

Altes Haus, wie geht's dir? Die Frage, die auch Begrüßungsformel sein kann, kennen Sie bestimmt. Sie ist selbst schon ein bisschen in die Jahre gekommen, aber durchaus noch gebräuchlich. Warum eigentlich? Wie kommen wir dazu, jemanden als ein Bauwerk zu betrachten, noch dazu ein vielleicht schon baufälliges?

Eine genaue Erklärung haben die Etymologen auf ihrer beständigen Suche nach den Wortursprüngen nicht gefunden, sie verliert sich vermutlich irgendwo in den Tiefen des Althochdeutschen. Eine recht originelle Deutung besagt, es handle sich bei einem „alten Haus" um das bei Frauen erfolglose Gegenstück zum Herzensbrecher Casanova, dessen Name aus dem Italienischen übersetzt „neues Haus" lautet. Und in der fränkischen Mundart sagt man von einem Kerl mit Flausen im Kopf, er habe „Einfälle wie ein altes Haus".

Alles recht wenig charmant. Von geriatrischer Warte allerdings ergibt es Sinn, das Altern eines Menschen mit dem eines Hauses zu vergleichen.

Wenn der Neubau fertiggestellt ist und der Einzug bevorsteht, ist das Haus neuwertig; alles glänzt und funktioniert. Mit der Zeit jedoch stellen sich die ersten Mängel ein, fallen Reparaturen an. Wind und Wetter zerren an Dach und Putz. So ungern der Hausherr auch kostspielige Handwerker bestellen möchte: Er weiß, dass diese Aufwendungen nötig sind, um den Wert des Gebäudes zu erhalten.

Bei uns Menschen ist es im Grunde nicht anders. Zum Beispiel beschädigt stundenlanges Sonnenbaden, womöglich auch noch vor Öl triefend, am Strand von Gran Canaria oder Sylt unsere Haut. Falten und ein erhöhtes Risiko für Hautkrebs sind Urlaubssouvenirs, die man sich lieber nicht zulegen sollte.

Haben wir unserem Heim, dem Körper, aber einmal geschadet, müssen wir ebenfalls auf Fachleute für Reparaturen zurückgreifen, die allgemein Ärzte genannt werden. Und auch dabei können unangenehme Kosten anfallen, falls die Krankenkasse sie nicht übernimmt.

Ein gewisser Verschleiß lässt sich weder im eigenen Haus noch im eigenen Körper vermeiden, auch wenn man achtsam mit beiden umgeht. Das Alter fordert halt seinen Tribut. Wände und Böden zeigen Spuren des Gebrauchs, so sehr wir sie regelmäßig putzen und pflegen. Haushaltsgeräte halten nicht ewig, selbst wenn wir sie immer strikt nach Gebrauchsanleitung bedienen. Manchmal sind sogar Notreparaturen erforderlich, rufen wir sofort den Klempner, wenn sich unter der Spüle plötzlich Wasser sammelt.

Unseren Körper sollten wir in gleicher Weise pfleglich behandeln und auf Warnsignale achten. Um uns selbst gut in Schuss zu halten, müssen wir auf einen gesunden Lebensstil achten, regelmäßig zum Arzt gehen, uns Vorsorgeuntersuchungen unterziehen, Schutzimpfungen erhalten und vorsichtigen, weisungsgemäßen Gebrauch von Medikamenten machen.

Ich werbe an der Stelle auch gleich einmal für ein gesellschaftliches Umdenken: Alternde Männer – das gilt übrigens für jüngere ebenso – müssen niemandem beweisen, wie stark sie sind. Und wenn doch, dann nicht dadurch, dass sie nicht zum Arzt gehen. Medizinische Untersuchungen zu meiden wie der Teufel das Weihwasser, hat nichts mit männlicher Stärke zu tun – eher im Gegenteil. Dahinter steckt oft die Angst, etwas zu erfahren, was man nicht hören will. Das hat sicherlich auch mit dem uralten Rollenbild des Mannes in der westlichen Welt zu tun, der nicht als „Ernährer" der Familie ausfallen darf. Wer krank ist, fällt nun mal aus. Aber deshalb den Arztbesuch endlos aufschieben? Besser nicht.

Natürlich wird man jedem Haus mit der Zeit die Jahre ansehen – wie uns Menschen ebenfalls. Aber auch ein altes Haus kann seinen Charme haben, und wir alle können fitte und gesunde 80-Jährige werden. Die Vereinten Nationen haben die 20er-Jahre dieses Jahrhunderts zum „Jahrzehnt des gesunden Alterns" ausgerufen. Im Kern soll es darum gehen, die immer größere Zahl älterer Menschen besser in der Gesellschaft zu verankern, die Gesundheitssysteme stärker an ihre Bedürfnisse anzupassen und die Pflegeangebote zu optimieren. Die Erfüllung all dieser Ziele müssen wir nicht allein der UNO und ihrer federführenden Weltgesundheitsorganisation WHO überlassen. Jeder Einzelne kann etwas beitragen – zum Beispiel dazu, dass Pflegebedürftigkeit gar nicht oder möglichst spät eintritt.

Ich selbst habe großen Respekt vor dem Alter und Altwerden. Ich, der ich nun auch nicht mehr der Allerjüngste bin, bewundere ältere Menschen und deren Lebenserfahrung. Ich weiß auch, dass es nicht selbstverständlich ist, ein gesundes und zufriedenes Alter zu erleben. So passe ich besonders auf mein Gewicht auf, was mit über 60 Jahren nicht mehr ganz einfach ist. Wir essen in der Familie wenig Fleisch, mehr Fisch, und zum Frühstück gibt es einen Shake. Salat zum Mittagessen und abends etwas Warmes. Ein Glas Wein (und manchmal auch mehr) am Abend muss aber sein, und im Bett noch einen Tee. Übrigens: Kaffee nur am Morgen.

Vitaminpillen oder Sonstiges aus dem Reformhaus oder der Apotheke gibt es bei mir nicht. Für die Fitness fehlt mir leider die Zeit, daher gehe ich mit unserer Golden-Retriever-Hündin abends und an den Wochenenden spazieren, versuche wenigstens zweimal in der Woche, das Fitnessstudio aufzusuchen, was häufig aus Zeitmangel nicht klappt. Aber ehrlich gesagt: Manchmal bin ich einfach zu faul. Was ich gerne tue, ist, am Wochenende gemeinsam mit meiner Frau und unserer Fahrradgruppe die Mammolshainer Stöffe Bikerein paar Kilometer auf dem Fahrrad zu strampeln. Dieses radelnde Nebeneinander ist eine angenehme Art des sportlichen Miteinanders, gut für Lunge und Kreislauf.

GERI-WAS? DAS ALTER IST KEINE KRANKHEIT

Beruflich setze ich mich mit dem Thema Alter(n) seit meiner medizinischen Ausbildung am Royal College of Surgeons in Dublin auseinander. In der irischen Hauptstadt absolvierte ich eine einjährige Assistenzzeit: sechs Monate Chirurgie, dann ein halbes Jahr Innere Medizin. In der Inneren gab es die Möglichkeit, drei Monate auf der Geriatrie tätig zu sein – diese Chance habe ich ergriffen: Denn der zuständige Geriater imponierte mir damit, wie er multimorbide Patienten, wie wir Fachmediziner mehrfach Erkrankte nennen, behandelte, vor allem aber, wie er immer versuchte, sämtliche Aspekte zu berücksichtigen, die das Krankheitsbild beeinflussen und eine Linderung oder Heilung unterstützen könnten.

In Boston machte ich dann meine Facharztausbildung zum Internisten, eine zweijährige Geriatrie-Schulung an der Harvard Universität schloss sich an. Diese Uni beherbergt übrigens die älteste Geriatrie in den USA. Mit der Anerkennung meiner amerikanischen Ausbildung gab es in Deutschland dennoch Schwierigkeiten; die Ärztekammer eines westdeutschen Bundeslandes erwies sich – ich drücke es einmal freundlich aus – als nicht hilfreich. Der Vorgang war zum Lachen, wäre er nicht traurig gewesen. Amerika ist eines der medizinisch bestaufgestellten Länder der Welt. Der Zweifel an meiner Qualifikation – aber lassen wir das … Insgesamt bringe ich es auf drei Jahrzehnte Berufserfahrung in verschiedenen Führungspositionen in meiner Spezialrichtung. Ich bin also, das darf ich wohl so sagen, ein „alter Hase". Das Land Berlin hatte denn auch Einsicht und bestätigte mich als internistischen Facharzt mit Zusatzbezeichnung Geriatrie.

Ich kann es nicht anders sagen: Ich liebe meinen Beruf und erst recht die Geriatrie. Alte Eisen wirken auf mich wie ein Magnet. Ich habe mich daran gewöhnt, wenn ich mich auf Partys oder Festen als Geriater vorstelle, dass mich dann jemand fragt: Geri-was? Ich erkläre es gerne und auch, warum ich eine Fachrichtung gewählt habe, in der ich es stets mit alten oder sehr alten Menschen zu tun habe, wie sie in den Doktorserien im TV so gut wie nie vorkommen. Sie haben es wie alle anderen Patienten verdient, bestmöglich behandelt zu werden.

Oft bin ich in meinem Berufsleben auf Kranke gestoßen, auf die ich mit Engelszungen einreden musste, damit sie sich nicht allzu bald selbst zu den Engeln gesellten. Es ist schon erstaunlich, wie stur manche Leute sein können.

Wie oft habe ich auf einen meiner Patienten eingeredet, er möge seinem eigenen Körper doch bitte dieselbe penible Pflege angedeihen lassen wie seiner Oldtimer-Sammlung! Natürlich durfte kein Kratzer an die alten Wagen kommen, sie wurden regelmäßig gewaschen und gewienert. Mit der eigenen Gesundheit hingegen nahm es der Auto-Enthusiast weniger genau. Sein Blutzucker war schlechter eingestellt als die Zündung seiner Lieblinge aus Chrom, weil ihm die Einnahme der Tabletten lästig war und er nicht genau darauf achtete. Nun kann ich als Arzt nicht einfach sagen: „Machen Sie, was Sie wollen. Wenn Sie so weitermachen, wird Ihre Oldtimer-Sammlung bald nur noch Erbmasse sein." Erst nachdem es ihm richtig schlecht ging, kam er zur Einsicht. Und ich dachte: Warum muss so oft erst etwas passieren, ehe der Mensch zur Einsicht gelangt?

Ich möchte, dass Sie keine Angst haben vor dem Altern, sondern dass Sie richtig alt werden. Ich werde deshalb immer wieder Beispiele aus der Wirklichkeit eines praktizierenden Arztes einstreuen. Vielleicht haben sie für manchen Leser Wiedererkennungswert. Ich glaube, dass Begebenheiten aus meinem Alltag für ein besseres Verständnis dafür sorgen, um was es mir in diesem Buch geht. Auch wenn im letzten Lebensabschnitt die Gesundheitsrisiken steigen, das Alter ist nichts Krankhaftes. Es ist ein unumkehrbares natürliches Geschehen, das individuell verschieden ausfällt. Altern ist also weder heilbar noch für jeden Menschen gleich. Mit den Worten des Altersforschers João Pedro de Magalhaes: „Altern ist ein langsamer, kontinuierlicher, physiologischer, das heißt nicht krankheitsbedingter Prozess, der zu einem Verfall der Körperfunktion führt und so zu einer eingeschränkten Lebensfähigkeit und Verwundbarkeit beiträgt." Was hinter diesem Phänomen steckt, ist bis heute nicht umfassend geklärt. Hier einige Thesen dazu:

- Die „Verschleiß-Theorie" besagt, dass viele Körperteile sich mit zunehmendem Alter einfach abnutzen. Ein gutes Beispiel dafür ist die Arthrose der Gelenke, die zur weltweiten Volkskrankheit geworden ist und vielen Menschen rund um den Erdball Ärger und Schmerzen bereitet.
- Die „Autoimmun-Theorie" hingegen geht davon aus, dass das Immunsystem über die Jahre zunehmend fehlerhaft arbeitet und den Körper selbst angreift. Das erinnert mich an die

Aussage: „Die Revolution frisst ihre Kinder." Dies waren die letzten Worte von Pierre Vergniaud, 1753–1793, einem französischen Revolutionsführer der Girondisten, der auf dem Schafott endete. Das Zitat wird meist verkürzt verwendet, tatsächlich sagte er: „Die Revolution ist wie Saturn, sie frisst ihre eigenen Kinder." Ein gebildeter Abgesang, über den der Franzose in seiner letzten Nacht vielleicht so lange nachdachte wie Neil Armstrong über seine ersten Worte auf dem Mond.

- Die „Uhr-Theorie" beschreibt eine langsam vor sich hin tickende Uhr, die irgendwann einfach stehen bleibt. Ein körperliches Beispiel dafür ist der Menstruationszyklus der Frau, der ein programmiertes Ende hat. Diese Theorie des Alterungsprozesses hat das Interesse der Anti-Aging-Medizin an Hormonen als möglicher Therapie gegen das Altern geweckt. Das Wachstumshormon Dihydroepiandrosterone (DHEA) ist ein beliebtes Produkt der Anti-Ager. Seine Anwendung ist nicht ungefährlich, ihr Nutzen zweifelhaft. Auch dazu später mehr.

Eine interessante Entdeckung sind sogenannte Telomere, die sich als Schutzkappen an den Endregionen von Chromosomen befinden und mit jeder Zellteilung kleiner werden. Sind diese Telomere vielleicht die Uhren des Körpers und bleiben eines Tages einfach stehen, wenn sie sich nicht mehr teilen können, wie die Professorinnen Elizabeth Blackburn und Elissa Epel es für möglich halten?

1985 entdeckte Blackburn gemeinsam mit ihrer Kollegin Caro Greider das Enzym Telomerase. Es verhindert, dass die Telomere sich bei einer Zellteilung verkürzen. Locker ausgedrückt: Die Zellen sterben nicht mehr ab, sondern teilen sich munter weiter. Und genau hier findet die Anti-Aging-Industrie einen weiteren Ansatzpunkt. Sie will glauben machen, man könne sich zusätzliche Lebenszeit verschaffen, indem man

Substanzen einnimmt, die das Telomerase-Enzym aktivieren und stimulieren.

Leider hält dieses Versprechen der Realität nicht stand. Wie Blackburn mir auf Anfrage bestätigte, sei es völlig unsinnig, im Internet angebotene Pillen in der Hoffnung auf mehr Lebenszeit zu schlucken. Das Enzym Telomerase ist darüber hinaus auch nur in bestimmten Zellen aktiv, ganz besonders in Krebszellen.

Eine ähnliche Theorie postuliert, dass sich Körperzellen nur über eine bestimmte Zeit teilen können, bis sie sprichwörtlich den Geist aufgeben. Diese These stammt aus Labor-Experimenten in den 60er-Jahren, die eine festgelegte Lebensdauer von Zellen nachwiesen.

Noch eine Theorie: Zellen produzieren Abfallprodukte, die sie von Antioxidationsmitteln entsorgen lassen. Diese Müllabfuhr erledigen unter anderem Vitamine, vor allem Vitamin E. Es avancierte in den USA zum vermeintlichen Allheilmittel und Jungbrunnen. US-Toiletten dürfen seitdem als Goldgruben gelten. Denn die Amerikaner haben den teuersten Urin der Welt: Sie pinkeln die massenhaft in ihren Drugstores und Pharmacies eingekauften Vitamin-Booster völlig ungebraucht aus. Was in den USA „ausgeschieden" wird, kommt meistens auch bei uns an. Zu diesem Unsinn später mehr.

Entscheidend ist die Frage: Wann läuft die Uhr ab? Es gibt keinen belastbaren Hinweis darauf, dass Menschen in ihrer Gesamtheit – spärliche, sehr spärliche Ausnahmen beiseite – jemals darauf hoffen dürften, mehr als 120 Jahre alt zu werden. Eine wissenschaftliche Studie aus dem Jahr 2021 ergab Hinweise darauf, dass vielleicht auch 130 Jahre möglich sind – aber nur in Einzelfällen. Die Fachzeitschrift „Royal Society Open Science" veröffentlichte eine Analyse der Daten von rund 1100 Menschen über 105 Jahre aus 13 Ländern. Daraus ergab sich, dass das Sterberisiko eines Menschen ab einem gewissen Alter nicht kontinuierlich wächst, sondern bei 50:50 verharrt.

Nun stellen Sie sich einmal vor, Sie wüssten wirklich auf den Tag genau, wann Sie den Löffel abgeben werden: Würde Sie das beruhigen? Möchten Sie das planen? Die Jahre zuvor womöglich im permanenten Schatten Ihres persönlichen Enddatums verbringen?

Wenn Sie – ob Mann oder Frau – gerade etwas über 40 sind, können Sie recht gewiss davon ausgehen, dass Sie etwa so viel hinter wie vor sich haben. Man kann dann viele Rechnungen anstellen – und glauben Sie mir, Sie werden es ab einem gewissen Alter tun –, aber man sollte zwei Dinge tunlichst auseinanderhalten: Lebensspanne und Lebenserwartung.

Die Lebensspanne – auch Lebensdauer genannt – ist laut wissenschaftlicher Definition die größtmögliche Existenzzeit eines Organismus und grundsätzlich genetisch festgelegt. Auf diesen inneren Countdown zum Lebensende wirken jedoch auch andere erbliche Faktoren, Umweltbedingungen sowie eigenes Verhalten ein.

Der Begriff Lebenserwartung hingegen beschreibt laut gängiger Definition den für jedes Geburtsjahr wahrscheinlichen Abtrittszeitpunkt von dieser Welt. Es ist sinnvoll, sich kritisch damit auseinanderzusetzen. Denn es handelt sich um eine rein statistische Größe, die direkt weder mit Ihnen noch mit mir zu tun hat. Oder mit allen, die vor uns lebten und nach uns leben werden.

DER GROSSE IRRTUM

Es ist ein Irrtum zu glauben, in früheren Zeitaltern wären die Menschen durch die Bank deutlich früher gestorben als heute.

Zwar lag der Durchschnittswert der Lebenserwartung niedriger, was unter anderem mit der hohen Kindersterblichkeit zu tun hatte. Das bedeutet aber nicht, dass es damals keine Greise gegeben hätte. Es lebten allerdings weniger alte Leute als heute, und sie mussten ganz gewiss auch genügsamer ihr Dasein fristen.

Zwischen 2012 und 2014 betrug die Lebenserwartung für einen neugeborenen Jungen 78,1 Jahre, für ein Mädchen 83,1. Diese Werte haben sich in den vergangenen 100 Jahren fast verdoppelt. Das heißt – wiederum – nicht, dass es um 1900 nicht auch 80-Jährige gegeben hätte. Aber die Chance, den 80. Geburtstag zu feiern, war damals bedeutend geringer als heute. Gründe dafür waren neben vergleichsweise schlechter Ernährung, einem wenig leistungsfähigen öffentlichen Gesundheitswesen, geringerer Wasserqualität und höherer Säuglingssterblichkeit das Fehlen von Medikamenten wie Antibiotika und Impfungen. Aber natürlich war auch die Medizin noch lange nicht so weit wie in unserer Zeit. Gegen Krebs war die Menschheit vor 100 Jahren noch total machtlos.

Mit zunehmender Bedeutung der Vorsorge in der Medizin und der besseren Behandlungsmöglichkeiten für Herzkrankheiten, Diabetes und Bluthochdruck, später auch Krebs sollte die Lebenserwartung deutlich steigen. Nicht zu vergessen ist auch die Einsicht, dass Rauchen, Fettleibigkeit und ein zu hoher Cholesterinspiegel für die Gesundheit schädlich sind und dass Sport sehr förderlich ist.

Eine weitere wichtige Entwicklung der vergangenen 100 Jahre ist das Phänomen der sogenannten Kompression von Krankheiten. Damit ist gemeint, dass sie sich erst zum Lebensende hin häufen. Um 1900 starben Menschen regelmäßig in allen Altersgruppen an infektiösen Krankheiten und Unfällen. Heute hingegen erliegen die meisten Menschen im hohen Alter meist chronischen Erkrankungen des Herzens und der Gefäße, der Lunge oder einem Krebsleiden.

Natürlich gibt es immer wieder tragische Nachrichten über junge Leute, die bei Unfällen oder durch Krebs gestorben sind. Doch statistisch kommt der Tod heute eher im hohen Alter. Als Konsequenz sind die Gesundheitssysteme vieler hochentwickelter Staaten zunehmend mit der Versorgung älterer Menschen belastet, die unter chronischen Krankheiten leiden.

Ein langjähriger Patient sagte mir bei jedem Besuch: „Als ich jung war, hatte ich mal eine Lungenentzündung, einen Infekt der Haut und einen Knochenbruch. All diese Krankheiten konnten ohne Probleme geheilt werden. Heute leide ich an chronischen Rückenschmerzen und einem schwachen Herzen. Sie, lieber Herr Doktor, geben Pillen und Massagen, aber heilen können Sie meine Krankheiten nicht." Der Mann hatte vollkommen recht.

Genug mit der Theorie. Lassen Sie mich Ihnen die Wahrheit und nichts als die Wahrheit präsentieren und berichten, was in unserem Körper passiert, wenn wir älter werden. Sind Sie bereit? Dann schlage ich vor, Sie setzen sich in einen bequemen Sessel und stellen etwas Musik an (wie wäre es mit Mozarts „Requiem"?), bevor Sie weiterlesen. Sie können auch den Rest dieses Kapitels überspringen, falls Sie sich nicht trauen, und es später lesen. Ich nehme es Ihnen nicht übel.

Falls Sie durchhalten, sei hier gesagt: Altern ist hart, vor allem an den Fußnägeln. Klingt schräg, ist es aber nicht. Niemand behauptet, das Altern wäre einfach. In den Worten von Joachim Fuchsberger: „Älter werden ist nichts für Feiglinge", steckt jede Menge Wahrheit. Die gute Nachricht ist, dass das Dahinwelken für die meisten von uns ein doch eher langsamer Prozess ist. Sollten Sie aber der Bewohner des Weißen Hauses in Washington sein, dann altern Sie in vier Jahren so schnell wie der Normalsterbliche in zehn.

Was immer auch passiert, Altern ist eine Kombination von externen und internen (genetischen) Einflüssen auf unseren Körper. Lassen Sie mich mit den äußerlichen Veränderungen beginnen:

Mit zunehmendem Alter verlieren wir an Größe, wenn unsere Knochen schrumpfen (Osteoporose). Bei Frauen über 65 betrifft das – je nach Ausprägung – jede zweite bis vierte. Knochenschwund ist als Krankheit nicht neu, Forscher spürten sie auch in Skeletten der Menschen früherer Epochen auf. Doch sie breitet sich heutzutage aus. Eine schlüssige Erklärung dafür gibt es nicht, obwohl ein Faktor auf der Hand zu liegen scheint: Übergewicht.

Bei der Gewichtszunahme spielt unsere Lebensweise eine bedeutende Rolle: Inaktivität und zu viele Kalorien. Männer klagen über einen zunehmenden Bauchumfang, der nicht nur die Hosen unbequem macht, sondern auch das Risiko erhöht, einen Herzinfarkt oder Schlaganfall zu erleiden sowie zuckerkrank zu werden. Über einen hohen Blutdruck und den Verschleiß der Gelenke in den Beinen wollen wir erst gar nicht reden.

Frauen ärgern sich häufig über den größeren Hüftumfang, wenn das schicke Abendkleid nicht mehr passt. Auch die schon erwähnten Krankheiten verschonen Frauen nicht. Man sollte aber fairerweise darauf hinweisen, dass eine Veränderung der Hormone nach den Wechseljahren auch eine Rolle bei der Gewichtszunahme spielen kann.

Die Gelenke verschleißen durch den täglichen langjährigen Gebrauch auf jeden Fall langsam, aber unaufhaltsam. Somit kann fast jeder ältere Mensch das Wetter besser voraussagen als der Meteorologe abends im Fernsehen. Nach Untersuchungen des Robert Koch-Instituts sind 29 Prozent der Frauen und 24 Prozent der Männer in Deutschland von Gelenkschmerzen betroffen.

Nicht nur unsere Gelenke werden steifer, auch der Rücken verliert an Beweglichkeit und damit wird auch das Schneiden der Zehennägel zusehends schwieriger, zumal diese im Alter immer dicker und härter werden. Das sieht nicht nur beim Tragen von offenen Schuhen unschön aus, man benötigt auch fast eine Gartenschere für die Pediküre.

Leider ist das nicht alles, was im Alter auf uns zukommt – und man uns auch ansieht. Unsere Haut wird dünner und trockener, die Falten nehmen zu, es kommt häufiger bei der geringsten Berührung zu Blutergüssen. Wenn die Haarpracht nicht dünner wird – für die Mehrzahl der Männer und manche Frauen ist das Gegenteil der Fall –, werden die Haare doch immer grauer oder weißer. Das Gehör lässt nach, vor allem für höhere Töne. Das betrifft Männer überproportional. Frauen, die ihren Lebenspartner fortgesetzt anschreien müssen, leiden darunter ebenfalls überproportional.

Eine fast universelle Alterserscheinung ist das Nachlassen der Sehkraft. Schon 40- bis 50- Jährige müssen sich mit Alterssichtigkeit (Presbyopie) auseinandersetzen. Sie beruht auf einem Elastizitätsverlust der Linse im Auge. Ohne Brille ist das Zeitunglesen dann nicht mehr möglich. Dies ist aber keine Krankheit. Degenerative Augenleiden wie der Graue Star oder Katarakt, das Glaukom oder die Makuladegeneration hingegen treten selten vor dem 60. Lebensjahr auf und sind somit wirkliche Alterskrankheiten.

Der Begriff Katarakt kommt vom griechischen *cataractos* (καταρράκτης) und beschreibt schnell fließendes Wasser, das turbulent ist und daher weiß und milchig statt klar aussieht. Man bezeichnet damit eine Linsentrübung. Das Glaukom, auch „stiller Dieb des Augenlichts" genannt, entsteht durch erhöhten Druck im Auge, der den Sehnerv schädigt. Bei der Makuladegeneration kommt es zu Veränderungen in einem Teil der Netzhaut, die für das scharfe Sehen zuständig ist. Meistens ist dieser Ausfall in der Mitte des Gesichtsfelds festzustellen. Leider können wir diese Krankheit – im Gegensatz zu den beiden anderen altersbedingten Augenleiden – bis heute nicht heilen.

Geruchs- und Geschmackssinn lassen mit zunehmendem Alter ebenfalls nach. Wir alle wissen, wie unangenehm es sein kann, wenn eine Erkältung mit verstopfter Nase einhergeht und unseren Geschmackssinn beeinträchtigt. Im Alter nimmt die Zahl der Nervenzellen in der Nase und der Geschmacksknospen auf der Zunge unwiederbringlich ab, wobei die Geschmackswahrnehmung für süße Speisen meist erhalten bleibt. Dass Kuchenessen mitunter als der „Sex des Alters" bezeichnet wird, erfährt durch diese Tatsache zusätzliche Berechtigung.

Viele innere Veränderungen des lange genutzten Körpers stimmen uns nicht sehr glücklich. Die Lungen werden steifer, und ihre Funktion nimmt ab. Das Rauchen in jungen Jahren hat dazu seinen Teil beigetragen. Auch der Herzmuskel wird unbeweglicher, die Herzklappen verkalken und funktionieren nicht mehr einwandfrei.

Das Verdauungssystem hingegen behauptet sich ganz gut, arbeitet aber langsamer als früher. Das erklärt das Interesse nicht weniger Seniorinnen und Senioren an den Werbespots für Abführmittel. Leider ist das Alter nicht besonders freundlich zu unseren Nieren. Während wir unseren 90. Geburtstag mit Stolz und großer Party feiern, arbeiten sie nur noch auf Sparflamme. Dies ist ein weiterer wichtiger Grund dafür, dass man mit dem Gebrauch von Medikamenten vorsichtig sein muss. Darauf gehe ich auch noch ein.

Das nächste delikate Problem sind die Sexualhormone, allen voran das berühmte Testosteron bei Männern und das weniger berühmte Östrogen bei Frauen. Die Konzentration dieser Hormone nimmt im Verlauf des Lebens ab. Das bedeutet aber nicht, dass man im Alter kein befriedigendes Sexualleben mehr haben kann. Ganz im Gegenteil, auch das werden wir später noch sehen.

Während bei älteren Frauen die Gebärmutter schrumpft und ihr Beckenboden durchhängt, verhärtet sich bei Männern die Prostata. Beide Geschlechter müssen nachts häufiger die Toilette aufsuchen. Das ist für einen erholsamen Schlaf nicht gerade förderlich. Auch Schlafmittel können da nicht viel helfen. Und mit der Einnahme solcher Präparate sollte man ohnehin vorsichtig sein, auch wenn ich sie nicht verteufeln möchte.

Das ist aber noch nicht alles. In unserem Gehirn und im Rest des Körpers kommt es zur Degeneration von Nervenzellen, auch dann, wenn wir von einem gefährlichen Schlaganfall (Apoplex) verschont bleiben. Dies ist unter anderem ein Grund dafür, warum sich unser Gang ändert und die Sturzgefahr im Alter zunimmt. Trotz der Degeneration von Nervenzellen ist eine Demenz jedoch keine normale Entwicklung im Alter.

Auch unser Immunsystem bleibt vom Zahn der Zeit nicht unangetastet. Als Geriater bitte ich Sie daher, sich regelmäßig impfen zu lassen, auch wenn einer meiner Patienten das als „geriatrischen Impfwahn" bezeichnet hat. Die Debatte um das Coronavirus hat das Verständnis für Impfungen aller Art nicht gerade größer gemacht. Ich verstehe die Angst, die dahintersteht. Aber Impfen rettet Leben!

So, jetzt wissen Sie schon mal, in sehr vereinfachter Form, was im Alter so alles in Ihrem Körper passiert. Man kann es vielen Menschen kaum verübeln, wenn sie, statt zu einem Geriater zu gehen, im Internet dem Zauber der Anti-Aging-Industrie verfallen und ihr Geld für meist sinnlose und häufig auch gefährliche Pillen ausgeben. Wunder in der Medizin gibt es immer wieder. Aber sie beruhen auf Wissenschaft und der hohen Kunst meiner Kollegen in aller Welt – nicht auf Hokuspokus.

Kapitel 2

DIE GERIATRIE – DAS SPIEGELBILD DER KINDERHEILKUNDE

Der amerikanische Mediziner Ignatz Leo Nascher, ein US-Einwanderer mit österreichischen Wurzeln, machte 1908 einen folgenreichen Ausflug. In der alten Heimat besuchte er das Versorgungsheim Lainz in seiner Geburtsstadt Wien. Die Einrichtung nahm ältere Menschen auf. 75 Jahre später sollte sie zu trauriger Berühmtheit gelangen, als dort vier Krankenschwestern mit einer Mordserie an mindestens 32 Patienten den bis dato größten Pflegeskandal der Alpenrepublik verschuldeten. Die „Todesengel von Lainz", wie sie nicht nur in den Medien genannt wurden, sahen in ihren Schandtaten „Sterbehilfen", sogar „Gnadenakte". Zwei von vier Angeklagten erhielten lebenslange Freiheitsstrafen.

Zum Zeitpunkt der Visite von Dr. Nascher galt Lainz als Vorzeigeklinik. Ein dort tätiger Arzt erklärte dem wissbegierigen Kollegen die Philosophie der Einrichtung und bezeichnete seine Klienten im Duktus der damaligen Zeit als „Insassen": Man gehe mit den Greisen so um, wie es ein Pädiater – ein Arzt der Kinderheilkunde – mit seinen kleinen oder jugendlichen Patienten tue.

Was uns Heutigen auf den ersten Blick empörend erscheinen mag, hat tiefe kulturhistorische Wurzeln. In der jahrhundertelang beliebten Darstellung der Lebensalter als einer Pyramide findet sich links an der Basis der Säugling. Dann steigt eine Treppe über Kindheit und Adoleszenz bis zur Lebensmitte auf, dem krönenden Gipfel der Tatkraft. Danach geht es rechterseits wieder die Treppe hinunter bis zur Basis der Pyramide auf der anderen Seite, wo ein hinfälliger Greis ebenso hilfsbedürftig erscheint wie der Säugling linker Hand, mit dem er sich nun wieder auf gleichem Niveau befindet.

Wer jemals den gebrechlichen eigenen Vater oder die Mutter bei der Hand nehmen musste, damit er oder sie den gemeinsamen Spaziergang unbeschadet übersteht, der wird nicht umhinkommen, darüber zu sinnieren, wie sich die Verhältnisse doch umkehren im Leben: Einst lernte man ja an der fürsorglichen Hand der Eltern selbst das Laufen.

Nascher stellte sich vorurteilsfrei dem Phänomen und wurde – durchaus gegen Widerstände – zum Gründervater dessen, was wir heute Geriatrie nennen. Er gelangte zu der Einsicht, dass es ebenso wie der Kinderheilkunde einer gesonderten Aufmerksamkeit für das letzte Lebensalter bedürfe. Der von ihm geprägte Begriff ist abgeleitet aus dem Griechischen, von γέρων „alt" und ἰατορία „Heilkunde". Eine weitere Herleitung beruht auf dem griechischen *iatros* (ιατρος), was so viel wie Heiler bedeutet, und *geros* (γέρος), der Bezeichnung für einen alten Mann.

In gewisser Hinsicht kann man die Geriatrie tatsächlich als Spiegelbild der Kinderheilkunde betrachten. In beiden Fachgebieten der Medizin steht im Vordergrund, Funktionen zu überprüfen, die es ermöglichen, das alltägliche Leben zu bewältigen. Der Kinderarzt untersucht seine Patienten regelmäßig und kontrolliert, ob sie bestimmte Fähigkeiten, sogenannte

Meilensteine, erreichen, die für eine normale Entwicklung sprechen. Können sie sich mit acht bis zehn Monaten selbst aufrichten? Nach einem Jahr die ersten Schritte machen? Beim Kind geht es darum, ob es bestimmte Dinge *schon* kann. Beim älteren Menschen wird überprüft, ob er sie *noch* unter Kontrolle hat. Kann er sich allein aufrichten? Schafft er noch selbst genug Schritte, um allein leben zu können? In den USA, die seit Nascher in der Geriatrie führend wurden, aber auch in dieser Hinsicht längst nicht mehr das Land der unbegrenzten Möglichkeiten sind, wurde dafür eine zweiteilige Skala entwickelt. Sie besteht aus jeweils acht Punkten.

In den ersten Anforderungen, den „Aktivitäten des täglichen Lebens" (ATL), geht es darum, ob man selbstständig zur Toilette gehen kann, aufstehen, essen, sich waschen, herrichten und anziehen, aus einem Stuhl aufstehen, gehen. Die zweite Checkliste geht darüber hinaus und beschreibt, was man noch auf die Reihe kriegen muss, um wirklich unabhängig zu sein: Einkäufe erledigen, kochen, putzen, waschen, auf regelmäßige Medikamenteneinnahme achten, telefonieren, reisen, die eigenen Finanzen verwalten. Der Geriater fragt den älteren Patienten oder Angehörige nach den Aktivitäten des täglichen Lebens. Wenn plötzlich gewisse Aktivitäten ausfallen, ist das ein Warnsignal.

Es gibt noch mehr Übereinstimmungen zwischen Kinderärzten und den Medizinern, die sich den letzten Lebensjahren Bedürftiger widmen. Beide müssen mit Medikamenten noch achtsamer umgehen, als es einem Arzt ohnehin obliegt. Sowohl für junge als auch für alte Patienten verbieten sich einige Arzneien. Bei Kindern muss ebenso wie bei Alten stark auf die Dosierung der Medikamente geachtet werden. Für Seniorinnen und Senioren stellt sich zudem das Problem, dass sie häufig sehr viele Arzneimittel benötigen – deren Zusammenspiel man ebenso im Auge behalten muss wie die Tatsache, dass im

Alter die Nierenfunktion eingeschränkt ist. Zu viele Tabletten verkraften Nieren nicht auf Dauer.

Schließlich müssen beide – der Pädiater wie der Geriater – sehr eng mit den Angehörigen zusammenarbeiten. Die goldene Regel in der angelsächsischen Kinderheilkunde lautet frei übersetzt: Die Mutter hat immer recht, wenn sie sagt, das Kind sei krank – das gilt so lange, bis der Arzt das Gegenteil beweisen kann.

Auch für den Geriater gibt es immer mindestens zwei Klienten: den Patienten und die pflegenden Angehörigen. Ohne gute Kommunikation mit ihnen ist eine erfolgreiche Behandlung nicht möglich, besonders dann nicht, wenn der Bedürftige an fortgeschrittener Demenz leidet.

Bei allen auf der Hand liegenden Parallelen zwischen den Aufgaben des Kinderarztes und seines Kollegen, der am anderen Ende der Lebensspanne Hilfestellung leistet, kann ein großer psychologischer Unterschied in der Arzt-Patient-Beziehung aber nicht genug betont werden: Der Pädiater begleitet seine Schützlinge dabei, zu einem voll funktionsfähigen Menschen heranzureifen; er ist Assistent einer neugierig und zuversichtlich herbeigesehnten Aufbauphase. Der Geriater freilich hat es mit einem Patienten zu tun, der erschrocken gewahr wird, dass ihm seine einst zuverlässige Verfügungsgewalt über den eigenen Körper und Geist zu entgleiten droht.

Weil das Alter keine Krankheit ist, ist es auch nicht heilbar, wiewohl dies im Kern das verantwortungslose Versprechen der florierenden Anti-Aging-Industrie ist, worauf ich noch näher zu sprechen komme. Diese Beschränkung widerspricht eigentlich dem Bemühen des Heilkundigen, seinen Patienten wieder voll funktionstüchtig zu machen. Obwohl auch der Geriater das unbedingte Ziel hat, die Existenz seiner Patienten zu erhalten und zu verlängern, muss er sich deshalb intensiver als andere Ärzte mit dem Tod befassen. In medizinischen Kreisen ist dies nicht sonderlich beliebt. Auch ich frage mich bisweilen, warum ich so gerne Geriater bin und meiner Frau nicht täglich von Heldentaten berichten kann, wie es unter jüngeren Kolleginnen und Kollegen – auch in der Pflege – modern geworden ist, die auf Facebook ständig von ihrem aufopferungsvollen Kampf für Patienten und ihrem siegreichen Ringen mit dem Tod erzählen. Für mich ist das Sterben allgegenwärtig, meine Patienten haben per se eine geringe Lebenserwartung, wie das nun mal bei 80- oder 90-Jährigen der Fall ist. Hätte ich einen Instagram-Account, gäbe es dort nicht sehr viel zu bejubeln. Deshalb fange ich damit auch gar nicht erst an und bewahre meine kleinen Erfolge lieber im Herzen auf oder erzähle bei einem abendlichen Wein tatsächlich meiner Frau davon

DAS STERBEN KANN MAN NICHT STUDIEREN

Mein US-Kollege Atul Gawande beklagt in seinem Buch „Sterblich sein": „Ich lernte eine Menge Sachen im Medizinstudium, aber die Sterblichkeit gehörte nicht dazu." Natürlich kamen Leichen vor, aber das war Teil der Schulungen in Anatomie. In seinen Lehrbüchern fand Gawande, den ich während meiner Zeit in Boston kennenlernte, die Themen Altern, Gebrechlichkeit und Tod kaum. „Wie sich dieser Prozess entwickelt, wie Menschen die Endphase ihres Lebens erfahren, wie dies ihr persönliches Umfeld betrifft, schien unerheblich. So wie wir und unsere Professoren es sahen, war es der Zweck der medizinischen Ausbildung, Leben zu verlängern – nicht, sich um ihre Abwicklung zu kümmern."

Damit wollte sich Gawande nicht abfinden – und ich wollte es auch nie. Denn der Geriater stellt sich auch den letzten Fragen des Lebens. Und dem ethischen Problem, wie weit man die Heilkunst treiben darf. Hier sind philosophische Ratschläge durchaus hilfreich. Der deutsche Philosoph Otfried Höffe, 1943 geboren im früheren Oberschlesien, plädiert in seinem Werk „Die hohe Kunst des Alterns" für eine „Optimal- statt einer Maximaltherapie". Namentlich bei Hochbetagten schließt sie seiner Meinung nach „eine Kunst des Unterlassens ein, für die es eine Urteilskraft, eine geriatrische Klugheit braucht, die im Blick auf das Patientenwohl entscheidet, wo man noch tätig werden soll und wo man auf Tätigkeit besser verzichtet".

Diesem klugen Satz schließe ich mich aus vollem Herzen an, wobei ich hier zwingend sagen muss: Verzicht heißt niemals einfach sterben lassen, sondern vernünftiges Handeln. Es geht um ein würdevolles Begleiten beim Altwerden oder auch beim Sterben. Der Tod kommt über kurz oder lang. Ich versuche immer nach bestem Wissen und Gewissen Einfluss zu nehmen, wozu auch die Einsicht gehört, wann Verzicht die bessere Lösung ist.

Der Geriater ist – anders als der Kinderarzt – kaum jemand, der noch Versprechungen einer glorreichen Zukunft machen kann. Ich sage nie: „Bis Sie heiraten, ist es wieder gut." Ich muss eher den Mangel verwalten und den Menschen motivieren: „Sie können immer noch die Schiffsreise machen, wenn Sie …" Geriatrie ist darum ein medizinisches Fachgebiet, das nicht allzu viele interessierte Kollegen anzieht – manche glauben, sowohl sie als auch ihre Patienten hätten hier wenig zu gewinnen. Ich kann es ihnen nicht verübeln. Leben zu retten, macht einfach tausendmal mehr Spaß.

Geriatrie ist laut Definition der Weltgesundheitsorganisation (WHO) der Zweig der Medizin, der sich nicht nur mit der

Gesundheit im Alter beschäftigt, sondern auch mit „den präventiven, klinischen, rehabilitativen und sozialen Aspekten von Krankheiten beim älteren Menschen". Dass dies besondere Schulung über die rein medizinische Kompetenz hinaus erfordert, liegt auf der Hand. Und natürlich bin auch ich nicht frei von Stress im Alltag und muss manchmal die sozialen Aspekte soziale Aspekte sein lassen. Mitunter fehlt es eben an Zeit für ein Gespräch über die Kinder der Patientin oder die Enkel des Patienten.

Geriatrie-Pionier Nascher sah ältere Menschen als eine Gruppe mit ganz besonderen Bedürfnissen, „deren spezielle Lebenssituation mit besonderen alterstypischen Risiken und Symptomen einhergeht". Er thematisierte gegen den Zeitgeist ihre Ausgrenzung, legte sich über die physiologischen Grundlagen des Alterns sogar mit dem russischen Medizinforscher Elie Metchnikoff an, der 1908 für „Arbeiten über Immunität" zusammen mit Paul Ehrlich den Nobelpreis erhielt.

Nascher insistierte und publizierte. Er starb mit 81 Jahren. Andere nahmen den Staffelstab auf. Der Internist Max Bürger gründete 1938 in Leipzig die „Deutsche Gesellschaft für Altersforschung". Der erste Lehrstuhl für Geriatrie wurde aber erst Anfang der 70er-Jahre an der Universität Erlangen-Nürnberg eingerichtet. 1992 beschloss der Deutsche Ärztetag in Köln, eine Weiterbildungsqualifikation „Klinische Geriatrie" einzurichten.

An einigen deutschen Universitäten gibt es immer noch keinen Lehrstuhl für das Fachgebiet, das mir so nah ist wie meine Patienten – trotz der immer älter werdenden Gesellschaft und des Mangels an praktizierenden Experten. Der Bedarf ist seit langem bekannt, auch in Europa. Die britische Chirurgin Marjorie Warren forderte schon 1943, ältere Patienten anders zu behandeln, die „Geriatrie in die medizinische Ausbildung einzubeziehen", einschlägige Abteilungen in Krankenhäusern einzurichten. Auf der anderen Seite des Atlantiks entwickelte der Arzt Les Liebow 1966 das erste geriatrische Ausbildungsprogramm am City Hospital Center in New York City.

In Deutschland dauerte es bedeutend länger, bis die Geriatrie sich etablierte. Lag es an der Bürokratie? Erklärungsversuche hängen davon ab, wen man fragt. Der Allgemeinmediziner oder die Internistin sagen mit Recht, dass auch sie ältere Patienten behandeln und schon immer behandelt haben. Beide verordnen die gleichen Medikamente wie bei jüngeren Kranken und wenden zudem die gleichen diagnostischen Tests an: Röntgen- und Ultraschalluntersuchungen zum Beispiel.

Der deutsche Hausärzteverband ist gewiss, Hausärzte seien „bestens mit geriatrischen Inhalten vertraut". Mag sein. Die Frage ist nur, welchen Raum diese im normalen Praxisbetrieb einnehmen können. Denn es geht um Patienten, die nicht nur mit einer Beschwerde kommen – auch wenn sie nur eine konkrete äußern. Sie sind mit einem ganzen Rucksack von Vorgeschichten beladen, der den nicht mehr ganz so belastbaren Rücken zusätzlich beugt.

Ein Beispiel: Ein durchschnittlicher Internist wird kaum die Zeit finden oder die Notwendigkeit sehen, einen Senior zu bitten, sich während der Sprechstunde die Schuhe auszuziehen, damit er dessen Füße untersuchen kann. Dazu rate ich jedoch grundsätzlich. Denn an den Füßen älterer Menschen offenbart sich häufig, in welchem Maße sie noch in der Lage sind, ihren Körper zu versorgen. Weil es für sie schwieriger wird, sich zu ihren Füßen herunterzubeugen, kann man dort oft Anzeichen mangelnder Hygiene entdecken, auch wenn das sonstige Erscheinungsbild einer Seniorin oder eines Seniors nicht auf Vernachlässigung deutet.

Es wird Sie überraschen: In Deutschland gibt es keinen Facharzt für Geriatrie. In gerade einmal drei der sechzehn Bundesländer – Berlin, Brandenburg und Sachsen-Anhalt – kann Innere Medizin zusammen mit Geriatrie als Facharztkompetenz erworben werden. Soll doch einmal jemand sagen, der Osten gehe nicht beispielhaft voran. Die Situation ist umso erstaunlicher, als doch etwa die Hälfte der Kosten des Gesundheitswesens auf Menschen im Lebensalter ab 65 entfällt. Die „Generation Rollator", wie sie der *Spiegel* nannte, der auch langsam in die Jahre kommt, was seine Wortspielchen angeht, rollt in die Arztpraxen und findet Hilfe. So weit, so normal für eines der reichsten Länder der Welt. Aber es gibt für sie dort nicht genug Aufmerksamkeit, und es werden vorwiegend Symptome abgehakt.

Der Geriater indes behandelt zuerst den Patienten und nicht so sehr dessen Krankheit(en), um so die Aktivitäten des täglichen Lebens wiederherzustellen oder zu verbessern. Das ist zeitaufwändig und erfordert Fingerspitzengefühl. Jeder mit ein bisschen Menschengefühl weiß, wie wichtig ein aufmunterndes Wort ist. Man muss nicht Psychologie studiert haben, um zu wissen: Glückliche Menschen werden seltener krank.

DIE GROSSEN UNTERSCHIEDE ZWISCHEN JUNG UND ALT

Die Altersforschung konzentrierte sich, wie ihr Name sagt, jahrzehntelang vor allem auf Senioren. „Wenn wir aber altersbedingte Krankheiten verhindern wollen, müssen wir das Altern schon bei jungen Menschen untersuchen", lautete das Fazit von Professor Dan Belsky von der Duke University in North Carolina zu einer Studie unter seiner Leitung, die zu einem verblüffenden Ergebnis kam. An der wissenschaftlichen Arbeit waren rund eintausend Bewohner der neuseeländischen Stadt Dunedin beteiligt, die von ihrer Geburt an bis zu ihrem 38. Lebensjahr regelmäßig gesundheitlich und psychologisch untersucht wurden.

Die Spanne des körperlichen Alters reichte von unter 30 bis über 60 Jahren. Die meisten Teilnehmer alterten zwischen ihren Geburtstagsfeiern um ein biologisches Jahr. Einige aber alterten alle zwölf Monate um drei Jahre, während andere gar nicht alterten und jünger blieben, als ihr im Reisepass eingetragenes Alter es auswies. Mit anderen Worten: Viele Beteiligte der „Dunedin-Studie", deren körperliche Anzeichen nicht mit 38 Jahren übereinstimmten, alterten schlicht und einfach schneller. Ihr IQ sank rascher, sie sendeten eher Signale für ein erhöhtes Schlaganfall- und Demenzrisiko aus und zeigten verminderte Fähigkeiten in der Motorik.

Trotzdem existieren fundamentale Unterschiede zwischen Jung und Alt, nicht nur die sichtbaren. Dass Menschen sehr viel schneller oder langsamer altern, nennen wir Ärzte das Charakteristikum der Heterogenität. Senioren haben Krankheiten nicht mehr so viel entgegenzusetzen wie jüngere Menschen. In der Geriatrie ist von Homöostenose oder begrenzter Reservekapazität die Rede. Im Alter tritt eine Vielzahl von Krankheiten gleichzeitig auf. Der Fachbegriff dafür heißt Multimorbidität. Ein weiterer Punkt ist die differente Präsentation von Krankheiten im Alter.

Schon das eben Beschriebene sind genug Gründe, ältere Patienten nicht wie jüngere zu behandeln. Dennoch geschieht es in unseren Krankenhäusern und in manchen Arztpraxen häufig – wenn Sie mich fragen: zu häufig. Schauen wir uns genauer an, warum dieser Ansatz falsch ist.

1. Heterogenität

Laut einer beliebten Binsenweisheit ist man so alt, wie man sich fühlt. Der Gemeinplatz birgt bei aller Banalität doch Wahrheit. „Wer sich jung, leistungsfähig und wach sieht, empfindet und verhält, wird es auch länger bleiben", schreibt der Arzt Ruediger Dahlke in seinem Buch „Das Alter als Geschenk". Das Alter kommt, aber es kommt für jeden anders. Die Bandbreite ist enorm. Das macht die Patienten des Geriaters zu einer sehr heterogenen Klientel, auch wenn sie in etwa dasselbe Lebensalter haben.

Stellen Sie sich eine Gruppe von zehn 40-jährigen und zehn 80-jährigen Personen vor. Es ist sicherlich gerechtfertigt zu behaupten, dass die 40-Jährigen, Frauen und Männer, einander aus medizinischer Sicht sehr ähnlich sind. Mit hoher Wahrscheinlichkeit nimmt niemand von ihnen regelmäßig Medikamente ein, hat chronische Krankheiten oder geht regelmäßig zum Hausarzt.

Jetzt schauen Sie sich die Gruppe der 80-Jährigen an, ebenfalls Vertreter beider Geschlechter: Dort gibt es Personen, die im Rollstuhl sitzen. Andere gebrauchen einen Rollator oder Stock, während manche ohne Gehhilfe zurechtkommen. Unter ihnen sind Menschen, die täglich fünf, zehn oder sogar fünfzehn und mehr Medikamente einnehmen. Herz- und chronische Lungenkrankheiten sind vorhanden, Diabetes, Arthrose der Gelenke mit anhaltenden Schmerzen und viele andere, unangenehme Beschwerden einschließlich verschiedener Stadien von Demenzerkrankungen. Mehrere dieser Leiden treten gleichzeitig auf.

Sie sehen, es besteht eine große Heterogenität oder Unterschiedlichkeit zwischen älteren Patienten. Schon aus diesem Grund muss man sie sehr individuell untersuchen, behandeln und kann viele Konzepte, die für jüngere Patienten gelten, nicht anwenden. Spätestens hier wird auch der Laie verstehen, warum ich ein Befürworter der Spezialisierung bin und dass

Geriatrie nicht nur deshalb wichtig ist, weil ich sie mag, sondern weil sie notwendig ist.

2. Homeostenose oder begrenzte Reservekapazität
Wenn wir älter werden, kann sich unser Körper nicht mehr so gut gegen Krankheiten wie Infekte oder gegen die Nebenwirkungen von Medikamenten wehren. Nehmen wir das Beispiel der lästigen alljährlichen Erkältung, die fast alle erwischt. Eine junge Person wird damit in der Regel gut fertig. Zwar ist man erschöpft, hat Gliederschmerzen, keinen Appetit und schläft wegen der verstopften Nase schlecht, aber nach ein paar Tagen, mit etwas Flüssigkeit, Medikamenten aus der Apotheke und etwas Ruhe und Geduld ist die schlimmste Erkältung überstanden.

Ganz anders sieht es bei einer älteren Person aus. Es fehlt der Appetit, die meisten trinken nicht genug und liegen häufig mehrere Tage im Bett. Beim Aufstehen ist ihnen dann schwindlig und sofort steigt das Risiko eines Sturzes und damit des gefürchteten Oberschenkelhalsbruchs. Die Arzneimittel aus der Apotheke erhöhen aufgrund ihrer Nebenwirkungen, die besonders bei älteren Patienten auftreten, sogar die Sturzgefahr. Es kann auch zu Verwirrtheit kommen.

Deshalb sollte man als älterer Mensch immer den Hausarzt fragen, ob man diese nicht verschreibungspflichtigen Medikamente überhaupt einnehmen darf. Sonst kann eine simple Erkältung, die von den Enkelkindern ins Haus geschleppt wurde, schnell zu einem Ausflug in die Notaufnahme des nächsten Krankenhauses führen.

3. Mehrfacherkrankungen oder Multimorbidität
Ältere Patienten haben selten nur eine Krankheit. Für unser immer stärker auf Kostenreduktion getrimmtes Gesundheitssystem

sind sie – ich sage es hier einmal frei heraus – aus Sicht von Klinikmanagern eine Zumutung. In Krankenhäusern verursachen sie lange Liegezeiten. Beim Hausarzt sitzen sie geduldig im Wartezimmer, um eine ganze Reihe komplizierter Leiden gleichzeitig behandeln zu lassen: Atemnot, Blasenschwäche, Ödeme, Verdauungsstörungen, Schwindel, Osteoporose.

Häufig ist angesichts der Fülle der Probleme eine Vielzahl von Medikamenten nötig, um Linderung zu verschaffen. Doch diese Arzneien entfalten untereinander Wechselwirkungen. Deshalb ist die Behandlung älterer Patienten mit größeren Risiken behaftet. So sind im Fall einer Lungenentzündung in der Regel Antibiotika das Mittel der Wahl. Das Problem ist nur: Sie können – ebenso wie die gegen Herzschwäche üblichen Entwässerungstabletten – die Nieren schädigen. Gerade die sind aber eine Schwachstelle des alternden Körpers, ihre Funktion ist eingeschränkt. Solche möglichen Nebenwirkungen hat ein Geriater ebenso aufmerksam im Blick wie das Gesamtgeflecht der vielfältigen Krankheiten, unter denen Senioren gleichzeitig leiden können.

4. Differente oder unterschiedliche Präsentation von Krankheiten

Husten, Fieber, Kurzatmigkeit und Abgeschlagenheit – dies alles sind häufig die klassischen Anzeichen einer Lungenentzündung. Sie kann sich auch in Verwirrtheit, Appetit- und Schlaflosigkeit offenbaren. Ältere Patienten klagen aber selten über solche Beschwerden. Gleiches gilt für Druckgefühl in der Brust, Kurzatmigkeit und Übelkeit sowie aufkommendes Angstgefühl: Dahinter kann sich ein Herzinfarkt verbergen.

Weil Betroffene diese Symptome selten frei heraus ausplaudern und lieber so tun, als seien es Staatsgeheimnisse, ist der Geriater – ein guter Hausarzt oder eine starke Hausärztin tut das auch – als Rechercheur gefordert. Ein Mediziner muss sich von seiner Erfahrung leiten lassen und die richtigen Fragen stellen. So kann er möglicherweise von Schmerzen in den Händen erfahren, bereits aufgetretenen Stürzen auf die Spur kommen, anhaltende Müdigkeit und Verwirrtheit identifizieren. Leitlinie für diese medizinische Detektivarbeit sollte der berühmte Ratschlag sein, den der kanadische Arzt Sir William Osler, der von 1849 bis 1919 lebte, seinen Medizinstudenten gab. Frei übersetzt lautet er: „Hören Sie dem Patienten gut zu, er sagt Ihnen schon die Diagnose."

Gemeint ist hier: Augen und Ohren auf, was der Hilfesuchende erzählt. Das wiederum setzt voraus, dass Patienten und Patientinnen sich nicht schämen und ehrlich sagen, was ihnen fehlt, wo es schmerzt – auch in der Seele, also psychisch.

5. Akute und chronische Erkrankungen
Ältere Patienten suchen ihren Hausarzt immer wieder mit chronischen Erkrankungen auf, die sich plötzlich und manchmal aus unerklärlichen Gründen verschlimmert haben. Beste Beispiele dafür sind die Arthrose in den Kniegelenken oder häufig auftretende Rückenbeschwerden.

Vielleicht hat sich eine Großmutter aus Freude über das Wiedersehen mit dem Enkel an ihm verhoben, als es das Kind hochnahm. Möglicherweise hat ein passionierter, aber schon etwas gebrechlicher Gärtner sich mit Rechen und Spaten zu viel zugemutet. Die Quittung sind anhaltende Schmerzen im Rücken und in den Knien. Ein Geriater wird hier nicht sofort bedenkenlos zu einem Schmerzmittel greifen, sondern sich den Fall genauer anschauen.

Ich erinnere mich gut an eine 92-Jährige, die an einer Herzschwäche litt, Wasser in der Lunge und angeschwollene Beine hatte. Das sind eine Menge Beschwerden. Sie konnte sich trotzdem in ihrer Wohnung bewegen, ohne übermäßig kurzatmig zu werden. Wir, mein Team und ich, rückten der Herzschwäche immer recht vorsichtig zu Leibe. Unser Ziel blieb dabei, dass die Frau ihre Existenz in der eigenen Wohnung aufrechterhalten konnte. Es war dabei für uns vernachlässigbar, dass das Wasser nicht komplett aus ihrer Lunge verschwand, ihre Beine leicht geschwollen blieben. Die Hauptsache war, dass sie weiter in ihrer Wohnung leben konnte und mobil blieb.

Zwei oder drei Jahre später wurde die alte Dame – ausgerechnet an Weihnachten – in die Notaufnahme gebracht, weil sie, so berichtete später ihre Tochter, wieder mal „voll mit Wasser war". Die internistischen Kollegen behandelten die Seniorin sehr intensiv, so wie man laut medizinischen Leitlinien mit Herzschwäche umgeht. Das Ergebnis war, dass die Therapie die Frau völlig erschöpft hinterließ und sie nie wieder in ihre Wohnung zurückkehren konnte. Sie wurde ein Pflegefall.

Das ist es, was ich meine, wenn ich sage: Man kann sich singulär um eine Herzschwäche kümmern, alles absolut korrekt machen – aber besser ist der geriatrische Ansatz, die Patienten zu behandeln. Ich hoffe sehr, dass Deutschland hier bald Fortschritte macht.

Kapitel 3

DER MILLIARDENSCHWERE ANTI-AGING-HOKUSPOKUS

Alt sein und trotzdem jung aussehen – glauben Sie es mir, auch ich kenne diesen nachvollziehbaren Wunsch. Der Ire Jonathan Swift brachte es in seinem bekanntesten Werk „Gullivers Reisen" auf den Punkt: „Jeder möchte lange leben, aber keiner will alt werden." Der Satz könnte von einer Werbeagentur erfunden worden sein. Das Marketing für allerlei angebliche Verjüngungskuren und -mittel verlässt sich auf die emotionale Wirksamkeit der in vielen Abwandlungen formulierten Erkenntnis des weltberühmten Schriftstellers.

Über Jahrzehnte hinweg ist eine Industrie entstanden, in der sich häufig selbsternannte Fachleute oder studierte Mediziner, die sich selbst als Plastische Chirurgen bezeichnen oder Pharma- oder Kosmetikunternehmen dienen, mit Versprechungen über das Ende des Alterns überbieten. Sie bieten ihre Produkte oder Dienste so an, wie einst Quacksalber im mittelalterlichen Markttreiben lauthals ihre angeblichen Wundertinkturen offerierten. Wobei ich die Wundärzte, wie sie hießen, längst vergangener Epochen gegen den Vorwurf der vorsätzlichen Scharlatanerie in Schutz nehmen möchte: Sie wussten es in der Regel nicht besser. Das kann man über die heutigen Akteure der Anti-Aging-Industrie nicht behaupten.

Mit Versprechen auf Verjüngung lässt sich gut Geld verdienen. Auf Swifts Erkenntnis beruhen Geschäftsmodelle mit Milliardenumsatz. Einer meiner älteren Patienten zeigte mir immer voller Stolz seine im Internet erworbenen „Heilmittel" und vergaß nie, mir mitzuteilen, wie teuer sie allesamt seien und wie sensationell sie daher wirken müssten. Er beklagte sich über die Krankenkassen, die diese Pillen und Tropfen nicht bezahlten. Trotz all der teilweise absurd kostspieligen Präparate hatte er weiterhin große Probleme mit seinen Gelenken. Ich versuchte, ihn dafür zu gewinnen, es vielleicht einmal mit Arzneien zu versuchen, die ich empfehlen konnte. Seine Antwort war immer die gleiche: „Doktor, all dieses pharmazeutische Zeug hilft doch nicht." Ich kann den Mann zu nichts zwingen – und will es auch gar nicht.

Das Internet ist eine Wohltat, aber manchmal eben auch die Pest. Oder die Cholera. Während der Corona-Pandemie ist endgültig klar geworden, wie leicht sich dort jeder Unsinn verbreiten lässt, ohne dass irgendwer Verantwortung übernehmen müsste. Es gibt allein auf Deutsch Tausende Webseiten, auf denen man sich über Krankheiten und Gegenmittel (des)informieren kann – die Selbstdiagnose und -heilung ist en vogue. Unglaublich viele Methoden und Mittel werden mit Halbwahrheiten oder pseudowissenschaftlichen Argumenten an den Mann und die Frau gebracht.

Interessant finde ich, dass Prominente der Kategorie B und C hier mitmischen. Die frühere ZDF-Moderatorin Nina Ruge ist ein Beispiel, wobei ich ihr nichts Böses unterstelle. Nachdem sie uns in ihren Büchern „Das Geheimnis eines gesunden Rückens", „Das Geheimnis gesunder und schöner Haut" und „Das Geheimnis zur Selbstheilung" verriet, behauptet sie in ihrem neusten Werk: „Altern wird heilbar". Wer es glaubt, wird selig. Aber nicht zwingend uralt.

In begleitenden Interviews enthüllte Nina Ruge auch ihre persönlichen Strategien, dem Alter ein Schnippchen zu schlagen. Ihr erklärtes „Ziel ist, jung zu sterben, und zwar so spät wie möglich". 2021 vertraute Ruge im Alter von 65 Jahren („Epigenetisch bin ich erst 58") der Zeitung *Welt am Sonntag* an: „Statt Frühstück gibt es bei mir eingeweichte Flohsamenschalen mit etwas frischem Zitronensaft, dazu viel Wasser oder grünen Tee ... Mittags liebe ich einen üppigen Salat ... Abends gibt's bei uns oft nur Gemüse, gegart, gekocht, überbacken oder: fermentiert – auch ein Schlüssel zur Verjüngung." Sie nehme außerdem Nicotinamid-Ribosid, „einen Zell-Booster". „Dazu Spermidin für die Zellreinigung, Estradiol und Progesteron als leichte Hormonersatztherapie. Olivenpresswasser ist übrigens auch nicht ohne ..."

Mahlzeiten ergänze sie ab und an mit „einem B-Komplex", aber auch „Omega3, Q10, Vitamin D mit K2. Und phasenweise als Kur: mal eine Woche Magnesium, Selen, Kalzium oder Zink." Und Metformin, ein Diabetesmedikament, an dessen alterungsverlangsamende Wirkung sie glaubt. Außerdem ließ Ruge die geneigte Leserschaft wissen: „Zähneputzen erledige ich übrigens auf einem Bein stehend – das schult den Gleichgewichtssinn, aber ersetzt natürlich kein Muskel- und Ausdauertraining. 30 Minuten täglich sind Pflicht ... Mittels zusätzlicher Langlebigkeitsmedikamente und etwa Gen- oder Stammzellentherapien könnten wir in naher Zukunft gesunde 90 werden, sogar 95 oder mehr", erklärt Ruge.

Ich weiß nicht, wie es Ihnen geht: Obwohl ich unbedingt für gesunde Ernährung und Lebensführung bin, konnte ich mich eines Schmunzelns nicht erwehren und dachte: Bevor ich mich derartig kasteie und haufenweise Geld für all das Zeugs ausgebe, sterbe ich lieber zwei, drei Jahre früher. Oder anders gesagt: Wie viel Spaß macht dann noch das Leben, wenn man so lebt? Abgesehen davon muss man sich das erst einmal alles leisten können.

Vor „Altern wird heilbar" veröffentlichte Ruge das Buch „Verjüngung ist möglich". Sie können sich vorstellen, wie viel Skepsis solche Titel in mir auslösen, da mein Credo als Geriater lautet: Altern ist keine Krankheit. Deshalb muss und kann man es meiner Überzeugung nach auch nicht heilen. Lebenswert gestalten kann man es allerdings.

In einem Interview der Deutschen Presseagentur unterschied Ruge, die Biologie studierte, zwischen „primärem" und „sekundärem" Altern. Darunter versteht sie zum einen das Nachlassen der Funktionen des Zellstoffwechsels im Laufe der Jahre, zum anderen dadurch ausgelöste Alterskrankheiten wie Herzinfarkt, Schlaganfall oder Demenz.

Sie sagte: „Wir beschäftigen uns mit dem primären Altern und wollen deutlich machen, dass man schon sehr früh tätig werden kann, um die Zellfunktion so zu stärken, dass das sekundäre Altern sehr viel später eintritt und uns die Alterskrankheiten sehr viel später erwischen." Ihr Co-Autor, ein Plastischer Chirurg, ergänzte: „Uns geht es primär um das gesunde Älterwerden. Älter müssen wir alle werden, aber nicht jeder muss sich alt fühlen."

Das ist an und für sich okay. Es geht hier um wünschenswerte Vitalität im Alter. Ich habe auch keine Aversion gegen Nina Ruge, ich finde sie sympathisch. Nur weckt man mit derlei vollmundigen Ankündigungen überzogene Erwartungen. Und das wiederum sehe ich kritisch.

Auch das von mir generell geschätzte Magazin *Der Spiegel* war mir persönlich bei einer im November 2019 erschienenen Titelgeschichte zu reißerisch: „Forscher können erstmals Altern aufhalten – und sogar umkehren". Im Text, der über neueste Ergebnisse der Forschung referierte, erfuhr man dann etwas über „spektakuläre Erfolge" bei Tieren. „Mit einer Vielzahl von Arzneimitteln, Hormonen und Genmanipulationen gelingt es Forschern, die Alterung von Fruchtfliegen oder Mäusen hinauszuzögern. Mit ausgetüftelten Wirkstoffcocktails stellen sie dabei immer neue Langlebigkeitsrekorde auf. Die Lebensspanne winziger Fadenwürmer können sie verzehnfachen. Selbst eine Verjüngung betagter Versuchstiere scheint möglich zu sein. So hauchten Kölner Wissenschaftler gealterten Fischen neue Lebenskraft ein, indem sie sie mit der Darmflora jugendfrischer Artgenossen behandelten."

Das klingt jetzt nicht so, als würde uns demnächst der Jungbrunnen empfangen. Ich will kein Spaßverderber sein, möchte aber auf beträchtliche körperliche Unterschiede zwischen Mensch und Fadenwurm verweisen. Während die Maus recht schnell das Zeitliche segnet, wurden und werden Bäume seit Jahrtausenden älter als wir Menschen, auch wenn ab und an selbst ein Riesenbaum im Redwood-Nationalpark im Norden Kaliforniens umkippt und durch biologischen Abbau von der Erde verschwindet.

In Berichten wie dem des *Spiegels* fehlt selten der Hinweis auf die wissenschaftlich fundierten Erbgutanalysen unter Greisen der Forscherin Eline Slagboom vom Max-Planck-Institut für Biologie des Alterns in Köln. Die Niederländerin, zugleich Professorin für molekulare Epidemiologie an den Universität Leiden, hatte die genetischen Informationen von mehr als 13.000 Hundertjährigen ausgewertet, aber dabei nicht *das* Altersgen gefunden, sondern „zwei, drei Gene", die helfen, gesund zu altern, aber nicht die Hundertjährigkeit der Probanden verursachen.

Die Professorin, definitiv eine internationale Koryphäe auf ihrem Gebiet, konzentrierte sich deshalb auf den Stoffwechsel, der im Blut messbar ist. Sie schaute sich Datensätze von mehr als 44.000 Blutbildern von Menschen zwischen 18 und 109 Jahren an, die aus einem Dutzend Studien diverser Länder stammten. Daraus leitete Slagboom so etwas wie die Formel zur Messung des gesunden Alterns ab. Sie kam zu der Erkenntnis, dass die Aminosäuren entscheidend sind, wie gut (oder schlecht) es einem geht und ob man lange (oder kurz) auf der Erde verweilt.

Ich kann den Ansatz von Frau Slagboom nur unterstützen, Altersmedizin viel stärker zu personalisieren. Die große Verschiedenheit älterer Menschen verlangt danach, Therapien stärker individuell anzupassen, auch wenn das teurer wäre als die heutigen Standards. Wir kennen das von der Behandlung von Diabetes. Alte Leute brauchen häufig weniger Insulin, als es das Lehrbuch ausweist, um den gewünschten Blutzuckereffekt zu erzielen. Warum genau das so ist, wissen wir nicht zu 100 Prozent.

Ich hüte mich davor zu sagen, Gene spielten keine wichtige Rolle beim Altern. Wir wissen nur einen Bruchteil darüber. Aber das gilt auch für sämtliche Einflüsse von Übergewicht, Rauchen, hohen Blutzuckerwerten, immensem Blutdruck, schlechter Ernährung und Bewegungsmangel. Der menschliche Körper ist viel zu kompliziert, als dass eine Therapie, ob nun auf gentechnischen Methoden, einer Verjüngungspille oder sonstigem Unsinn beruhend, das Altern des Organismus verändern kann.

Ich will Sie nicht mit Philosophie quälen, da bin ich ein Laie. Trotzdem muss die Frage gestellt werden: Will ich überhaupt ein extrem langes, gar ewiges Leben führen, wo der Planet doch jetzt kaum mehr alle Menschen ernähren kann? Die Erdoberfläche wird nicht größer, um mehr Getreide anzubauen. Wir wollen ja auch nicht das letzte bisschen Natur zerstören.

Vor einem halben Jahrhundert veröffentlichte Science-Fiction-Altmeister Robert A. Heinlein eine Auseinandersetzung darüber, wie es wirklich wäre, extrem langlebig zu sein. Sein Buch „Die Leben des Lazarus Long" beginnt damit, dass der schon über 2000 Jahre alte Titelheld den Tod herbeisehnt – aus Überdruss am Leben. Alles schon erlebt, alles schon gesehen und getan, viel zu oft – und unzählige Freunde und Ehefrauen zu Grabe getragen.

Mein US-Kollege Atul Gawande schildert ein Gespräch mit einer fast Hundertjährigen in einer Betreuungseinrichtung. Er über ihr Alter: „Das ist erstaunlich." Sie zeigt köstlichen Humor: „Ja, das ist alt." Als er ihr berichtet, dass sein eigener Großvater 110 Jahre alt geworden sei, ruft die alte Dame aus: „Das möge der liebe Herrgott bei mir verhüten!"

2019 waren eine gute halbe Million Menschen auf der Welt 100 oder älter. Munter wird in diversen Veröffentlichungen von erreichbaren 120, mehr als 150 und ganz extremen 500 Jahren gesprochen. Ein ganz besonderer Fall ist in diesem Zusammenhang David Sinclair. Er forscht als Professor der Harvard-Universität am Institut für Genetik und ist Co-Direktor des Paul-F.-Glenn-Zentrums für den biologischen Mechanismus des Alterns. Der Australier war außerdem Mitbegründer der Zeitschrift „Aging" („Altern") und der Akademie für Langlebigkeits- und Gesundheitsspannen-Forschung.

Sinclair teilt Nina Ruges Begeisterung für angeblich lebensverlängernde Mittel, auch wenn er sie nicht ausdrücklich empfiehlt. Nach eigener Auskunft nimmt er selbst jedoch jeden Morgen ein Gramm Nicotinmononukleotid (NMN) zu sich, einen dem Vitamin B3 verwandten Stoff. Den verabreicht er übrigens auch seinen Hunden, damit sie ihn möglichst lange durch sein möglichst langes Leben begleiten können. Hinzu kommen ein Gramm Resveratrol – der Wirkstoff, dem Rotwein seine Anti-Aging-Wirkung verdanken soll – ein Gramm Metformin, tägliche Dosen Vitamin D und Vitamin K2 sowie abendliche 83 Milligramm Aspirin. Sinclair hofft, mit diesen Mitteln und ergänzenden Maßnahmen mindestens 132 Jahre alt zu werden.

Der Professor ist ein kundiger Wissenschaftler, aber eine in Fachkreisen auffällige Figur. Diesen Status pflegt er. Zu Vorträgen bringt er bisweilen einen „Altersanzug" mit und bittet junge Freiwillige, sich damit zu beschweren. Die Maßanfertigung mit eingenähten Bleigewichten soll Muskelschwäche simulieren. Ein Halsband vermindert die Beweglichkeit des Kopfes, Ohrstöpsel dämpfen das Hörvermögen, eine Skibrille soll Effekte des Grauen Stars nachahmen. Altersschwäche zum Anziehen für jedermann.

Sinclair will all diese Handicaps aus der realen Welt verbannen. Er bekennt: „Ich halte Altern für eine Krankheit." Es sei sogar „die Mutter aller Krankheiten, die Krankheit, an der wir alle leiden". Und er ist bereit, so ziemlich alles zu tun, um „die Alterung zu verlangsamen, aufzuhalten oder umzukehren und damit dem Altwerden, wie wir es kennen, ein Ende zu bereiten".

Ich kenne Sinclair persönlich, in vielen Dingen bin ich anderer Meinung als er. Aber in einer Sache stimme ich mit ihm überein, nämlich das Alter als Geißel zu sehen und Alterskrankheiten wie die Arthrose mittels neuartiger Therapien zu behandeln.

Der unorthodoxe Gelehrte gibt gerne seinem Drang zu phantastisch anmutenden Prophezeiungen nach. Ein Lebensalter von 120 Jahren, so glaubt er, werde Anfang des nächsten Jahrhunderts kein Sonderfall mehr sein. Mehr noch: Das Altern von Zellen könne „tatsächlich vollständig auf null gestellt werden".

Der Australier ist außerdem überzeugt: „Wir bewegen uns mit atemberaubender Geschwindigkeit in Richtung einer Welt, in der Frauen ihre Fruchtbarkeit während eines viel längeren Teils ihres Lebens behalten können und sie möglicherweise sogar wiedergewinnen, wenn sie verloren gegangen ist." Er hält eine Impfung gegen das Altern für möglich und sagt: „Wenn die Umprogrammierung von Zellen ihr Potenzial entfaltet, liegt ein Alter von 150 Jahren bis zum Ende des Jahrhunderts nicht außerhalb des Möglichen." Daraus folgt für ihn: „Wir müssen bereit sein, unsere Ururenkel kennenzulernen."

Sinclair macht sich auch Gedanken zu der nicht ganz unwichtigen Frage, wie viele Menschen – die möglicherweise wesentlich später oder gar nicht mehr von der Weltenbühne abtreten – unser Planet vertragen könne, und antwortet hemdsärmelig: Wird schon hinhauen! In diesem Zusammenhang schildert er ein denkwürdiges Gespräch mit seinem ältesten Sohn. Der 16-Jährige hielt ihm vor: „Deine Generation hat wie alle früheren nicht das Geringste gegen die Zerstörung getan, die heute auf diesem Planeten stattfindet. Und jetzt willst du Menschen helfen, länger zu leben? Damit sie in der Welt noch mehr Schaden anrichten können?"

Sinclair hat auch bodenständige Tipps zu bieten, wie man sich besser fürs Alter wappnen könne. Er empfiehlt, immer ein wenig zu hungern und zu frieren, um Automatismen im Körper zu begünstigen, die lebensverlängernde Wirkung haben sollen. Hunger, so schreibt er in seinem Buch „Lifespan" unter Bezug auf eine Studie am Albert Einstein College of Medicine, trage dazu bei, die Gene im Gehirn einzuschalten, die Langlebigkeitshormone ausschütteten. Außerdem hätten mehrere Versuche mit Mäusen ergeben, dass diese länger lebten, wenn sie in kühlerer Umgebung gehalten würden. Auch zur Kälteabwehr schalte der Körper wie bei Nahrungsknappheit Sirtuine ein, eine Enzymgruppe.

Sinclair ist der Entdecker des Sir2-Gens, das er in Hefepilzen aufspürte. Es ist die Grundlage für einen Überlebensmechanismus, der in allen Lebewesen vorhanden ist. Das Sirtuin-System sorgt dafür, dass der Organismus auch unter ungünstigeren äußeren Bedingungen gedeiht. In solchen Phasen der Knappheit laufen Zellreparaturprogramme ab. Sie beheben DNS-Schäden, die zur Körperalterung führen. Auf diesem Mechanismus beruht die Idee des Intervall-Fastens.

Die Anti-Ager-Gemeinde war von den Forschungsergebnissen begeistert, vor allem, als die Idee aufkam, die Sirtuin-Produktion des Körpers von außen anzuregen, ganz ohne das lästige Hungern. Die Folge war natürlich ein breites Angebot von Sirtuin-Pillen, auch „Sirtfood" wurde in. Wenn Ihnen dessen Effekte erstrebenswert erscheinen, können Sie sich teure Pillen sparen und sich auf folgende Lebensmittel stützen, die mit verschiedenen Wirkstoffen Ihren Sirtuin-Haushalt stimulieren: Zitronen, Blaubeeren, dunkle Schokolade, Himbeeren, Soja, grüner Tee, Cashewnüsse, Rotwein, Kurkuma, Chili, Brokkoli, Knoblauch, Äpfel.

DER ALLMACHTSTRAUM DER SUPERREICHEN

Kühlen Kopf kann bei der vermeintlichen Aussicht auf ewige Jugend kaum jemand bewahren. Die Tatsache, dass Experimente zur Lebensverlängerung bisher nur an Fruchtfliegen, Fischen, Würmern und Mäusen Wirkung zeigten, wird denn auch gern übersehen, wenn die Öffentlichkeit Schlagworte zum Thema „Tod dem Tod!" wie Zucker aufschleckt.

Steinreiche Wirtschaftslenker im Allmachtsrausch scheinen hierfür besonders anfällig zu sein. So wird Amazon-Gründer

Jeff Bezos eine Schwäche für die Entwicklung von Verjüngungstechnologien nachgesagt. Zusammen mit dem russischstämmigen Milliardär Yuri Milner soll er als Investor hinter der Anti-Aging-Unternehmung Altos Lab stehen, die nach Methoden zur Reprogrammierung von Zellen forscht. Ein ähnliches Wagnis, Calico Labs, gehört zum Google-Konglomerat.

Der Deutsche Christian Angermayr gründete 2019 in den USA das Start-up Cambrian Biopharma. Ziel ist die Entwicklung von Mitteln, die Fehler bei der Teilung und Funktion von Körperzellen sowie Degenerationen von Gewebe verhindern sollen. „Unsterblichkeit und ewige Jugend sind schon immer Menschheitsträume", zitierte das *Manager Magazin* den Unternehmer. „Mit ‚Cambrian' machen wir jetzt endlich die ersten Schritte dazu."

Das Alter, so scheint es, macht vielen Jungen und Jüngeren Angst. Bloß nicht zum „alten Eisen" gehören! Nur keinem zur Last fallen, ob den eigenen Angehörigen oder dem Staat. Es ist eine unserer größten Sorgen, dass das Nachlassen unserer gesellschaftlich anerkannten Produktivität uns bei lebendigem Leibe verschwinden lassen könnte. Der deutsche Philosoph Otfried Höffe brachte es auf den Punkt: „Das Schlimmste beim Altern ist nämlich nicht, dass man selbst vergesslich wird, sondern dass man von den anderen vergessen wird."

Dies ist der Nährboden, auf dem haltlose bis irrsinnige Versprechungen der Werbung der Anti-Aging-Industrie gedeihen. Das reicht vom Wahn, es müssten unbedingt kosmetische Mittel gegen Falten die Spuren der Jahre tilgen, über plastische Chirurgie zur Straffung der Haut bis hin zu reiner Scharlatanerie mit vermeintlichen Wundermitteln. Es gibt bis dato keine seriösen wissenschaftlichen Studien, die eindeutig beweisen, dass teure Pillen und Spritzen das Altern verhindern können.

ANTI-AGER UND GERIATER: FEUER UND WASSER

Um es klar und deutlich zu sagen: Der Begriff Anti-Aging ist ein Oxymoron. Diese Bezeichnung für eine rhetorische Figur, die zwei sich widersprechende Aussagen verschmilzt, ist auf das griechische Wort *oxýmōron* zurückzuführen. Es setzt sich aus „oxys" (scharf[sinnig]) und „moros" (dumm, stumpf, träge) zusammen. Das Wort selbst ist also ein Oxymoron. Das Heilsversprechen der Anti-Ager steht auf einem kurzen Bein. Wie kann man behaupten, den normalen Alterungsprozess, der seit Jahrmillionen existiert, rückgängig zu machen oder sogar völlig beseitigen zu können?

Mit Chuzpe und Geschick! Die deutschen Vertreter der Zunft gegen das Altern haben darin eine gewisse Meisterschaft entwickelt. Im Gegensatz zu der amerikanischen Anti-Aging Gesellschaft A4M (American Academy of Anti-Aging Medicine) gebraucht die deutsche Gesellschaft für Anti-Aging Medizin e.V. (GSAAM) recht elegant das Rubrum „Deutsche Gesellschaft für Prävention und Anti-Aging-Medizin". Ihr Präsident, Prof. Dr. med. Bernd Kleine-Gunk, ist nach meinem ganz persönlichen Eindruck darauf bedacht, in seinem Buch „15 Jahre länger leben" die Anti-Aging-Bewegung als Präventivmedizin darzustellen. Auch in einem Gastartikel im *Deutschen Ärzteblatt* („Anti-Aging-Medizin – Hoffnung oder Humbug?"), schrieb er, seinem Betätigungsfeld komme ein bedeutender Stellenwert zu, wenn es sich „konsequent als eine Präventivmedizin gegen altersassoziierte Erkrankungen versteht".

Präventivmedizin ist jedoch nichts Neues und nichts Besonderes; Geriatrie und herkömmliche Heilkunde praktizieren sie weltweit seit langem. Mit anderen Worten: Die Anti-Aging-Welle ist eine geschickte Verpackung für eine etablierte

Methode, die Haus- und Fachärzte tagtäglich ausüben – mit einem wesentlichen Unterschied: Deren Behandlung basiert generell – und nicht nur punktuell – auf seriösen wissenschaftlichen Erkenntnissen, die in einem langen medizinischen Studium erworben wurden und nicht auf Wochenend-Seminaren in Luxushotels.

Warum diese Spielereien mit dem Anti-Aging-Etikett? Weil Präventivmedizin nicht sexy klingt und sich deshalb nicht so gut verkaufen lässt. Bewährte Rezepte für ein möglichst langes und gesundes Leben wie Bewegung und Gelassenheit hallen im Ohr einfach nicht so nach wie „Ganzkörper-Workout" und „Achtsamkeitsmeditation". Auf das besonders düstere Kapitel der plastisch-chirurgischen Eingriffe zur „Verjüngung" des Aussehens komme ich noch zu sprechen.

Der Unterschied zwischen Geriatrie und Anti-Aging Medizin könnte größer nicht sein, man darf hier mit Fug und Recht von Feuer und Wasser sprechen. Erstens beruhen die Behandlungsmethoden der Anti-Aging-Medizin nicht auf wissenschaftlichen Studien. Zweitens werden ihre angepriesenen Heilmittel nicht wie echte Arzneien mit gesetzlich vorgeschriebenen Tests überprüft. Schauen wir uns einige dieser vermeintlichen Wundermittel einmal genauer an.

Die Anti-Aging-Wundertüte enthält eine Pille oder Salbe für jede nur erdenkliche Krankheit und natürlich gegen das Altwerden. Ganz obenauf liegen in dieser Tüte die unzähligen Salben, Pasten und Lotionen, die angeblich die Hautfalten verschwinden lassen oder mildern. Auch wenn das Marketing inzwischen den irreführenden Namen „Cosmeceuticals" für etliche dieser Präparate geprägt hat, der sie, so jedenfalls mein Verdacht, sprachlich in die Nähe von Arzneimitteln rücken soll: Sie sind reine Kosmetika, die im Grunde genommen keinen medizinischen Nutzen haben und unter anderem Vitamin

A enthalten, allerdings in weitaus geringerer und veränderter Form als rezeptpflichtige Salben.

Unter der Überschrift „Glatt gelogen?" entlarvte *Der Spiegel* 2019 Cosmeceuticals – unter anderem die beliebten Kollagenstimulanzien – zur Ent-Faltung des älteren Menschen als „schönen Schein". Das vernichtende Urteil traf nicht etwa obskure New-Age-Krauter, sondern Markennamen wie Nivea und L'Oréal. Der Umsatz mit Anti-Aging-Produkten, so war dem Artikel außerdem zu entnehmen, lag 2018 weltweit bei rund 40 Milliarden Euro mit einer jährlichen Wachstumsrate von etwa fünf Prozent.

Unverdrossen werden Wirkstoffe angepriesen, deren Nutzen und Wirksamkeit nicht belegt sind: Coenzym Q10, Kinetin und sogar Extrakte von grünem Tee. Es gibt wohl kaum eine Frau jenseits der 50, die sich nicht schon mit dem Thema Hyaluronsäure beschäftigt hätte. Der Blick in den Spiegel an der Wand bestätigt: Dieser Stoff, der Wasser in der Haut bindet und sie dadurch geschmeidig und glatt erhält, ist im Alter nicht mehr so üppig im Körper vorhanden wie früher. Die Folge ist die gesamte Schreckensliste des Jugendwahns: Stirnfalten, Zornesfalten und deren Gegenteil Lachfalten, Nasolabial-, Lippen-, Mental-, Halsfalten, Krähenfüße, Tränensäcke, Hängebäckchen, Doppelkinn.

Frau braucht also mehr Hyaluron, dafür sollen die sogenannten Hyaluron-Filler sorgen. Es entbehrt nicht einer gewissen Ironie, dass eines der faltigsten Lebewesen, das wir kennen, der Nacktmull, dabei das Vorbild für die Straffung der menschlichen Haut abgibt. Das etwa 15 Zentimeter lange Nagetier mit den unglaublich schräg nach vorne stehenden Zähnen lebt in unterirdischen Bauen in gnädiger Dunkelheit, die seine ziemlich beispiellose Hässlichkeit verbirgt. Der Nager und Graber hat eine enorm elastische Haut, die deshalb Falten wirft, was ihn vor Verletzungen im Kontakt mit dem Erdreich bewahrt. Sie ist deshalb so dehnbar, weil der Körper dieser Tierart eine Art Super-Hyalorensäure produziert. Sie garantiert ihm nicht nur ein schrammenfreies, sondern auch ein vergleichsweise langes Leben: um die 30 Jahre. Das Geheimnis der unansehnlichen Langlebigen, die nie an Krebs erkranken: Hyaluron stoppt die Zellteilung und verlangsamt so den Alterungsprozess.

Das wäre nun ein wahrer Wunderstoff auch für uns: Er reduziert Falten und dreht außerdem die Lebensuhr zurück! Doch leider: Die Moleküle dieses Stoffs sind zu groß, um tief genug in die menschliche Haut einzudringen, wenn man sie von außen zuführt. Vergessen Sie also entsprechende Salben, Pasten und Tinkturen.

Wenn Sie Probleme mit der Haut oder auch Fragen wegen der vielen Falten im Gesicht haben, kann ich Ihnen realistischerweise nur empfehlen, einen Hautarzt aufzusuchen. Und ein paar einfache, altbacken klingende Ratschläge zu beherzigen, damit Ihre Haut langsamer altert:

- Setzen Sie sie nicht zu lange ungeschützt dem Sonnenlicht aus; dessen ultraviolette Komponenten mindern die Elastizität der Haut, regen das Entstehen von Pigmentflecken an und können Hautkrebs auslösen.
- Rauchen Sie nicht, denn Nikotin verengt die Blutgefäße, und die versorgen Ihre Haut mit Sauer- und Nährstoffen.
- Schauen Sie nicht zu tief ins Glas – Alkohol entzieht auch Ihrer Haut Feuchtigkeit.
- Und, ich kann es Ihnen nicht ersparen, zum Schluss noch der Klassiker der ärztlichen Ratschläge: Bewegung. Sie fördert die Durchblutung, und die braucht auch Ihre Haut.

Natürlich klingt das jetzt alles weniger sensationell als Cosmeceutical, Anti-Falten-Power, Midnight- und Luxusserum oder Falten-Stopp-Feuchtigkeitspflege. Aber es hat im Gegensatz zu diesen Wunderwörtern einen unschätzbaren Vorteil: Es wirkt. (Und nebenbei gesagt: Das Buch, das Sie gerade lesen, war weitaus kostengünstiger als der Versuch, eine Haut wie ein Nacktmull zu bekommen.)

VITAMINE: NICHT DIE MENGE MACHT'S

Dann gibt es noch eine Unmenge an Vitaminpräparaten, die als Antioxidantien wirken und Körperzellen vor schädlichen Stoffen schützen sollen, den freien Radikalen. Bei denen handelt es sich nicht um eine politische Sammlungsbewegung, sondern um aggressive Stoffwechselprodukte mit hohem Reaktionspotenzial.

Dass Vitamine wichtig sind, wissen wir. Aber einzelne Vitamine oder auch Multivitamine in hoher Dosierung sind nicht sinnvoll und können sogar zu gesundheitlichen Schäden führen. Wissen Sie, ob sich diese Ansammlung von teuren Pillen mit Ihren rezeptpflichtigen Medikamenten verträgt? Ich weiß es nicht, und ich bin mir sicher, dass viele meiner ärztlichen Kollegen und Apotheker keine Ahnung haben, wie es sich verhält.

Daher wiederum ein unspektakulär klingender Rat: Wenn Sie regelmäßig Obst und Gemüse essen, leiden Sie nicht unter Vitaminmangel und brauchen diese überteuerten Pillen nicht. Sparen Sie Ihr Geld für sinnvollere Dinge in einem hoffentlich langen und gesunden Leben. Natürlich gibt es Personen, die gewisse Vitaminmangelerkrankungen haben und entsprechend behandelt werden müssen. Beispiele dafür sind vor allem ein Vitamin B12- und Vitamin-D-Mangel. Beide kann Ihr Hausarzt einfach diagnostizieren und fachgerecht behandeln.

Zurück zu unserer Wundertüte. In ihr finden wir als nächstes NAD+, das bereits erwähnte Metformin und noch andere obskure Hoffnungsträger der Anti-Aging-Medizin. NAD+ ist seit 1906 bekannt, gilt aber erst seit Beginn des 21. Jahrhunderts als die mögliche Jungbrunnen-Pille par excellence. Es handelt sich um ein Co-Enzym, das für den Zellstoffwechsel wichtig ist. Mit dem Verstreichen der Lebensjahre verringert sich die Konzentration von NAD+ in den Zellen. Dies ist nach Auffassung einiger Forscher die Ursache des Alterungsprozesses.

Diese Aussage reicht der Anti-Aging-Medizin, um sofort zu verkünden, das Ende des Alterns lasse sich mit dem Schlucken von Pillen herbeiführen. Ganz anders sieht das Felipe Sierra, Direktor der Abteilung „Aging Biology" des Nationalen Instituts des Alterns in den USA. Die Marktreife solcher Pillen sieht er in einiger Ferne von den bisherigen Labortests mit Tieren – und er persönlich würde sie auch nicht einnehmen, denn er sei ja keine Maus.

So bleibt Metformin als Heilsversprechen übrig, wenn man von ganz skurrilen Wirkstoffen einmal absieht. Um es kurz zu machen: Metformin ist ein bewährtes orales Antidiabetikum, das viele Menschen rund um den Globus mehrmals am Tage einnehmen, weil es gegen Diabetes hilft. Nun aber soll es ein Anti-Aging Compound sein.

Ja, es stimmt: In einigen Experimenten hat Metformin die Lebensdauer gewisser Würmer verlängert. Ich würde Nichtdiabetikern aber unbedingt davon abraten, es nur deshalb zu schlucken. Zumindest sollten sie abwarten, was eine in den USA geplante Studie dazu ergibt. Es war, als ich diese Zeilen schrieb, überdies fraglich, ob die Arzneimittelbehörde der

USA, die für die Zulassung von Medikamenten zuständig ist, wirklich grünes Licht geben würde für eine Versuchsreihe, in der kerngesunde Menschen ein Diabetiker-Mittel einnehmen.

Käme es in großem Umfang für ungeregelte Selbstmedikation in Umlauf, wären verbreitete signifikante Nebenwirkungen möglich: Metformin kann zum Beispiel Verdauungsprobleme auslösen und sollte nicht bei eingeschränkter Nierenfunktion genommen werden. Deshalb sage ich: Finger weg, wenn das einzige Ziel ihrer Einnahme Lebensverlängerung sein soll!

Der Brite Aubrey de Grey, ursprünglich Informatiker, mauserte sich im Selbststudium zum Alternsforscher. Seit einigen Jahren geistert der Mann mit Rasputin-Bart als Enfant terrible durch die Welt der Gerontologie und stiftete den Methusalem-Maus-Preis. Er geht an Forscher, denen es gelingt, Mäuse länger leben zu lassen oder zu verjüngen. De Grey versprach 2019 in einem Interview des österreichischen Nachrichtenmagazins Profil: „In 20 Jahren werden wir mit einer 50-prozentigen Wahrscheinlichkeit so weit sein, Menschen davor zu bewahren, an Altersschwäche zu sterben." Ob Gott existiere, sei ihm egal, „weil ich bereits Gottes Arbeit mache. Ich versuche, das Leiden der Menschen zu verringern." Welche Hybris!

Was wären die Verjüngungs-Jünger nur ohne ihre Hormonpräparate, die als Power- und Anti-Aging-Hormone vermarktet werden? Die Konzentration mancher Hormone wie Testosteron und Östrogen nehmen in unserem Körper vor allem in der zweiten Lebenshälfte ab. Das heißt aber nicht, dass die Einnahme von Hormonpräparaten ein besseres Sexualleben garantiert, Schlaganfall und Demenz vorbeugt sowie unzählige andere Erkrankungen in magischer Weise kuriert. Es gibt bis heute keine Studien, die belegen, dass bei einem regelmäßigen

Gebrauch dieser Hormone das Altwerden verlangsamt oder angehalten werden kann.

Es existieren allerdings Untersuchungen, die zeigen, dass das Wachstumshormon DHEA einen, wenn auch geringen, positiven Einfluss auf das Wohlbefinden und die Muskulatur hat. Wenn das ein Anti-Aging-Effekt sein soll, dann ist er winzig. Regelmäßige Besuche im Fitnessstudio, der tägliche Spaziergang oder das Fahrradfahren wirken weitaus zuverlässiger.

Auch der Gebrauch des Wachstumshormons HGH ist bei Erwachsenen ohne einen nachgewiesenen Hormonmangel schlichtweg sinnlos und darüber hinaus auch noch schädlich für die Gesundheit.

Über ein besonderes Superheilmittel, auch Schweizer Armeemesser der Natur genannt, ist unbedingt noch zu berichten. Resveratrol gilt als Wirkstoff des Rotweins. Wer möchte das nicht: Mit Rotweintrinken jung bleiben! Es war wiederum David Sinclair, der diesen Stoff 2003 entdeckte. Als Mitbegründer der Firma Sirtis Pharmaceuticals machte er 2009 erste Versuche mit Patienten. Dabei stellte sich heraus, dass der um Resveratrol entstandene Hype näherer wissenschaftlicher Überprüfung nicht standhält – mit Ausnahme der Tatsache, dass der Stoff den Blutzuckerspiegel senken kann. Sinclair urteilt selbst: „Wie sich herausstellte, war das Resveratrol nicht besonders wirksam, und im Darm des Menschen löste es sich nicht gut."

Möglicherweise vermag Resveratrol das Darmkrebsrisiko zu senken. Leider hat das vermeintliche Wundermittel aber auch unangenehme Nebenwirkungen wie Durchfall und Übelkeit. Und da ist noch die Tatsache, dass Sie eine Unmenge an Tabletten schlucken müssen, um überhaupt einen Effekt zu erzielen. Denn die teuren Pillen haben keine hohe Konzentration an Resveratrol, wie mir Sinclair persönlich erläuterte.

Während der Professor und seine Kollegen sehr gewissenhaft wissenschaftliche Experimente betrieben, benutzte die Anti-Aging-Industrie den Namen ihrer akademischen Heimat Harvard, um sich eine höhere Reputation für das Hohelied auf Resveratrol zu verschaffen.

Um es noch einmal klar zu sagen: Es gibt keine Anti-Aging-Wunderpille! Alle derartigen Mittel können das Altern nicht aufhalten und schon gar nicht rückgängig machen. Es gibt aber effektive medizinische Therapien und kleine Veränderungen im Lebensstil, die zu einem besseren und glücklicheren Altern führen können. Lassen Sie also bitte die Finger von den Salben, Pillen und sonstigen Dingen, die Ihnen die Anti-Ager verkaufen wollen. Sparen Sie das viele Geld.

Stattdessen lade ich Sie ein, zum Partner Ihrer Ärzte bei Ihrer Behandlung zu werden. Auf unserem gemeinsamen Weg durch die Geriatrie zeige ich Ihnen, wie Sie einen besseren Ansatz zum richtigen Altwerden finden – ganz ohne Hokuspokus.

Kapitel 4

DER GLAUBE AN DEN JUNGBRUNNEN ALS SPRUDELNDE GELDQUELLE

Träumen Sie von ewiger Jugend? Glauben Sie an einen Jungbrunnen, wie ihn der Renaissance-Maler Lucas Cranach der Ältere (natürlich der!) im 16. Jahrhundert imaginierte? Auf einem seiner berühmtesten Werke, das in der Gemäldegalerie der Staatlichen Museen zu Berlin zu bewundern ist, werden Greisinnen zu einem Pool gekarrt, geschleppt und geschoben, dem sie nach kurzem Bad als begehrenswerte junge Frauen entsteigen, um sich sogleich üppigen Tafelfreuden und anderen sinnlichen Genüssen hinzugeben. Ein Paar rechts unten auf dem Bild übt sich in einem Gebüsch in der Kunst der Erotik.

Auch im Mittelalter erhoffte man sich von bestimmten Bädern Linderung für Gebrechen und Leiden aller Art – und eben eine Verjüngung. Dass auf dem Gemälde nur Frauen im Wasser zu sehen sind – übrigens scheinen nicht alle Seniorinnen begeistert von der Idee zu sein, das andere Ende des Beckens verjüngt zu verlassen –, hat mit dem damaligen Glauben zu tun, dass alternde Männer biologisch allein dadurch ein paar Jahre gutmachen könnten, indem sie sich mit jungen Frauen abgeben. Dieser Irrglaube existiert in gewisser Weise auch heute noch.

Eine feine Sache, so ein Jungbrunnen: Wer würde nicht gerne in solch einem Gewässer planschen, wenn es überall zwickt und zwackt, die Haut welkt und schrumpelt, der Rücken krumm, doch der Weg zum Ende gerade und überschaubar geworden ist?

Sie können einen Versuch unternehmen, wobei ich keine Erfolgsgarantie übernehme. Reisen Sie in die Bretagne. Dort hat das Fremdenverkehrsamt den Jungbrunnen-Mythos als Einnahmequelle entdeckt. Es wirbt für den Besuch des Waldes von Paimpont mit dem Hinweis, dort befinde sich „unweit von Merlins Grab" ein bescheidener Brunnen, ursprünglich wahrscheinlich eine Druiden-Kultstätte, was schwer nach Zaubertrank klingt. Zu diesem angeblich wundersamen Ort heißt es weiter: „Um die ewige Jugend zu erhalten, müssen Sie wie folgt vorgehen: Kommen Sie am Tag der Sommersonnenwende um Mitternacht barfuß zum Brunnen. Trinken Sie eine Schale klares Wasser (aus dem Brunnen, nicht aus Ihrer Wasserflasche …). Außerdem müssen Sie ein in jeglicher Hinsicht vollkommenes Leben vorweisen können. Ein Kinderspiel, oder?" Na klar, ein Kinderspiel. Auf nach Frankreich!

Die durchaus augenzwinkernden Bemühungen des Tourismus-Gewerbes, den Traum von ewiger Jugend zu klingender Münze zu machen, sind harmlos und nichts im Vergleich mit der florierenden Anti-Aging-Industrie. Auf überwiegend pseudo-wissenschaftlicher Grundlage hat sie die alte Jungbrunnen-Mär wiederbelebt, der schon Alexander der Große nachgespürt haben soll. Nebenbei: Viel genützt hat es ihm nicht, er starb mit 33 Jahren.

Was seit der Antike durch die Köpfe der Sterblichen geistert, hat heutzutage eine neue Grundlage gefunden. Sogar eine Neuauflage der Jungbrunnen-Version ist im Angebot, ganz bequem für die eigene Badewanne. Der H2O-Quatsch nennt sich

Basische Bäder. Dabei entziehe Badeosmose im Salzbad dem Körper Säuren, wodurch Sie Schlacken loswürden, erläutern Anhänger des Badekultes das Vorgehen. Die Haut werde gereinigt, regeneriert und zur Selbstbefettung angeregt, dadurch befreit von zu viel Säure, welche zu Cellulite, vermehrter Faltenbildung, Schuppen, fettigem Haar, brüchigen Nägeln, Trockenheit und vorzeitiger Alterung führe. Ergebnis: Die Haut soll rosiger, glatter und jünger aussehen.

Empfohlen wird einmal pro Woche ein ein- bis dreistündiger Aufenthalt in Wasser mit einem pH-Wert von mindestens 8,5, und zwar bei konstanten 35 bis 38 Grad Celsius. Eine ausgewachsene basische Badekur verlangt Ihnen sogar zwei bis fünf Stunden täglich über mehrere Tage hinweg ab. Sie werden kaum noch zu etwas anderem kommen, Beruf und Hobby vernachlässigen, auch Ihre Familie und Freunde werden Sie vermissen – von der Wasserverschwendung ganz zu schweigen. Man braucht nicht nur einen pH-Streifen oder ein digitales Messgerät, sondern muss auch ständig heißes Wasser nachfüllen. Hoffentlich verbrennen Sie sich nicht, dann ist es vorbei mit der aalglatten Haut. Ich entschuldige mich für meinen Sarkasmus – aber manchmal kann ich nicht anders, wenn ich derlei Unsinn lese oder höre.

Vielleicht kommen Sie trotz allen Aufwands noch dazu, sich zwischendurch mit basischem Tee oder einem basischen Snack zu erquicken. Klappt die Sache, dürfen Sie die Badewanne schrubben: „Im Basenbad gleichen sich Säure und Lauge durch die Osmose aus und neutralisieren sich zu Salzen, welche nach dem Basenbad als Schmutzablagerungen am Badewannenrand oder auf dem Boden der Badewanne zu finden sind", verkündete die Website *Das Basenbad*.

Wenn der alte Cranach von all dem gewusst hätte, wie hätte dann sein Gemälde ausgesehen?

Ich bin mir alles andere als sicher, ob Osmose, die Diffusion von Molekülen durch eine halbdurchlässige Membran, Säuren durch unsere Haut entfernen kann. Was ich jedoch weiß, ist, dass der Säuremantel der Haut eine Schutzfunktion hat. Ich habe mit mehreren namhaften Hautärzten, auch Professoren, an großen deutschen Universitätskliniken über das Basenbad gesprochen: Kein einziger hat einen verjüngenden Effekt bestätigt oder jemals auch nur eine einzige wissenschaftliche Studie gelesen, die wenigstens ein Indiz dafür lieferte. Gewiss ist: Bäder können entspannen, ganz einfach deshalb, weil ein Mensch in ihnen wunderbar abschalten kann. Einmal eine Stunde lang gar nichts tun wirkt Wunder. Das spürt man auf der Haut.

Andererseits: Nach zwei Stunden in jedem Bad, erst recht in einem Wunderbad voller Salz, werden Sie aussehen wie eine getrocknete Rosine. Und bestimmt werden Sie sich sehr müde fühlen, wenn Sie mit Ihren neu erworbenen Waschfrauenhänden danach das Kopfkissen aufschütteln.

Sicher, Ferien am Meer tun gut, im Meer zu baden, gar im Toten Meer mit seinem hohen Salzgehalt von bis zu 33 Prozent, ist ebenfalls erquicklich. Bekannt ist: Salz löst Schuppen und Horn von der Haut, es hat eine bescheidene desinfizierende Wirkung, kann sogar minimal Entzündungen hemmen. Aber Baden in Salzwasser allein hilft wenig. Entscheidend ist das Licht, genauer gesagt: die UV-Strahlung. Das ist der Grund, warum Patienten, die ärztlich verordnete Salzbäder erhalten, in der Regel zugleich auch bestrahlt werden.

Das lässt sich daheim nicht so leicht bewerkstelligen, auch nicht mit einer Höhensonne. Hersteller von Badesalz-Produkten vermitteln gerne den Eindruck, dass eine winzige Portion Salz reiche, sich das Tote Meer ins heimische Bad zu holen. Um das Gewässer naturgetreu nachzuahmen, wären aber Dutzende Kilo Salz in der Wanne nötig. Und im Übrigen gilt: Meersalz ähnelt in der Zusammensetzung stark dem Kochsalz, das Sie in der Küche verwenden. Sparen Sie sich also die Ausgaben für ach so tolles Totes-Meer-Super-Trouper-Salz. Wenn Sie unbedingt in dem weißen Nahrungsmittelzusatz baden wollen, greifen Sie beherzt zum handelsüblichen Kochsalz.

Vergessen Sie auch nicht, dass beim Meeresurlaub eine Menge zusammenkommt, was daheim selten zu haben ist: Luft und Wasser mit Salzgehalt, erfrischender Wind, echte Sonnenstrahlen und hohe Luftfeuchtigkeit. Sie sorgen für das, was Ärzte Reizklima nennen. Ferien am Strand sind immer auch Sport: Jeder, der einmal eine Stunde nonstop barfuß durch tiefen Sand spaziert ist, kommt sich vor wie ein Langstreckenläufer. Vor allem aber: Freie Tage sind unbeschwert und stressfrei, kleine und große Sorgen sind einfach daheim geblieben – all das führt zu einem wonnigen Gefühl, das heilsame Wirkung entfaltet. Das Salz im Meer ist nur ein winziger Teil des Pakets mit der Aufschrift Urlaub.

Wie Sie wissen, gibt es in Deutschland und sonst wo auf der Welt jede Menge Sole-Bäder in Thermen und Wellness-Hotels. Die rühren nicht nur die Werbetrommel, sondern hauen mächtig auf die Pauke. Ich will niemandem entspannte Tage in Wellness-Anlagen madig machen – Sauna ist ein probates Mittel, das Immunsystem zu stärken. Ich möchte nur nicht, dass Sie sinnlos Ihr hart verdientes Geld zum Fenster rauswerfen für Versprechen, Hauterkrankungen, Allergien, Erkältungskrankheiten, Verdauungsbeschwerden, Stoffwechselstörungen, Nieren- und Harnblasenerkrankungen, nervösen Störungen, Konzentrationsschwäche und Schlafstörungen mit einem Salzbad zu besiegen. Wie das alles funktionieren soll, weiß niemand, doch der Glaube kann bekanntlich nicht nur

Berge versetzen, sondern auch Salz lebensspendende Kraft zusprechen, gerade wenn es von einem Meer kommt, dessen Name das Gegenteil von lebendig bedeutet.

In Salz kann man nicht nur baden, sondern es auch einatmen. Darauf beruht die Halotherapie. Ihre Anhänger schwören auf das Mikroklima von Salzgrotten oder Spas mit hohem Salzgehalt. Der polnische Arzt Feliks Boczkowski beschrieb einen heilenden Effekt bei Salzbergleuten vor allem bei Erkrankungen der oberen und unteren Atemwege. Die deutsche Stiftung Warentest jedoch kam zu der Überzeugung: „Was den medizinischen Nutzen angeht, ist vieles unklar: Die bisherigen Studien haben oft methodische Schwächen und können die Wirksamkeit nicht zweifelsfrei belegen."

Ich bleibe dabei: Bewegung am Strand ist gesünder, als in einem Salz-Spa zu sitzen – und wesentlich preiswerter.

Kapitel 5

VERJÜNGUNG MIT SKALPELL – SIE WERDEN KAUM WIEDERZUERKENNEN SEIN

In der düsteren Überwachungsstaat-Komödie „Brazil" des Monty-Python-Mitbegründers Terry Gilliam von 1985 – Sie merken, ich bin nicht mehr der Jüngste – ist die alternde Mutter der Hauptperson Sam Lowry dem Jugendwahn erlegen. Gewohnheitsmäßig lässt sie einen Schönheitschirurgen, den sie als Genie verehrt, an sich herumschnippeln. Dessen vieldeutiges Versprechen lautet: Er werde dafür sorgen, dass ihre Bekannten sie nicht mehr wiedererkennen. Man kann es auch mit den Worten der US-Schauspielerin Jamie Lee Curtis sagen: „Hat man sein Gesicht einmal vermurkst, bekommt man es nicht zurück."

Dabei musste ich an meine Zeit in den USA denken. 2000 war ich der ärztliche Direktor eines großen akademischen Lehraltenheims in den USA. Neben der medizinischen Leitung des Hauses oblagen mir auch Verwaltungsaufgaben. So kam es, dass ich Kontakt mit vielen Kuratoriumsmitgliedern hatte. Bei den Vorstandssitzungen vermisste ich irgendwann eine von mir sehr geschätzte ältere Dame, die gerade Witwe geworden war und über eigenes Geld verfügte. Als ich sie nach einiger Zeit wiedersah, war ich schockiert. Sie hatte sich nach einer Gesichtsstraffung und Botox-Injektionen vollständig verändert. Vor mir stand eine Frau mit Maskengesicht und übergroßen Lippen. Ihr Mann hat sich sicherlich im Grab umgedreht.

Ähnlichen Anschauungsunterricht für die Resultate schönheitschirurgischer Eingriffe lieferte der jährliche Ball des Hauses. Ältere Herren schoben abgemagerte Ehefrauen mit übergroßen Brüsten und ausdruckslosen Gesichtern über die Tanzfläche – die auf den Schultern der Herren ruhenden Greisenhände der Damen verrieten ihr wahres Alter.

Das Vertrauen zur Schönheitschirurgie hat in den USA eine längere Tradition als hierzulande. Zahlreiche, auch frühe Beispiele aus der Schauspielergilde Hollywoods mögen hier eine Rolle gespielt haben, ebenso der Glaube der Amerikaner daran, dass die Natur sich ihrem Gestaltungswillen zu unterwerfen habe. Doch auch in unserem Kulturkreis gehen laut der Ärztekammer Nordrhein inzwischen viele Menschen davon aus, dass „Schönheit käuflich ist und risikolos herbeigeführt werden" könne.

Dies ist jedoch nicht der Fall. 2021, im Alter von 62 Jahren, warnte Jamie Lee Curtis: „Ich habe Schönheitsoperationen ausprobiert, es hat nicht funktioniert." Sie habe sich dadurch eine zeitweilige Abhängigkeit von Schmerzmitteln eingehandelt.

Zur Aufklärung über die Risiken von Schönheitsoperationen ist es hilfreich, die Schäden zu studieren, die spezielle private Versicherungen für Folgekosten abdecken. Noch aufschlussreicher ist, bei welchen Komplikationen sie *nicht* einspringen. So sind Wundheilstörungen versichert, Narbenwucherungen und Nervenschäden häufig jedoch nicht.

Komplikationen können zu weiteren Operationen und damit Kosten führen. Das hat dann absolut nichts mehr mit Schönheit zu tun, sondern mit der Behandlung von Infektionen, der Hinnahme von Narben und Schmerzen, die für die Patienten alles andere als Glück, Wohlbefinden und jugendliches Aussehen bedeuten. Ältere Menschen sollten außerdem immer bedenken, dass ein Eingriff unter Vollnarkose für sie potenziell zumeist ein erhöhtes Risiko darstellt. Und dass ihre Wunden langsamer heilen als früher.

Zu starken Blutungen und Folgekomplikationen kann es bei einer Operation kommen, die bei älteren Frauen recht beliebt ist: die Neukonturierung der sogenannten Winkeärmchen, schlaffer Oberarmpartien, an denen die Haut flattert. Nach einem korrektiven Eingriff sind Taubheitsgefühle und Entzündungen bis hin zu narbenbedingten Bewegungseinschränkungen möglich.

Bevor man also rund 4.000 Euro für schlanke, straffe Oberarme ausgibt, sollte man sich überlegen, ob der gute alte Liegestütz nicht ähnliche Wunder tun könnte. Mit etwas Durchhaltevermögen sind hier schnelle Erfolge möglich. Dafür sollte man mindestens dreimal die Woche eine halbe Stunde lang trainieren.

Seinen Widerhall findet der Wunsch nach Schönheit und Jugend ohne Anstrengung in ziemlich aggressiver Werbung. Einige wenige Klicks im Internet reichen, um sich davon zu überzeugen. „Schön im Alter – Freude am Leben" oder „Man ist nie zu alt, um sich schön zu fühlen" lauten nur zwei von vielen Versprechen, die suggerieren sollen: Wenn du dich noch jung fühlst, solltest du auch so aussehen.

Der Empfänglichkeit für solche Verheißungen spielt in die Hände, dass man Senioren heute eher am Pool von Kreuzfahrtschiffen antrifft als daheim hinterm warmen Ofen.

Insbesondere Damen ist auch in fortgeschrittenem Alter immer häufiger daran gelegen, selbst in Badekleidung noch eine tolle Figur abzugeben, was immer das heißen mag. Die Ärztekammer Nordrhein hält als Gründe für den Schönheitschirurgie-Boom fest: „ein neues Fitness- und Körperbewusstsein, die Angst vor dem Alter und neue Schönheitsideale".

Es ist eine unabweisbare Tatsache, dass die Haut im Alter an Elastizität verliert, sich Falten einkerben, Haare ausfallen, die Muskelmasse abnimmt. Das ist der Nährboden für die Anti-Aging-Industrie und die ästhetische Chirurgie, die Hand in Hand wirken. Zur ersten Jahrestagung der „Ästhetischen Chirurgie und der Anti-Aging-Medizin im Ruhrgebiet" stellte ein Dr. med., der hier namentlich nicht genannt sein soll, Überlegungen über das „positive Zusammenwirken von Anti-Aging-Medizin und Ästhetischer Chirurgie" an. Diese Art von Chirurgie trage dazu bei, „die äußeren körperlichen Konturen des Menschen zu korrigieren, die im Laufe der Jahre als negativ empfunden werden".

Im Repertoire der Schönheitschirurgen befinden sich unter anderem das Facelifting, die Vergrößerung oder Verkleinerung der weiblichen Brust, Fettabsaugung, Schlupflid-Korrektur, Entfernung von Altersflecken sowie Injektionen von Botox und anderen Stoffen, die Falten glätten sollen. Emsig beworben werden sogenannte minimal-invasive Anti-Aging-Behandlungen mit Botulinumtoxin, Hyaluronsäure oder Nanofett, die Schönheitsoperateure ins Hautgewebe spritzen.

NERVENGIFT GEGEN ZORNESFALTE

Botulinumtoxin, kurz Botox, ist ein Nervengift, und zwar eines der stärksten, die wir kennen. Es verhindert das Zusammenziehen der Muskeln, wird deshalb gerne eingesetzt, damit sich keine Zornesfalte oder andere Stirnfalten und Krähenfüße weiter in die Haut eingraben können. Hyaluronsäure sind wir in diesem Buch schon begegnet, sie kommt im menschlichen Körper natürlich vor, reguliert Feuchtigkeit und damit die Straffheit der Haut. Nanofett schließlich wird gerne gegen Augenringe eingesetzt, es handelt sich um Eigenfett des Patienten für die Neumodellierung von Gesichtspartien.

Baby Botox, also niedrig dosierte Injektionen, Hyaluron-Skinbooster und Glowing Lips – gemeint sind Einspritzungen in das Lippeninnere, um Lippenkonturen, -volumen und -farbe zu korrigieren – sind ein einträgliches Geschäft. Ihre Wirkung hält indes jeweils nur einige Wochen oder Monate an. Weil der Traum von der Schönheit im Alter daher schnell ins Geld geht, sind auch Billiganbieter unterwegs. „Facelifting sehr günstig in Prag!" heißt es dann, um nur ein Beispiel zu nennen. Zum Vergleich: Ein tschechischer Anbieter brüstete sich damit, für einen Preis ab 2.360 Euro zu erledigen, wofür die Konkurrenz in Deutschland mindestens 5.500 Euro verlange.

Die Beschreibung der Vorgehensweise der Verjünger mit Spritze und Skalpell erinnert teilweise an Arbeiten eines Bildhauers – oder vielleicht auch in einer Karosseriewerkstatt. Für eine Behandlung namens Happy Face zum Beispiel rücken sie dem Muskel, der die Mundwinkel nach unten zieht, zunächst mit einer „feinen Dosis Botulinumtoxin" zu Leibe, damit er sich entspannt. Ergänzend füllen sie Marionettenfalten – wer sich darunter nichts vorstellen kann, mag sich an die stark betonte Mundwinkelpartie von Ex-Kanzlerin Angela Merkel erinnern – mit einem „gut modellierbaren Hyaluronsäure-Gel" von innen auf und glätten sie. Bei Bedarf werden auch Kieferlinie sowie Wangenknochen mit Hyaluron „modelliert" und angehoben. Versprochenes Ergebnis ist ein Gesicht mit „jugendlichen Konturen und einem positiven Ausdruck".

Allen diesen Behandlungen ist gemein, dass sie medizinisch nicht indiziert sind, zum Erhalt oder der Wiederherstellung der Gesundheit also nicht zwingend notwendig. Schönheitschirurg kann sich jeder Arzt nennen, es handelt sich um keine geschützte Berufsbezeichnung. Etwas anderes ist der Facharzt für Plastische und Ästhetische Chirurgie mit sechsjähriger Ausbildung. Mitunter gibt es, ja, Schnittstellen zur auf Indikation beruhenden Medizin. So sollen Botox-Injektionen auch den Kaumuskel hemmen; der erwünschte Effekt ist, dass er an Volumen verliert, die Wangenpartie schmaler erscheint. Dadurch kann sich ergeben, dass Zähneknirschen bekämpft wird, welches zu Kiefer- und Kopfschmerzen führt.

Brustoperationen bei Frauen können medizinisch völlig irrelevanten Wünschen (auch des männlichen Partners) ebenso entspringen wie der Notwendigkeit, eine tatsächliche körperliche Beeinträchtigung zu mindern. Laut dem internationalen Verband der Schönheits-Operateure ließen sich 2015 in Deutschland 53.000 Frauen die Brüste vergrößern. Es ist nur schwer vorstellbar, dass in der Mehrzahl der Fälle eine seriöse ärztliche Empfehlung hinter diesem Entschluss stand, zumal dann, wenn es sich um junge Frauen handelte. Eine Verkleinerung der weiblichen Brust hingegen, wie ältere Frauen sie meist suchen, kann angezeigt sein, um zum Beispiel Rückenbeschwerden zu begegnen.

Plastische Chirurgie kann nach schweren Verletzungen und Entstellungen Leid mildern. In der Geschichte der ärztlichen Eingriffe in das Äußere, die bis ins alte Ägypten zurückreicht, hat die Zweischneidigkeit von reiner Schönheitschirurgie und der Behebung tatsächlicher, teils schwer belastender Defekte deshalb Tradition.

In Zeitaltern, in denen man Dieben und Ehebrechern noch die Nase abschnitt, versuchten Heilkundige sich daran, Ersatz zum Beispiel aus der Stirnhaut zu modellieren. Schwere Deformierungen im Gesicht konnte auch die Syphilis hinterlassen. Ab dem Ende des 19. Jahrhunderts machte die Anästhesie es möglich, größere Eingriffe schmerzfrei verlaufen zu lassen. Wegbereiter für die Äthernarkose war in Deutschland der Chirurg Johann Friedrich Dieffenbach, der sowohl Klumpfüße als auch Fehlstellungen des Auges (Schielen) korrigierte.

Ein feines Näschen fürs Geschäft bewies etwas später in Berlin Jacques Joseph, der als deutscher Erfinder der Schönheitschirurgie gilt. Eigentlich waren es vier Nasen, auf denen das Geschäftsmodell von „Nasen-Joseph" beruhte, das der „rasende Reporter" Egon Erwin Kisch uns als Zeugnis der Rhinoplastik überlieferte.

Trotz seines legendären Rufs nahm der überzeugte Kommunist Kisch es mit der Wahrheit schon seit dem Beginn seiner journalistischen Karriere nicht immer ganz genau und bemühte gerne eine Erzähltechnik, die Fakten mit „logischer Phantasie" dort zusammenführte, wo die Realität das nicht immer ganz hergab.

Wir dürfen Kisch aber insoweit vertrauen, als Joseph eine Privatklinik unterhielt, die der Reporter das „Haus zu den veränderten Nasen" nannte (eine Anspielung auf sein eigenes Geburtshaus in Prag, das „Haus zu den zwei goldenen Bären"). In dieser Klinik verdiente Joseph sich offenbar mindestens eine goldene Nase, denn er hatte Versionen des Riechorgans im Angebot, die er auf Wunsch modellierte: eine kecke, eine intelligente, eine kokette und eine energische Nase. Wo der frühe Schönheitschirurg für die Anfertigung der gewünschten Modelle Knochen ersetzen musste, griff er auf Elfenbein aus der berühmten Klavierbauwerkstätte Bechstein zurück.

Man darf Joseph nicht als reinen Geschäftemacher abtun, wie der Ideologe Kisch es tat. („Der Herr Professor muss zuerst wissen, wie reich einer ist.") Josephs bemerkenswerte Leistungsfähigkeit erfüllte nicht nur eitle Wünsche nach einem geschmäcklerisch optimierten Gesicht. Er half Menschen, die unter ihrem von der Norm abweichenden Aussehen litten. In einem berühmten Fall rekonstruierte er das Gesicht eines Türken, das jener im Ersten Weltkrieg bei einer Schlacht in den Dardanellen verloren hatte. Ganz allgemein waren die verheerenden Auswirkungen der Kriege des 20. Jahrhunderts auf verstümmelte Überlebende ein grimmiger Impuls für die Entwicklung der plastischen Chirurgie.

Sie aber heute für Selbstoptimierung unter sklavischer Befolgung von fragwürdigen Schönheitsidealen ebenso zu missbrauchen wie für haltlose Versprechungen einer alterslosen Erscheinung, Gewinnstreben des Ausführenden inklusive, halte ich für fehlgeleitet. Meiner Meinung nach geht es hier in erster Linie nicht um Schönheit, sondern um viel Geld, und zwar um Hunderte Millionen Euro, die die Patienten selbst bezahlen müssen, denn die Gesetzliche Krankenversicherung übernimmt in Deutschland keine der anfallenden Kosten. Und die schlagen sich nicht nur in Euro nieder, sondern auch gesundheitlich.

Also: Bleiben Sie, wie Sie sind. Schönheit liegt im Auge des Betrachters.

Kapitel 6

„MIT 66 JAHREN, DA FÄNGT DAS LEBEN AN ..." – ECHT JETZT?

Udo Jürgens, einer der erfolgreichsten Sänger im deutschen Sprachraum und Komponist von mehr als 1.000 Liedern, falls Wikipedia richtig gezählt hat, hinterließ uns einen Schlager, an dem wir in diesem Buch natürlich nicht vorbeikommen. Im Vergleich zu seinem unvergänglichen „Griechischer Wein" stürmte dieser Song 1977 nicht ganz so die deutschen Charts, ging dafür aber in den allgemeinen Sprachgebrauch ein: „Mit 66 Jahren, da fängt das Leben an. Mit 66 Jahren, da hat man Spaß daran. Mit 66 Jahren, da kommt man erst in Schuss. Mit 66 ist noch lange nicht Schluss!"

Udo Jürgens wurde 80 Jahre alt. Es wäre bedauerlich, wenn er wirklich erst 14 Jahre zuvor festgestellt hätte, dass sein – sehr reiches – Leben gerade erst angefangen hatte. Er wollte einfach eine positive Botschaft fürs Altern verbreiten. Gut so. Das Thema beschäftigte ihn auch in seinem Lied „Aber bitte mit Sahne!", in dem er – medizinisch ziemlich korrekt – über ein Kuchenkränzchen von Rentnerinnen sang, die der Tod nach Tortenexzessen „absahnt".

Die Empfehlungen des Sängers für das Rentnerdasein mit 66 sind aktivierend gemeint, kommen aber doch etwas weit hergeholt daher. Er plädierte dafür, mit „Motorrad und Lederdress" als Senior durch die Gegend zu fegen, „mit hundertzehn PS". Heutige mildere Entsprechungen solch senilen Geschwindigkeitsrausches griff die *heute-show* des ZDF mit satirischen Warnungen vor entfesselten Rentnern auf E-Bikes auf.

Es bleibt die tröstliche Botschaft, dass mit 66 Jahren „noch lange nicht Schluss" ist – wenn man es richtig angestellt hat. Ältere Menschen bleiben immer länger selbstständig und aktiv. Schwere Krankheiten, Gebrechlichkeit, Hilfe- und Pflegebedürftigkeit sind im Vergleich mit früheren Zeitaltern ins ganz hohe Alter verschoben, das viele von uns inzwischen erleben dürfen. Auftreten und Lebensgefühl alter Menschen unterscheiden sich im 21. Jahrhundert deutlich von vorherigen Generationen, die als störrische Greise wahrgenommen wurden, gebrechlich und stur, eigenbrötlerisch und eben altmodisch. Die heutigen Senioren haben ein anderes Selbstbewusstsein, aktives Freizeitverhalten, sind kontaktfreudig, mit kulturellem Interesse und anhaltender Tatkraft ausgestattet.

Ich bin Experte fürs Altern. Ich kenne alle seine Erscheinungsformen. Ich nehme sie an mir selbst wahr. Ich kann über mein Lebensalter – wie schon erwähnt, ich bin selbst nicht mehr der Allerjüngste – nicht hinwegsehen, aber bestätigen: Man ist so alt, wie man sich fühlt. Das ist ein komisches Ding mit diesem Gefühl. Es kommt ja nie über Nacht, das Alter. Man wird nicht an irgendeinem Geburtstag wach und denkt sich: Na, das war's jetzt. Man lebt in der Kontinuität der eigenen, weit in die Jugend zurückreichenden Selbstwahrnehmung und Eigendefinition, die nicht an einer magischen Grenze haltmacht und einem signalisiert: Ist gut jetzt, Alter, nun leg dich mal zum alten Eisen.

Es ist eher so, dass man den Fußball plötzlich nicht mehr so weit kicken kann wie früher, dass man morgens aus dem

Bett aufschnellen möchte, aber irgendwo am Rücken was eingeklemmt ist – und dass man auf Dinge, die nur diesen bedauernswerten anderen alten Menschen vorbehalten schienen, nun doch etwas mehr Obacht geben muss.

„Alt ist ein Mensch nicht, wenn es an seinem Körper zu zwicken beginnt, nicht, wenn das Treppensteigen schwerfällt, nicht, wenn die Augen nicht mehr so recht sehen wollen, nicht, wenn sein Haar ergraut. Alt ist ein Mensch, wenn er aufhört zu staunen oder es überhaupt nicht gelernt hat, wenn also die Phantasie ergraut", sagte Sir Peter Ustinov. Die Frage, welche Inschrift er sich für seinen Grabstein wünsche, beantwortete der große Humorist und Menschenfreund mit: „Es ist verboten, den Rasen zu betreten."

Humortraining gefällig? Sie werden ihn brauchen! Lachen zu können, auch über sich selbst, und andere zum Lachen zu bringen, ist vielleicht die wichtigste Gabe, die wir im Alter brauchen. Er gehört zu den zwei Dutzend Charakterstärken, die die Positive Psychologie als Voraussetzungen für ein gelungenes, glückliches Leben ansieht. Die Schweizer Humortrainerinnen – ja, Sie haben richtig gelesen – Sandra Rusch und Heidi Stolz definieren Humor als die Fähigkeit, „heiter zu bleiben, wenn es ernst wird".

Diese Tugend scheint mir umso stärker gefragt, je älter man wird, je ernster die gesundheitlichen Herausforderungen werden. Heitere Gelassenheit kann über viele Tücken des Alters hinweghelfen. „In Stunden der Mahlzeit, des Schlafes und der körperlichen Bewegung sorglos und heiter gestimmt zu sein, ist eine der besten Regeln für langes Leben", empfahl der englische Philosoph und Staatsmann Francis Bacon schon vor vielen hundert Jahren. Übrigens gelingt es Klinikclowns, wie wir sie für Kinderstationen kennen, auch, Demenzkranke aufzuheitern.

Selbstverständlich hat der Humor schon geriatrisches Forschungsinteresse auf sich gezogen. Kanadische Wissenschaftler wollen herausgefunden haben, dass Senioren zwar noch genauso genussvoll lachen können wie Jüngere, sie aber größere Schwierigkeiten haben, hintergründige Pointen zu verstehen. Der Humor des Menschen, so legt eine US-amerikanische Studie nahe, verändere sich mit den Jahren, werde milder. Schadenfreude spiele dann eine geringere Rolle, vielleicht weil man selbst stärker mit Gebrechen zu kämpfen habe.

Dieser Kampf beginnt in schon in der Lebensphase zwischen 40 und 50 Jahren, also etwa in der Mitte des Lebens. Für etliche Menschen ist das zwar eine sehr erfüllende Zeit im Familien- und Berufsleben. Sie ist aber auch die Periode der sogenannten Midlife-Crisis, in der manche Ehen zerbrechen, Enttäuschung über das im Leben Vollbrachte und Unterlassene aufkommen kann.

Auch die biologische Alterung setzt langsam ein. Manche von uns entdecken im eigenen Spiegelbild die ersten grauen Haare auf dem Kopf. Der Hormonspiegel sinkt und damit auch das Vitalitätsgefühl. Dies ist häufig eine sehr herausfordernde Zeit, in der viele von uns auch noch Verantwortung für die eigenen Eltern oder ältere Verwandte übernehmen müssen – zugleich aber daheim mit Teenagern und deren Problemen konfrontiert sind. Obendrein macht sich im Berufsleben langsam die Konkurrenz Jüngerer bemerkbar.

Im Alter zwischen 50 und 60 Jahren steigt dann oft wieder die Lebenszufriedenheit. Die Kinder sind aus dem Haus, man kann sich wieder stärker dem Partner zuwenden, zuvor unter Routine verschüttete Romantik blüht neu auf. Wer aber einsam ist, kann sich nun auch schon gehörig alt fühlen. Dann ist es wichtig, sich neue Ziele zu setzen und das soziale Leben zu intensivieren. Zusätzlich ist es nun an der Zeit, sich fit zu halten und an gesundheitliche Vorbeugung zu denken.

Das Rentenalter beginnt für die meisten von uns zwischen 60 und 70 Jahren. Es kann mit Angst vor der Zukunft und dem Verlust der täglichen Routine einhergehen. Vielleicht vermisst man die Arbeitskollegen, womöglich hat man das Gefühl, nicht mehr gebraucht zu werden.

Doch es geht auch anders. Manche Rentner erleben einen regelrechten Freiheitsschub, wenden sich begeistert all jenem zu, wofür ihnen zuvor die Zeit fehlte. Das soziale Leben kann sich weiterentwickeln, Hobbys und Sport in den Vordergrund rücken. Manche schreiben sich an Volkshochschulen oder Universitäten ein, um das Lernen nicht zu verlernen, geistig aktiv zu bleiben. Andere wiederum hören gar nicht erst auf zu arbeiten, nur wegen eines schnöden Geburtstags. „Körper, Geist und Seele gehen nicht in Rente, schon gar nicht von einem Tag auf den anderen", ermahnt uns der Philosoph Otfried Höffe.

Diese Lebensphase ist im Allgemeinen jene, in der man über das größte Vermögen verfügt. Klar, Geld allein macht nicht glücklich, aber stimmen auch die anderen Lebensumstände, kann man das Leben jetzt ganz schön rosig sehen. Psychologen sprechen von einem Positivfilter, durch den man seine Existenz nun wahrnimmt. Die emotionale Stabilität wächst, Altersmilde macht sich bemerkbar. Auch jetzt sollte die Aufmerksamkeit für die eigene Gesundheit und Fitness großen Raum einnehmen.

Ich komme jetzt auf eine Schattenseite des späten Lebens zu sprechen, die das Gegenteil von Spaß und Freude am Leben und leider ein Tabuthema ist: die Altersdepression. Die Jahre zwischen 70 und 80 erleben die Menschen sehr unterschiedlich. Sie zerfallen in die Gruppe der Vitalen und Aktiven sowie die der Kranken und Immobilen. Da Mobilität Lebensqualität bedeutet, wird der Erlebnisraum für die zweite Gruppe eingeschränkter. Diese Menschen verlieren Selbstständigkeit und sind auf Pflege angewiesen. Dies führt dann häufig zur Aufnahme in ein Heim.

Viele Frauen pflegen ihre Ehemänner, solange es nur geht, zu Hause. Im Allgemeinen werden sie Witwen, denn Männer sterben bekanntlich früher als Frauen. Auch andere Verluste drohen. Man findet sich öfter auf Beerdigungen wieder. Düstere Gedanken und Niedergeschlagenheit nehmen zu. Kann man sich ihnen nicht mehr entziehen, stürzt man in eine Altersdepression. Einige ihrer Anzeichen sind Antriebslosigkeit und Schlafstörungen.

Ab 85 Jahren sind vor allem Männer selbstmordgefährdet (suizidal). Ein Suizid ist der klassische Endpunkt einer unbehandelten Depression. Chronische Erkrankungen, Verlusterfahrungen, Angstzustände, Wegfall der Alltagsstrukturen und Medikamente wie Blutdrucksenker und Schlafmittel können depressionsfördernd wirken.

Sich düsterer Gedanken und Gefühle zu schämen, ist völlig fehl am Platz. Leider aber ist das dunkle Leiden Depression für viele ältere Menschen ein Tabuthema. Depression ist jedoch eine Krankheit wie jede andere und kann gut mit Medikamenten und Psychotherapie behandelt werden. Für ältere Menschen muss die Wahl eines Antidepressivums natürlich besonders sorgsam erfolgen, da gefährliche Nebenwirkungen möglich sind.

Die am schnellsten wachsende Bevölkerungsgruppe in Deutschland sind ältere Menschen zwischen 80 und 90 Jahren. In diesem Alter nimmt die Heterogenität nochmals deutlich zu. Einige hochbetagte Menschen trifft man noch auf dem Tennisplatz an, auf der Tanzfläche oder hinter dem Lenkrad eines Sportwagens. Für sie zahlt sich ein gesunder Lebensstil in vorangegangenen Jahrzehnten aus. Doch leider ist dieses Alter auch von chronischen Erkrankungen und Schmerzen, Hör- und Sehverlust gekennzeichnet.

Es wird außerdem so langsam einsam um einen, viele bisherige Wegbegleiter haben sich schon längst in die Ewigkeit verabschiedet. Man ertappt sich vielleicht bei dem Gedanken: Warum nimmt der Herrgott mich nicht zu sich, hat er mich etwa vergessen? Nach dem Tod seines Bruders Wilhelm hielt Jakob Grimm 1860 in Berlin mit 75 Jahren eine beachtenswerte Rede über das Alter. Der Überlebende der beiden Sammler von Volksmärchen zitierte dabei aus dem Volksmund: „60 Jahr ist wohlgetan, 70 Jahr ein Greis, 80 Jahr schneeweiß, 90 Jahr der Kinder Spott, 100 Jahr gnad' dir Gott!"

Weltweit waren im ersten Viertel des 21. Jahrhunderts mehr als 300.000 Menschen älter als 100 Jahre. Das hatte garantiert nichts mit der Anti-Aging-Medizin zu tun. Für eine Erklärung vertraue ich lieber meinem Freund und Kollegen aus gemeinsamen Tagen in Boston an der Universität Harvard, Tom Perls. Er begann sich vor mehr als 20 Jahren für sogenannte Langlebigkeitsgene zu interessieren. In seinen Forschungen hat sich gezeigt, dass die Lebensdauer nur zu 30 Prozent von den Genen abhängt, zu 70 Prozent aber von unserem eigenen Verhalten.

Dies gilt für die durchschnittliche Lebenserwartung; bei 95- oder 100-Jährigen spielen die Gene wieder eine größere Rolle. Laut den Studien von Perls und seiner Kollegin Paola Sebastiani sind für ein derartig fortgeschrittenes Alter sogenannte Genvarianten entscheidend. Je mehr von etwa 150 solcher Varianten man im Erbgut hat, desto größer fällt die Chance auf ein sehr langes Leben aus.

Möglicherweise legen solche Forschungsergebnisse die Basis dafür, dass wir in Zukunft genetische Muster für viele typische Alterskrankheiten identifizieren können. Letztlich bleibt es aber immer uns selbst überlassen, wie gut wir altern möchten. Die Geriatrie kann dabei helfen.

    Abgesehen davon müssen wir als Gesellschaft die Alterseinsamkeit angehen. Sie ist nicht mein Thema, weshalb ich hier keinen schnellen Rat geben kann und will. Aber sicher ist, sie geht uns alle an.

Kapitel 7

SCHLECHTER SCHLAF, SCHWINDEL, SCHWACHE SINNE

Welche Alterserscheinungen sind eigentlich normal? Und welche krankhaft? Diese Frage werden Sie sich vermutlich irgendwann stellen, wenn Sie, wie man so sagt, „in die Jahre kommen". Denn die sogenannten goldenen Jahre, die Sie sich für den Lebensabend vielleicht erhofft haben, könnten nicht ganz so glanzvoll sein wie erhofft, weil das eine oder andere Zipperlein Sie plagt. So sind Schlafstörungen, Schwindel, schwächer werdende Augen und schleichender Hörverlust Ärgernisse, die mit zunehmendem Alter auf viele von uns zukommen.

Etliche Körperfunktionen ändern sich unausweichlich, wenn man die Lebensmitte überschritten hat. Je nach Pflegezustand machen einige Zähne vielleicht nicht mehr mit und man muss sich von ihnen trennen. Merkfähigkeit und Aufmerksamkeitsspanne lassen nach, ohne dass dies gleich zu Demenz führen muss. Der Blutzuckerspiegel erhöht sich nach Aufnahme von Kohlenhydraten mehr als früher. Muskel- und Knochenmasse nehmen ab, dafür setzt man leichter Fett an: Der Organismus braucht weniger Energie, aber immer noch dieselben Nährstoffe wie früher. Der Wasseranteil im Körper sinkt, doch Durst wird weniger stark empfunden. Der Bewegungsapparat wird anfälliger für Störungen.

Es verändert sich also einiges im Alter, aber nicht allen diesen Erscheinungen ist man hilflos ausgeliefert. Im Folgenden gebe ich Ihnen einige Anhaltspunkte dafür, wann Sie sich Sorgen machen und einen Arzt aufsuchen sollten.

Nuits blanches, weiße Nächte, nennen die Franzosen schlaflose Stunden im Bett. Gibt es dafür in unserer Jugend durchaus auch angenehme Gründe, so handelt es sich im Alter um mitunter quälende und gesundheitsbedrohende Schlafstörungen. „Wer liebt, schläft nicht", heißt es in Robert Schneiders Erfolgsroman „Schlafes Bruder", dessen Titel uns daran erinnert, dass eine ganze Reihe von Künstlern und Denkern den Schlaf als kleinen Bruder des Todes darstellten.

Je näher wir dem letalen Teil dieses Geschwisterpaars kommen, desto mehr Probleme haben wir zuvor mit dem anderen. Nach Schätzungen leidet rund die Hälfte aller Menschen über 60 in Deutschland unter Schlafstörungen. Darunter versteht man unter anderem Schwierigkeiten beim Ein- oder Durchschlafen, vorzeitiges Erwachen, übermäßiges Schlafen, Schlafwandeln, Albträume, Zähneknirschen, Schnarchen und Atemstillstände. Solche Symptome gehören zu den häufigsten Unannehmlichkeiten des Alters. Das bedeutet freilich nicht, dass Probleme mit dem Schlaf eine normale Alterserscheinung wären. Allerdings verändern sich Schlafrhythmen mit fortschreitender Lebenszeit.

Vielleicht haben Sie scherzhaft schon mal jemanden gefragt, ob er unter „präseniler Bettflucht" leide, wenn er Sie ungewöhnlich früh anrief oder bei Ihnen aufkreuzte. Es ist tatsächlich wahr, dass Senioren dazu neigen, früher aufzuwachen. Selbst Menschen, die sich jahrzehntelang als Nachteulen wahrnahmen, werden später im Leben abends früher müde und morgens früher munter.

Neben dem Schlaf-Wach-Rhythmus verändert sich auch die Struktur der Ruhezeiten. Die Tiefschlafphasen – die Zeiten, die wir im REM-Schlaf verbringen – nehmen ab. REM steht hierbei für *rapid eye movement*, zu Deutsch schnelle Augenbewegung. Im REM-Modus rasen unsere Augen hinter geschlossenen Lidern. Mehrere andere bemerkenswerte physiologische Prozesse vollziehen sich. Atmung, Puls, Blutdruck sind in Aufruhr.

Während unsere Skelettmuskulatur erschlafft und in eine Art Starre verfällt, weisen unsere Hirnwellen erhöhte Aktivität im Oberstübchen aus: Wir träumen. Die damit verbundene Schlaflähmung schützt uns davor, imaginierte Bewegungen tatsächlich auszuführen – wer im Schlummerland gerade in eine Schlägerei verstrickt ist, haut nicht wirklich um sich.

Bestimmte Medikamente, Antidepressiva etwa, können diesen Schutzmechanismus vermindern. Da Depressionen im Alter vermehrt auftreten, ist hier durchaus Vorsicht angesagt, wenn man sie medikamentös behandelt. Etwaige vorhandene Bettpartner gehen durchaus Verletzungsrisiken ein; der Träumende selbst ebenso, falls er einem Alb-Dämon ordentlich eine verpasst und dabei gegen die Wand haut.

Die US-Rockband R.E.M. hatte mit „Losing My Religion" einen ihrer größten Hits. Für den REM-Verlust im Alter müsste man ihn umtaufen in „Losing My Dreams". Der REM-Schlaf nämlich bringt die intensivsten Träume. Das Alter jedoch, das muss man leider sagen, ist oft keine Zeit mehr fürs Träumen. Ab dem 90. Lebensjahr treten Menschen so gut wie überhaupt nicht mehr ins REM-Stadium ein. Ein Säugling hingegen, der um die 17 Stunden pro Tag schläft, verbringt etwa die Hälfte davon im REM-Reich. Dieser Anteil sinkt schon in früher Jugend schnell, im Erwachsenenalter macht er nur noch etwa ein Viertel der gesamten Nachtruhe aus.

Schlafforscher bewerten die REM-Phase trotz ihrer merkwürdig unberechenbar erscheinenden Begleiterscheinungen als essenziell für das Wohlbefinden von Körper und Geist. Dies gilt nicht nur für die erholsame Nachtruhe, sondern auch für die Lernfähigkeit und Gedächtnispflege. Von den vier zu unterscheidenden Schlafphasen sind zwei dem Tiefschlaf zuzuordnen, die anderen beiden dem Einschlafen. In ihre Qualität greift das Alter ein. Für den Tiefschlaf müssen sich vor allem alternde Männer auf Einbußen einstellen.

Sobald sie in die letzte Lebensphase eintreten, empfinden Männer wie Frauen den kleinen Bruder des Todes jedoch gleichermaßen als Problem. Ihr Schlaf wird leichter. Sie schrecken öfter aus ihm auf. Vor dem Schlafzimmer aufgeblendete Autoscheinwerfer wecken sie schneller und halten sie länger wach. Der Wecker des Nachbarn war, je nach Dicke der Wände, früher nur Anlass, sich genüsslich auf die andere Seite zu drehen und in die weichen Arme des Schlummers zurückzukehren. Später klappt das nicht mehr, man liegt da und ärgert sich vielleicht auch noch. Eine andere, einst leichter hinnehmbare Beeinträchtigung wird zunehmend bedeutsamer, schon weil der Rücken nicht mehr so ganz mitmacht: die alte Matratze. Je älter Sie selbst werden, desto dringlicher sollten Sie sich fragen, ob sie noch Ihren – veränderten – Bedürfnissen entspricht.

Andere Faktoren treten hinzu, die die Reise durch die Nacht zur Irrfahrt machen können. Frauen in der Menopause mit ihren hormonellen Veränderungen wachen nachts in einer unsichtbaren Sauna auf, weil Hitzewallungen auftreten. Der Toilettengang wird für alternde Männer mit vergrößerter Prostata Grund für häufigere Schlafunterbrechungen. Im hohen Alter wird dieses Prozedere dann auch noch zum Unfallrisiko für Menschen, deren Gang unsicher geworden ist.

Teppichkanten und andere Hindernisse können im Dunkeln zu Stolperfallen werden; man sollte sie im Seniorenhaushalt vorsorglich aus dem Weg räumen.

Das Mittagsnickerchen wird oft belächelt. Beachten Sie jedoch: Die größten Veränderungen im Schlafverhalten vollziehen sich zwischen dem 60. und 70. Lebensjahr. Senioren haben deshalb nicht unbedingt grundsätzlich ein größeres oder kleineres Ruhebedürfnis als andere Generationen. Es kann sich aber anders über den Tag verteilen. Häufig ist zu beobachten, dass ältere Menschen auch tagsüber der Schlaf übermannt. Weil ihre Nachtruhe störungsanfälliger geworden ist, tritt am Tage als Nachholfunktion das Bedürfnis nach einem Nickerchen auf. So ein Mittagsschläfchen sollte aber idealerweise 30 Minuten nicht überschreiten, weil das Gehirn sonst ziemlich lange braucht, um wieder hochzufahren, bis zu eine Stunde etwa.

Nach wissenschaftlichen Studien nimmt die Gesamtschlafzeit ab dem 40. Geburtstag pro Lebensjahr um etwa eine Minute ab. Die Tiefschlafphasen werden pro Lebensjahrzehnt um zwei Prozent kürzer. Ein weiterer Faktor, der sich vermindert, ist die Effektivität der Nachtruhe, also die Zeit, die man tatsächlich schlafend im Bett verbringt. Hier beträgt die Einbuße drei Prozent je Lebensdekade. Im Alter wird das Durchschlafen zum Problem. Nächtliches Erwachen tritt häufiger auf, und man liegt dann auch länger wach als früher.

Anhaltspunkte für ein zwar verändertes, aber noch normales Schlafverhalten im Alter sind:

- Gesamtschlafzeit zwischen sechs und acht Stunden.
- Einschlafzeit unter 30 Minuten.
- Zwei- bis viermaliges Aufwachen pro Nacht.
- Gesamtzeit des nächtlichen Wachliegens im Bett nicht über zwei Stunden.

Grundsätzlich sollten Sie folgende Ratschläge beherzigen:

1. Medikamente sind nicht immer die Lösung.
2. Schlafprobleme sind keine normale Alterserscheinung.
3. Sprechen Sie mit Ihrem Hausarzt über Schwierigkeiten mit dem Schlafen.

Das entscheidende Indiz dafür, ob eine behandlungsbedürftige Störung vorliegt, ist immer, ob der Tagesrhythmus beeinträchtigt ist. Wer permanent unter Müdigkeit leidet und zur Unzeit gegen seinen Willen einnickt, sollte darüber mit seinem Arzt sprechen, vor allem dann, wenn die Probleme über längere Zeit fortbestehen.

Schlafstörungen im Alter können sowohl Symptom als auch Ursache von Krankheiten sein. Im ersteren Fall stecken hinter ihnen häufig Herz- und Lungenerkrankungen, chronische Schmerzzustände, Sodbrennen, häufiger Harndrang während der Nacht und gewisse Medikamente. Dazu gehören rezeptpflichtige Arzneien wie Bronchodilatoren, die von Asthma-Patienten oder COPD-Erkrankten eingenommen werden. COPD bedeutet chronische Obstruktion, also Verengung der Atemwege, ein häufig nach jahrzehntelangem Rauchen auftretendes, unheilbares Leiden. Auch Blutdruckmedikamente wie Betablocker können sich auswirken, ebenso Arzneien gegen Parkinson, Antibiotika und Migränemittel.

Es muss nicht immer sofort eine schwerwiegende Krankheit sein, die einem die weiße Nacht zur Hölle macht. Eine Rolle spielen manchmal auch eine einfache, aber lästige Erkältung mit Schnupfen und Husten, ein juckender Hautausschlag, die alte Matratze, der nachwirkende Stress des Tages oder einfach die allgemeinen Sorgen, die nachts immer schlimmer zu sein scheinen, wenn man sich hin und her wälzt. Ein Faktor ist auch, dass ältere Menschen dazu neigen, seltener aus dem Haus zu gehen. Sie bekommen also weniger Tageslicht im Freien ab. Das wirkt sich auf ihr Empfinden für Wachheit und Müdigkeit aus.

Leider aber gibt es auch einige mit dem Schlaf verbundene Krankheiten, die nicht übersehen werden dürfen, weil sie schwerwiegende Konsequenzen haben. Die gute Nachricht: Sie sind behandelbar, auch im Alter.

SCHNARCHEN BIS ZUM ERSTICKUNGSALARM: DAS SCHLAFAPNOE-SYNDROM

Schlafapnoe bedeutet übersetzt „Atemstillstand im Schlaf". Mit zunehmendem Alter nimmt vor allem für Männer die Wahrscheinlichkeit zu, sich dieses Leiden zuzuziehen. Es unterwirft den eigenen Körper wie auch die Sinne von Schlafgenossen einer Achterbahnfahrt, denn es macht sich sowohl mit lautem Schnarchen als auch mit plötzlich eintretender tödlicher Stille bemerkbar. Aus ihr taucht der Schläfer dann wie ein Ertrinkender krampfhaft nach Luft schnappend auf, und das viele, viele Male pro Nacht.

Von Nachtruhe kann dann kaum noch die Rede sein, auch wenn Betroffene oft nur schemenhaft mitkriegen, was mit ihnen geschieht. Ihr Körper jedoch wird immer wieder in einen Erstickungsalarm versetzt – purer Terror. Die Atemaussetzer führen zur Ausschüttung von Stresshormonen, was die Gefahr von Gefäß- und Stoffwechselerkrankungen erhöht. Grund für den permanenten nächtlichen Kampf mit dem Erstickungstod ist eine Verengung der Atemwege. Die für das Luftholen zuständige Muskulatur ist erschlafft. Das Ergebnis sind lange

Atempausen, deren Folge eine verminderte Sauerstoffzufuhr. Das hat schwerwiegende Konsequenzen wie Bluthochdruck, Herzerkrankungen und sogar Demenz – unser Gehirn ist ein stark sauerstoffbedürftiges Organ.

Man unterscheidet zwischen einer obstruktiven und einer zentralen Form von Schlafapnoe. Die obstruktive Variante ist die häufigste, sie lässt sich unter anderem auf ausgeprägtes Übergewicht, starken Alkoholkonsum und Einnahme von Schlaftabletten zurückführen. Bei der zentralen Form liegt das Problem im Hirnstamm, wo zum Beispiel nach einem Schlaganfall die Regulation der Atemmuskeln gestört sein kann.

Für die korrekte Diagnose spielt häufig der Bettpartner die wichtigste Rolle. Ungewollt wird das mit Ehefrauen oder -männern sowie anderen Lebensgefährten geteilte Schlafzimmer zum Schlaflabor. Die Schnarchgeräusche des oder der Geliebten sind nervenaufreibend, die plötzlichen Atemstillstände beunruhigend. So ist es in vielen Fällen erst der Druck der Angehörigen, der von Schlafapnoe Betroffene zum Hausarzt treibt. Der wird dann üblicherweise einen Lungenarzt hinzuziehen. Auch die Überweisung an ein echtes Schlaflabor ist sinnvoll. Dort überwachen Fachleute und Instrumente, was von der Nachtruhe noch übrig ist.

Liegt dann die Diagnose obstruktive Schlafapnoe vor, unterschieden nach Schwergraden, sind sowohl Verhaltensänderungen wie weniger Gewicht und Alkohol als auch eine Ventilationstherapie angezeigt. Dafür braucht man ein CPAP-Gerät, das sich problemlos auf dem Nachttisch aufstellen und handhaben und auch auf Reisen mitnehmen lässt. Es zählt übrigens, da medizinischer Apparat, für Flugpassagiere nicht als Gepäck, bleibt also kostenfrei.

CPAP *(continuous positive airway pressure)* ist ein sanfter, individuell eingestellter und im Gerät gespeicherter

Luftstrom, der die Atmung durch leicht erhöhten Druck unterstützt. Ein langer, flexibler Schlauch leitet die Luft in eine Gesichts- oder Nasenmaske. Wer sich darauf zum ersten Mal einlässt, wird schwer glauben können, dass man so verkabelt wirklich gut schlafen kann. Die Ventilationstherapie hat daher auch ein gewisses Akzeptanzproblem. Letztlich aber ist es neben verstandesmäßiger Einsicht auch wachsender Leidensdruck, der einen damit versöhnt, zum nächtlichen Rüsseltier zu werden.

Die Ergebnisse sind jedenfalls überzeugend (und potenziell lebens- sowie beziehungsrettend): Während des Schlafs ist endlich wieder freies Atmen möglich, Schnarchen und Atemaussetzer gehören der Vergangenheit an. Die Technik der Geräte ist ausgereift, ihr Geräuschpegel vernachlässigbar. Sie erfordern wenig Bedienungsaufwand und Wartung; man sollte nur darauf achten, kalkfreies, am besten destilliertes Wasser einzufüllen (die zugeleitete Atemluft wird aus einem Tank befeuchtet) und die Filter ab und zu auszutauschen.

Das Restless-Legs-Syndrom (Syndrom der ruhelosen Beine; RLS) ist nach Migräne die zweithäufigste neurologische Erkrankung; bis zu ein Zehntel der deutschen Bevölkerung leidet darunter, Frauen häufiger als Männer und ältere Menschen überproportional oft. Die Symptome fühlen sich an, als ob die eigenen Gliedmaßen sich selbstständig machen wollten: Man spürt ein Brennen oder auch Stechen in den Beinen, die fortwährend zum Zappeln neigen. Dies umso mehr, je ruhiger die Gesamtsituation des Körpers ist, also vor allem abends im Bett, wenn man Bewegungsdrang am allerwenigsten gebrauchen kann. Mitunter sind auch die Arme davon betroffen.

Die Symptome bessern sich, wenn die Betroffenen umhergehen. Diese nächtlichen Wanderungen verhindern jedoch eine erholsame Nachtruhe. Das macht sich dann mit Tagesmüdigkeit bemerkbar. In bestimmten Fällen kann ein hartnäckiges RLS auch am Tage auftreten, etwa bei längerem Sitzen.

Was genau hinter dem Syndrom steckt, das erblich sein kann, lässt sich nicht immer eindeutig beantworten. Es bestehen unter anderem Zusammenhänge mit fortgeschrittener Nierenschwäche, Eisen- und Vitaminmangel (B12) sowie Diabetes. Auch eine Schwangerschaft kann das Syndrom auslösen oder verstärken, gleichfalls Medikamente gegen Depressionen (Duloxetin, Venlafaxin) oder gegen Übelkeit sowie Antihistamine, wie Allergiker sie einnehmen.

Man vermutet, dass die unruhigen Beine Folge eines gestörten Wirkens des Botenstoffes Dopamin im Hirn sind. Dadurch empfangen die Muskeln unerwünschte Bewegungsimpulse. Die medikamentöse Behandlung des Syndroms setzt daher auf dopaminhaltige Arzneimittel.

Allerdings können diese Medikamente ihrerseits Schlafstörungen auslösen, sodass man versucht ist, an die Austreibung des Teufels mit dem Beelzebub zu denken. Außerdem sind von ihnen weitere Nebenwirkungen bekannt, die bei höheren Dosierungen auftreten können: unerwünschte Verhaltensänderungen, Zwangshandlungen. Das am häufigsten und wohl am erfolgreichsten eingesetzte Mittel ist Pramipexol, das auch in der Behandlung von Parkinson eine Rolle spielt.

Jedoch brauchen nur die wenigsten RLS-Patienten dauerhaft Medikamente. Oft können sie sich selbst mit Gegen- und Vorbeugungsmaßnahmen helfen. Wechselduschen und Fußbäder zählen dazu, auch kalte oder warme Wickel sowie das Massieren oder Bürsten der Beine. Gymnastik- und Dehnungsübungen haben gleichfalls ihren Wert. Und eine regelmäßige Kontrolle der Eisenwerte im Blut. Bei der Ernährung ist zu beachten, dass Vitamin C die Eisenaufnahme aus unseren Mahlzeiten verbessert.

Nicht einschlafen zu können, ist eine Qual. Nicht ausgeschlafen zu sein, zermürbt. Wenn das Schlafen – aus welchen Gründen auch immer – schwieriger wird, liegt der Wunsch nahe, mit Medikamenten nachzuhelfen. Mehr als eine Million Menschen in Deutschland gibt diesem Impuls jeden Abend nach. Lassen Sie den Griff zur Tablette sein! Für den Geriater ist das ein Horror, denn die Nebenwirkungen und Probleme, die damit einhergehen, sind für ältere Patienten besonders gefährlich. Dennoch sind sage und schreibe zwei Drittel der von Schlafmitteln Abhängigen Frauen über 65 Jahre.

Solche Mittel sind eigentlich nur als akute Hilfe für einen Übergangszeitraum gedacht. Ein Arzt wird sie immer zeitlich befristet einsetzen und seinen Patienten vermitteln, dass es sich um keine Dauerlösung handelt. Denn zum einen erzeugen die Medikamente keinen echten, wirklich erholsamen physiologischen Schlaf. Zum anderen ist das Risiko beträchtlich, dass man sich schon nach kurzer Zeit an sie gewöhnt.

Dann setzt ein Teufelskreis ein: Man wacht nach wenigen Stunden wieder auf und greift zu noch mehr Tabletten. Das Ergebnis sind unter anderem Tagesmüdigkeit, Konzentrationsschwäche und ein unsicherer Gang, der mit hoher Sturzgefahr verbunden ist – gerade für ältere Menschen bedrohlich.

Deshalb verschreibt ein Arzt sogenannte Hypnotika, also Benzodiazepine (Lorazepam, Diazepam oder Bromazepam) und „Z-Substanzen" (Zaleplon, Zolpidem und Zopiclon), im Normalfall nie für länger als etwa einen Monat. Anfangs wirken diese Präparate auch gut, mitunter verbessert sich der Schlaf eines Patienten schon durch das bloße Wissen darum, ein Mittel dafür in der Hand zu haben.

Zu bevorzugen sind bei Schlaflosigkeit gut verträgliche pflanzliche Arzneien. Wissenschaftliche Studien bescheinigen ihnen einen mäßigen Effekt. Die meisten Patienten fühlen sich allerdings subjektiv besser, wenn sie sie einnehmen. Doch auch diese Phytotherapeutika haben ihre Tücken. Tabletten mit Antihistaminika wie etwa Diphenhydramin oder Doxylamin sind für ältere Menschen nicht ungefährlich. Sie wirken zwar schlafanstoßend, weisen jedoch Nebenwirkungen auf. Das reicht von Mundtrockenheit, Lähmung der Harnblase und Verstopfung über Verwirrtheit und Sehstörungen bis hin zu Stürzen. Als Geriater rate ich von diesen Mitteln ab. Empfehlenswert sind hingegen Baldrian, Baldrian-Hopfen-Kombinationen und Passionsblumenkraut. Ein Gespräch mit Ihrem Arzt ist auf jeden Fall sinnvoll, bevor Sie sich für solche Präparate entscheiden.

Schlafhygiene hat weder mit der Zahnpflege noch mit einer Dusche oder einem Bad vor dem Zubettgehen zu tun, sie ist aber ebenso wichtig wie das Zähneputzen und die Reinigung der Haut. Der Begriff bezeichnet eine Reihe von Maßnahmen, die das Einschlafen und eine geruhsame Nacht befördern sollen. Diese sind:

1. Eine regelmäßige Bettzeit.
2. Keine koffeinhaltigen Getränke nach dem Mittagessen.
3. Kein Alkohol am Abend.
4. Auch kein Rauchen abends vor dem Zubettgehen und niemals im Bett rauchen.
5. Nicht hungrig ins Bett gehen, aber kein opulentes Mahl zu sich nehmen.
6. Das Schlafzimmer sollte möglichst dunkel und nicht zu warm sein, die Luftfeuchtigkeit ausreichend hoch.
7. Das Bett nur zum Schlafen aufsuchen, darin nicht fernsehen oder lesen.
8. Wenn man nicht einschlafen kann, sollte man aufstehen und lesen oder etwas Warmes trinken, statt sich hin und her zu wälzen.

9. Regelmäßiger Sport am Tag hilft, auch ein kleiner Spaziergang am Abend.
10. Den Wecker so aufstellen, dass man nicht ständig darauf schauen kann.
11. Eventuell Gehörschutz und Schlafmaske einsetzen.
12. Ein Glas Wasser in Reichweite bereitstellen, damit man nachts nicht aufstehen muss, um auftretenden Durst zu stillen.

Auch hier ein Beispiel aus meinem Berufsleben. Eine ältere Dame, die ich über längere Zeit betreute, erzählte mir, wie sie ihr Schlafproblem gelöst hatte. Sie lebte damals in New York und stellte sich abends im Bett immer vor, wie sie aus ihrem Apartment den Aufzug nach unten nähme, aus der großen Haustür auf die Straße nach links zur nächstgelegenen U-Bahn-Station ginge und in die Linie 3 zu ihrem Lieblingsmuseum einstiege. Mit Stolz sagte sie dann, dass sie nie im Museum angekommen, sondern in der U-Bahn immer schon eingeschlafen sei. Ich habe vielen meiner Patienten von diesem Rezept erzählt, und einige haben ebenfalls gute Erfolge mit schönen Erinnerungen erzielt.

Noch ein unangenehmes Thema: Viele ältere Menschen kommen wegen Schwindelgefühlen in die Hausarztpraxis. Fast die Hälfte der Männer und 61 Prozent der Frauen über 70 klagen über verschiedene Störungen ihres Gleichgewichtssinns. Auch hier muss dennoch klar und deutlich gesagt werden, dass solche Beschwerden keine normale Alterserscheinung sind. Häufig treten sie nur kurzfristig auf und sind ohne Konsequenzen. Nicht zu unterschätzen ist jedoch die Verunsicherung, die sie bei alten Menschen auslösen. Die Furcht vor Schwindelanfällen vermindert dann ihren Aktionsradius und ihre Selbstständigkeit – sie meiden bestimmte Aktivitäten und verlieren an Mobilität.

Das Problem des Arztes bei Diagnose und Behandlung ist, dass verschiedene Menschen unter Schwindel Verschiedenes verstehen und er tatsächlich in mehreren Formen auftritt. Daher ist eine genaue Beschreibung des eigentlichen Gefühls des Patienten ebenso wichtig wie spezifisches Nachfragen. Wieder bewahrheitet sich die Empfehlung des kanadischen Arztes William Osler: „Hören Sie dem Patienten genau zu, er sagt Ihnen die Diagnose." Wichtig ist auf jeden Fall, nach Herz-Kreislauf-Erkrankungen und neurologischen Krankheiten zu forschen, die hinter den Beschwerden stecken können.

Manchmal aber gelingt es trotz aller Mühe nicht, eine entscheidende Ursache für den Schwindel zu identifizieren, und es ist auch nicht immer eine Therapie möglich. Die Faktoren, die man beachten muss, greifen sehr komplex ineinander. Tastsinn, Augen, Muskeln und Gelenke, das Gleichgewichtsorgan im Innenohr und der Hirnstamm befinden sich in ständiger Abstimmung und Kommunikation miteinander, damit wir die Position unseres Körpers im Raum lokalisieren können – Vorbedingung für einen sicheren aufrechten Gang.

An etlichen Stellen dieses komplizierten Gesamtsystems können Störungen auftreten, die sich mit Schwindel bemerkbar machen. Beispiel Seekrankheit: Die Wellenbewegungen verwirren das Gleichgewichtsorgan, in die Rückmeldungen an den Hirnstamm schleichen sich widersprüchliche Signale ein, man klammert sich an die Reling, beugt sich über sie – der unappetitliche Rest ist bekannt.

Mediziner unterscheiden zwischen vier Formen des Schwindels:

Drehschwindel, das Gefühl einer Bewegung um die eigene Achse ohne äußeren Anlass, kann attackenartig zuschlagen und Sekunden bis Stunden andauern. Das Problem geht vom Gleichgewichtsorgan im Innenohr aus, wenn sich dort zu viel

Lymphflüssigkeit ansammelt und einen Überdruck auslöst. Das führt zur Menière-Krankheit, benannt nach einem französischen Mediziner. Sie macht sich mit anfallartigem Drehschwindel ebenso bemerkbar wie mit Hörverlusten.

Manchmal ist die Behandlung mit dem natürlichen Arzneimittel Vertigoheel erfolgreich. Das Präparat ist rezeptfrei und besteht unter anderem aus Scheinmyrte (war mal als betäubend wirkender Fischköder beliebt), dem Verdauungssekret des Pottwals (klar, seekrank wird der nie) und Gefleckter Schierling (natürlich nur in bekömmlichen Auszügen, nicht in der Dosierung des berüchtigten Schierlingsbechers, der das Leben des antiken Philosophen Sokrates beendete).

Lage- oder Lagerungsschwindel ist ein Phänomen, das ältere Menschen häufiger betrifft. Er wird als gutartig eingeschätzt. Angesichts der Symptome wie Übelkeit und Erbrechen fragt man sich aber auch als Arzt manchmal, wie Mediziner zu solchen Einschätzungen für Symptome kommen, wahrscheinlich solange sie selbst nicht darunter leiden.

Lagerungsschwindel bezieht sich auf das Lagern des Körpers in Ruheposition. Schwindelanfälle treten dann durch Kopfbewegungen im Bett beim Aufrichten oder Umdrehen auf. Die Ursache liegt wiederum im Innenohr und der dortigen Gleichgewichtszentrale. Hier befindet sich ein als Labyrinth bekanntes Gangsystem. Dort können sich Ablagerungen bilden, Steinchen. Sie drücken auf Sensorzellen und verwirren sie. Heraus kommt eine Fehlmeldung über Körperhaltung, Lageempfinden und Sehen.

Die Symptome können sehr unangenehm sein für Patienten, die längere Zeit bettlägerig sind. Frauen zwischen 60 und 80 Jahren sind überproportional betroffen. Die – oft nur vorübergehende – Lästigkeit lässt sich zumeist gut beheben, wenn der Körper immer wieder in andere Positionen gedreht wird: Die Ablagerungen lösen sich dann. Salopp gesagt, lässt sich das Gleichgewichtsorgan durch einfaches und vorsichtiges Hin-und-Her-Drehen des Kopfes und gleichzeitiges Hinlegen und Aufsitzen neu justieren und trainieren. Man spricht daher auch von Lagerungstraining. Medikamente kommen eher nicht in Frage.

Ein Training des Gleichgewichtssinns ist im Alter grundsätzlich sinnvoll. Einfache Übungen sind unter anderem:

- Im Liegen einen Punkt an der Decke fixieren und den Kopf von links nach rechts drehen.
- Im Sitzen eine Stelle vor sich im Blick behalten und den Kopf von vorn nach hinten bewegen sowie von links nach rechts, dabei das Tempo steigern.
- Mehrmaliges Aufstehen aus dem Sitzen, erst mit geöffneten, dann mit geschlossenen Augen.
- Im Stehen den Oberkörper drehen, auch dies zunächst mit offenen Augen, dann im Blinddurchgang.

Schwankschwindel täuscht ein Erdbeben vor – aber nur unter den eigenen Füßen. Man glaubt, der Boden würde schwanken. Die Attacken dauern häufig nur wenige Sekunden, lösen aber Angstgefühle aus. Der eigentliche Grund hierfür ist nicht immer ganz eindeutig. Muskel-, Nerven- oder Kreislaufprobleme können sich so manifestieren. Auch psychische Gründe scheinen eine Rolle zu spielen. Die Übergänge zum psychogenen Schwindel und HWS-Schwindel (siehe unten) sind fließend, die Sturzneigung hoch. Den phobischen Schwankschwindel können enge Räume oder das Gefühl der Bedrängung durch Menschenansammlungen auslösen.

HWS-Schwindel entsteht durch Muskelverspannungen im Nacken oder den Schultern und wird durch ein Trauma oder einen Bandscheibenvorfall hervorgerufen. Hierbei kann es auch zu Taubheitsgefühlen oder Kribbeln in den Armen kommen. Dies ist die dritthäufigste Schwindelform in Deutschland. Hier hilft vor allem eine gute Physiotherapie.

Seltenere Beschwerden sind der *zentrale Schwindel*, bei dem das Problem im Gehirn liegt, oder der *psychogene Schwindel*, ausgelöst durch Stress und Sorgen. Wichtig ist, den Hausarzt zu informieren, vor allem wenn, wie beim zentralen Schwindel, Seh-, Schluck- oder Sprachstörungen auftreten.

Wichtige Hinweise:
1. Schwindelgefühle bitte nicht ignorieren.
2. Bei der Beschreibung des Schwindels bitte so genau wie möglich sein.
3. Medikamente sind bei der Behandlung nicht immer das Richtige, Physiotherapie und Geduld helfen meistens mehr.

DIE UNSICHTBAREN PROBLEME MIT DEN AUGEN

Nein, es ist keinesfalls so, dass die Kraft der Augen im Alter zwangsläufig nachlässt. Tritt dieses Phänomen auf, so hat man es mit einer Erkrankung zu tun. Am häufigsten steckt bei alten Menschen der Graue Star dahinter, auch Katarakt genannt. Diese Krankheit sucht weltweit die Hälfte der Menschen über 70 heim. Sie beruht auf einer Trübung der Linse des Auges. Für die Betroffenen breitet sich ein grauer Schleier über ihr Sichtfeld.

Die alten Griechen nannten diese Veränderung der Sehqualität *cataractos*, was so viel wie Wasserfall bedeutet. Dessen Strudel sind weißlich trüb, nicht klar. Früher nahm man an, die Linse werde trübe, weil im Auge Flüssigkeit geränne. Auch glaubte man, vor der Linse fiele buchstäblich ein Vorhang, und ein kleines Häutchen senke sich herab. Die Bezeichnung Grauer Star wurde von der im Spätstadium sichtbaren Graueintrübung der Linse inspiriert sowie vom starren Blick der Erkrankten.

Die hinter der Pupille gelegene Linse, die das Licht bündelt und damit scharfes Sehen ermöglicht, ist im Normalfall kristallklar, wenn wir zur Welt kommen. (Bei einigen unglücklichen Kindern nicht.) Im Laufe der Lebensjahre trübt sich die Linse unausweichlich. Ab 65 Jahren ist davon so gut wie jeder mehr oder weniger auf beiden Augen betroffen.

Für manche Menschen macht sich das nicht weiter bemerkbar, andere hingegen stellen erhebliche Verluste ihrer Sehqualität fest, zum Beispiel auch gestörte Farbwahrnehmung. Die Veränderungen sind schleichend. Die Seheinschränkung fällt häufig zuerst beim Autofahren auf, wenn die Blendempfindlichkeit zunimmt. Später wird die Sicht verschwommen. Das spielt dem Universalfeind des alten Menschen in die Hände, dem Sturz.

Neben dem Alter wirken sich Rauchen und häufiger Aufenthalt in starkem Sonnenlicht ohne Blendschutz ungünstig auf die Augenlinse aus. Diabetes-Patienten tragen das Risiko, dass ein erhöhter Zuckergehalt im Augenwasser zu Glukose-Ablagerungen in der Linse führt. Auch Medikamente mit Kortison wirken sich bisweilen ungünstig aus.

Wer die bunten Bilder, die ihm die Enkel malen, endlich wieder scharf und in ihrer ganzen Farbenpracht sehen können will, kann seine ermattete Linse in einer kleinen, etwa halbstündigen Operation gegen ein neues, optimal durchsichtiges Exemplar aus Silikon, Acryl oder Plexiglas austauschen lassen. Es handelt sich dabei um die häufigste Augenoperation. Sie ist so zuverlässig, dass Sie sich dem ambulanten Eingriff unter örtlicher Betäubung – wie mehr als 100 Millionen andere Menschen auf der Welt jährlich – getrost anvertrauen können. Eine Behandlung mit Medikamenten ist nicht möglich, übrigens auch keine Vorbeugung durch die Einnahme von Nahrungsergänzungsmitteln. Die wichtigste Prophylaxe, Sie ahnten es schon, ist die regelmäßige Kontrolle beim Augenarzt.

Das gilt auch, damit Sie vor dem Grünen Star sicher sind, dem sogenannten Glaukom. Diese Krankheit, eigentlich sind es mehrere, ist genauso unsichtbar und schleichend wie die Katarakt (das Wort ist in seiner medizinischen Bedeutung im Deutschen weiblich). Sie befällt aber nicht die Linse, sondern den Sehnerv. Stark vereinfacht gesagt, wird er durch eine Störung der Druckverhältnisse im Auge beschädigt. Sie tritt auf, wenn das Kammerwasser im Auge nicht richtig abfließen kann. Risikofaktoren sind neben anderen zu hoher oder aber auch zu niedriger Blutdruck, Diabetes, Arteriosklerose (Ablagerungen in den Blutgefäßen) und natürlich auch wieder das Rauchen.

Grüner Star ist eine der häufigsten Ursachen für Erblindung im Alter und betrifft 10 bis 15 Prozent aller Menschen, die 80 Jahre und älter sind. Er führt erst sehr spät, wenn die Erkrankung schon weit fortgeschritten ist, zu ausgeprägten Symptomen wie Gesichtsfeldausfällen (Tunnelblick). Möglich sind ausgesprochene Glaukomanfälle, bei denen der Augeninnendruck binnen weniger Stunden gefährlich außer Kontrolle gerät und Netzhaut wie Nerven schädigt.

Frühzeitige Erkennung des entstehenden Problems ist die beste Voraussetzung für eine Therapie, die sowohl operativ als auch mit Medikamenten möglich ist. Deshalb sollten Sie es sich ab 40 zur Gewohnheit machen, sich mindestens alle zwei Jahre, besser jedoch jährlich beim Augenarzt einer

Vorsorgeuntersuchung zu unterziehen. Einer der häufigsten Ursachen für eine schwindende Sehschwäche ist die Makuladegenration. Hier ist die Makula, also der Teil der Netzhaut die für das scharfe Sehen zuständig betroffen. Es gibt zwei Formen von Makuladegenration, eine feuchte, rasch fortschreitende Sehbehinderung und eine trockene, die mit einer eher langsamen fortschreitenden Sehbehinderung auftritt. Man erkennt diese Augenkrankheit daran, dass beim genauen Hinsehen auf Gegenstände diese verschwommen aussehen. Die Ursachen dafür sind ein gestörter Stoffwechsel in der Netzhaut und Abfallprodukte. Was tun? Möglichst regelmäßig zum Augenarzt gehen und sich untersuchen lassen, sodass eine entsprechende Therapie unter fachärztlicher Begleitung begonnen werden kann.

WER NICHT HÖREN KANN, MUSS ...

... auf jeden Fall zum Arzt. Jedoch ist das im Alter vornehmlich bei Männern (und das möglicherweise schon ab 50) häufig vorkommende Nachlassen der Leistungsfähigkeit des Gehörs eine Erscheinung, die Betroffene oft nicht wahrhaben wollen. Nach Angaben des Deutschen Schwerhörigenbundes geht nur ein Viertel von ihnen zum Arzt und lässt sich untersuchen.

Dazu möchte ich wieder ein Patientenbeispiel aus meiner Zeit in den USA erzählen.

Ein älterer Herr, den ich über mehrere Jahre behandelte, kam in Begleitung seiner dritten Frau in die Klinik – sie hätte gut und gerne seine Tochter sein können. Gleich zu Beginn des Gesprächs, ich war mit ihm im Untersuchungszimmer noch allein, teilte er mir mit, er sei nur auf Anraten der Gattin gekommen. Er habe an sich gar keine Probleme, aber sie sei nun mal der Meinung, er höre schlecht. Manch heftiger Streit sei daraus schon entstanden.

Ich fragte ihn, ob seine Frau mit ins Zimmer kommen könne. Er war darüber zwar nicht erbaut, stimmte aber zu. Seine Gemahlin berichtete dann auch sofort von seinen ständigen Nachfragen im Gespräch („Pardon me?", vielleicht auch mal „Say what?" oder „Come again?"; zu Deutsch „Wie bitte?" und das für Angehörige im Gespräch mit Schwerhörigen extrem nervige, vorwurfsvoll intonierte „Waaaas"?). Der Gatte könne beim Smalltalk auf Cocktailpartys wegen „Smallhear" schon seit längerem nicht mehr richtig mithalten.

Mehrmals hatte sie ihn gebeten, sich einem Hörtest zu unterziehen. Doch er sah das Problem nicht: Die anderen sprächen halt zu undeutlich. Das musste ich ihm leider ausreden und schlug einen Termin beim Hals-Nasen-Ohren-Arzt vor. Seine Frau strahlte, aber er war nicht recht überzeugt. Einige Monate später suchte er mich wieder auf, um mir stolz seine neuen In-Ohr-Hörgeräte zu zeigen. Die Ehefrau bedankte sich telefonisch überschwänglich bei mir.

Schon im Alter von 31 Jahren klagte der Komponist Ludwig van Beethoven in einem Brief an seine Brüder („Heiligenstädter Testament") darüber, dass das Schicksal an seine Pforten klopfte, er dies aber kaum noch hören könne: „Ach, wie wäre es mir möglich, dass ich die Schwäche eines Sinnes zugeben sollte, der bei mir in einem vollkommeneren Grade als bei andern sein sollte, einen Sinn, den ich einst in der größten Vollkommenheit besaß, in einer Vollkommenheit, wie ihn wenige von meinem Fache gewiss haben noch gehabt haben. O, ich kann es nicht."

Sie sind kein Beethoven, Sie können. Warten Sie nicht, bis Sie für Ihre Umwelt zum Nervfaktor werden mit Fernsehergebrüll weit über Zimmerlautstärke und ständigen Nachfragen, was Ihnen gerade gesagt wurde. Und denken Sie daran, welches Schicksal Ihnen selbst droht, wenn Sie nichts gegen einen Hörverlust unternehmen: soziale Isolation.

Der Deutsche Schwerhörigenbund mahnt in einem seiner Ratgeber: „Laut sprechen macht aggressiv. Mehr und mehr prägen Rückzug von Kollegen, Freunden und Familie das Leben. Nicht mehr gutzumachende Probleme drohen – auf der Arbeit, im Alltag, in Partnerschaft, Familie und Freundeskreis. Am Ende steht eine zunehmende persönliche Isolation, die oft zu einer handfesten depressiven Grundstimmung führt." Das Klischeebild vom missmutigen Alten hat seine Wurzeln in der Realität unter anderem darin, dass in einem Menschen, der nicht mehr recht mitbekommt, was in seiner Umgebung geschieht, natürlicherweise Misstrauen entsteht.

Der medizinische Grund für Hörverlust ist eine Degeneration von Nervenzellen im inneren Ohr. Sie vermindert das Vermögen, hohe Töne zu hören. Das Sprachverständnis leidet, vor allem in lauter Umgebung und in größeren Menschengruppen. Nebengeräusche im Restaurant können die Dinnerkonversation am eigenen Tisch zur Qual machen.

Entscheidende Größe ist die individuelle Hörschwelle. Nach Definition der Weltgesundheitsorganisation liegt eine leichte Hörschädigung vor, wenn Töne 20-mal lauter als für einen normal Hörenden sein müssen, damit ein Betroffener sie wahrnehmen kann. Altersschwerhörigkeit, so lässt sich dem Ratgeber des Schwerhörigenbundes weiter entnehmen, tritt bei zwei Dritteln aller Menschen auf.

In vielen Fällen wird ein Hörgerät helfen. Die rasante Entwicklung von Elektronik und Miniaturisierung hat hier zu erstaunlichen Fortschritten geführt – bis hin zum Smartphone im Ohr. Ein Wundermittel jedoch, so räumt der

Schwerhörigenbund ein, sei ein Hörgerät nicht: „Auch bei bester Anpassung bleiben Defizite im Hörverständnis. Denn eine Hörschädigung besteht nicht nur in einem Lautstärkeverlust." Wegen eines verzerrten Sprachbildes könne es weiterhin zu „Hörlücken" kommen. Das Zuhören verlange daher anhaltende erhöhte Konzentration.

Ein Akustiker muss ein Hörgerät in einem mehrwöchigen Anpassungsprozess für die individuellen Bedürfnisse einrichten. Die Gesamtkosten können mehrere tausend Euro betragen; die Krankenkassen übernehmen aber im Allgemeinen nur einen dreistelligen Betrag. Und schließlich, sollte man sich trotz allen Aufwands für einen solchen Apparat entschieden haben: Man muss ihn dann bitte schön auch regelmäßig tragen. Es soll Hochbetagte geben, die ihr Hörgerät, wenn sie denn eins besitzen, nur am Sonntag mit in die Kirche nehmen – und es abschalten, wenn ihnen die Predigt nicht passt.

Hier wie bei allen kleinen oder auch größeren Ärgernissen des Alters beginnt der Weg zur Besserung mit dem Eingeständnis, dass etwas nicht in Ordnung ist. Seien Sie also ehrlich mit sich selbst. Ihre Gesundheit und Ihre Familie werden es Ihnen danken.

Kapitel 8

VORBEUGUNG: WARTUNG UND PFLEGE IHRES MODELLS DER MARKE MENSCH

Wer 80 Jahre alt wird, ist bis dahin 400.000 Stunden auf den Beinen gewesen, sein Herz hat stolze 2,5 Milliarden Mal geschlagen. Keine noch so robuste Maschine, erst recht kein Automotor könnte da mithalten. Es ist ein biologisches Wunder, wie reibungslos und verlässlich unser Organismus zumeist funktioniert. Das setzen wir einfach so als normal voraus. Jeder Maschine billigen wir zu, dass sie Wartung und Pflege braucht. Doch bei unserem eigenen Körper vernachlässigen wir das gerne und kümmern uns nicht genug um Vorbeugung gegen Gebrechen.

Menschen werden nun mal nicht mit einer Betriebsanleitung oder mit einem Bordbuch geliefert, das Inspektionsintervalle zum Wert- und Funktionserhalt wie für ein Auto vorschreibt. Würde jedes neue Modell der Marke Mensch mit einer Gebrauchsanweisung ausgestattet, so könnte sie in etwa so aussehen:

Marke: Homo Sapiens
Modell: Mitteleuropäer
Baujahr: 2023
Erstzulassung: 3. 12. 2023 („Geburtstag")

Hersteller: Eltern (Auslieferung nur durch ein Elternteil)
Entwurf: der Schöpfer

Herzlichen Glückwunsch zu Ihrer Entscheidung für diesen Hochleistungsorganismus, ein Ergebnis langjähriger Entwicklung!
  Diese Betriebsanleitung enthält wesentliche Hinweise zu Pflege und Wartung Ihres Neuerwerbs, damit er Ihnen möglichst lange Freude bereitet. Dazu können Sie durch sorgsamen und verantwortungsbewussten Umgang mit dem Ihnen anvertrauten Präzisionsmechanismus beitragen. Wir bitten Sie dringlich, die vorgesehenen Inspektionen in einer anerkannten Vertragswerkstatt mit Approbation durchführen zu lassen: Hausarztpraxis und spezialisierte Fachbetriebe.
  Achtung! Bitte haben Sie Verständnis dafür, dass ab dem 18. Betriebsjahr eine volle Produktunterstützung nicht mehr gewährleistet ist und Wartungsmaßnahmen ab dem 50. Jahr nach der Erstzulassung besondere Bedeutung zukommt.
  Hinweis auf Haftungsausschluss und Eigenverantwortung: Wir bedauern, keine Garantie für dauerhaftes reibungsloses Funktionieren oder eine Mindestlaufzeit abgeben zu können. Im Praxistest hat sich jedoch erwiesen, dass Sie relativ verlässlich mit rund 80-jähriger Betriebsdauer dieses erprobten und robusten Produkts schöpferischer Spitzenleistung rechnen dürfen – sofern Sie Verschleiß vorbeugen.

PRÄVENTION IN DREI STUFEN: WARUM DIE ANTI-AGER IRREN

Da es eine solche Betriebsanleitung nun mal leider nicht gibt und Sie folglich nicht scheckheftgepflegt durchs Leben gehen, mache ich Sie ersatz(teil)weise damit vertraut, wie Sie gesundheitlichen Störungen im Alter vorbeugen können. Mediziner unterscheiden zwischen der primären, sekundären und tertiären Vorbeugung oder Prävention.

Bei der *primären Prävention* versucht man, eine Krankheit von vornherein zu verhindern. Das beste Beispiel dafür sind Impfungen wie etwa gegen Masern, Röteln oder Windpocken. Oder das Tragen einer Maske und die Abstandsregel in Zeiten der Corona-Pandemie. Gerade bei einer Infektionskrankheit, die so gefährlich und ansteckend ist wie Covid-19, kann es – neben der Impfung – keinen besseren Schutz geben. Und wie wäre es, wenn Sie Ihre Zigaretten, soweit vorhanden, einfach wegwürfen und damit Ihrem Herzen, der Lunge, dem Darm und dem Rest Ihres Körpers etwas Gutes täten? Das wäre dann auch eine primäre Prävention.

Von einer *sekundären Prävention* spricht man, wenn man eine Krankheit so früh wie möglich feststellen möchte, um sie dann womöglich früh kurieren zu können. Dazu dient beispielsweise die Mammografie, eine Röntgen-Untersuchung, die Brustkrebs frühzeitig anzeigt.

In der Geriatrie oder Altersmedizin geht es hauptsächlich um die *tertiäre Prävention*. Geriater sind Experten in der Diagnose von altersbedingten Krankheiten, die zwar nicht mehr geheilt, aber bei entsprechender Behandlung oftmals gut unter Kontrolle gebracht werden können, sodass die Lebensqualität der Patienten möglichst erhalten bleibt. Hier geht es zum Beispiel um die für den älteren Patienten spezifische Einstellung des Blutdrucks und des Diabetes, damit ungünstige Blutdruck- oder Zuckerwerte nicht zu Schwindel und Stürzen führen. Ein anders Beispiel ist die Verbesserung der Mobilität nach einem Schlaganfall, um eine Rückkehr in das häusliche Umfeld zu ermöglichen.

In diesem Zusammenhang noch ein Wort zur Anti-Aging-Medizin: In einem Buch, das hier unerwähnt bleiben soll, sprechen die Autoren unter dem Stichwort „Sackgasse Reparaturmedizin" davon, dass die Behandlung manifester Erkrankungen im Alter „nur die Phase zunehmender Gebrechlichkeit verlängern" könne. Das Hauptanliegen der Autoren ist die Verhinderung von Krankheiten. Das mag gut klingen, ist aber leider nicht immer möglich. Hier zeigt sich deutlich der Irrweg der Anti-Ager. Die geriatrische Medizin kann in der tertiären Prävention viele altersbedingte Krankheiten richtig, effektiv und seriös behandeln und damit sehr wohl Lebensqualität sichern.

IHR CHECK AUF HERZ UND NIEREN

Kommen wir kurz auf den Vergleich Mensch versus Automobil zurück: Bevor Ihr Fahrzeug zum TÜV muss, findet üblicherweise eine vollständige Inspektion statt. Auch Sie können sich eine Checkliste machen, bevor Sie Ihren Arzt aufsuchen. Was Sie ihm auf jeden Fall mitteilen sollten:

1. Kurzatmigkeit oder ein neues Druckgefühl in der Brust
2. Gewichtsverlust
3. Magen- und Darmbeschwerden, etwa Blut im Stuhlgang
4. Blut im Urin
5. Neu aufgetretene Schmerzen
6. Sehschwierigkeiten
7. Gehörverlust
8. Unsicherer Gang und Stürze
9. Probleme mit dem Gedächtnis
10. Änderungen im Medikamentenplan

Bestandteil ärztlicher Vorbeugeuntersuchungen sind Blut- und Urintests. Sie dienen unter anderem dazu, die Funktion von Nieren und Schilddrüse sowie Blutzucker und Cholesterin zu überprüfen. Manchmal – etwa wenn eine Blutarmut (Anämie) vorliegt – sind weitere Blutuntersuchungen sinnvoll.

Die körperliche Untersuchung legt den Schwerpunkt auf den Blutdruck und den Puls, aber auch auf das Gewicht. Beim Abhören des Herzens geht es primär um neu aufgetretene Geräusche, die auf Veränderungen an den Herzklappen hinweisen, und zudem um einen unregelmäßigen Pumprhythmus. Eine Ultraschalluntersuchung wäre dann notwendig.

Die Untersuchung des Bauches dient unter anderem der Suche nach einem möglichen Aneurysma, genau gesagt, einer Ausdehnung der großen Baucharterie. Seit 2018 bezahlen die gesetzlichen Krankenkassen in Deutschland für Männer ab 65 Jahren eine Ultraschalluntersuchung des Bauches. Für die Herren ist auch eine rektale Untersuchung der Prostata geraten, der berühmte Fingerzeig von hinten, also durch den Enddarm. Gegebenenfalls sind weitere Untersuchungen eines Urologen nötig und ebenfalls eine Blutprobe, in der Regel ein PSA-Test. PSA steht für prostata-spezifisches Antigen, ein Eiweiß, dessen Konzentration Aufschluss über das Krebsrisiko ermöglicht.

Bei der Untersuchung der weiblichen Brust geht es um die Früherkennung von Brustkrebs. Auch hier sind mitunter weitere Checks und eine Überweisung an einen Gynäkologen notwendig. Auch ohne einen Verdacht auf Brustkrebs bezahlen die Krankenkassen bei Frauen ab dem 50. bis zum 70. Lebensjahr alle zwei Jahre eine Mammografie. Meiner Meinung nach sollten Mammografien auch nach dem 70. Geburtstag die Regel sein, denn das Krebsrisiko steigt mit zunehmendem Alter.

Fachärzte, die regelmäßig aufgesucht werden sollten, sind:

1. Ein Gastroenterologe für eine Darmspiegelung, in der Regel alle zehn Jahre.
2. Hautarzt für eine Hautkrebsuntersuchung, etwa alle zwei Jahre.
3. Ein Augenarzt sollte ebenfalls regelmäßig konsultiert werden (Ein- bis Zwei-Jahres-Intervall).

REIZTHEMA IMPFEN: KONTROVERSE GEISTERDEBATTE IM CORONA-MODUS

An dieser Stelle noch ein eindringliches Wort zum Thema Impfen. Die Corona-Pandemie hat eine alte Geisterdebatte wiederbelebt, die schon in der Frage der Masern-Schutzimpfung eine ungute Rolle spielte. In beachtlichen Teilen der Bevölkerung wurden archaische Ängste wiederbelebt, die bereits bei Einführung der segensreichen Neuerung des Impfens Ende des 18. Jahrhunderts grassierten.

Gegen die bahnbrechende Methode des Briten Edward Jenner, der einen Jungen mit Kuhpocken infizierte und ihn damit gegen die beim Menschen vorkommende Form der Blattern immunisierte, waren unter seinen Zeitgenossen die irrsinnigsten Vorbehalte im Umlauf. Unter anderem ging allen Ernstes die Angst um, die Impfung könne ihre unglücklichen Opfer in Kühe verwandeln – wahrhaft mu(h)seale Befürchtungen, die jedoch jederzeit reaktiviert werden können, wie selbst das 21. Jahrhundert zeigt.

Die schweizerische ärztliche Informationsplattform Infovac beschreibt einen Impfstoff (Vakzin) zutreffend als ein Mittel, das dazu dient, „das Immunsystem zu trainieren, damit es einen Krankheitserreger abwehren kann". Dabei sind fünf Arten von Trainingsmethoden zu unterscheiden:

- Ein *Lebendimpfstoff* enthält den gesamten Krankheitskeim, gegen den er wirken soll, in abgeschwächter Form. Er löst eine starke Immunisierung aus und schützt zum Beispiel vor Masern, Windpocken, Mumps und Röteln. Er kommt für abwehrgeschwächte oder anderweitig vorbelastete Personen allerdings eher nicht in Frage.
- *Inaktivierte Impfstoffe* (auch: *Totimpfstoffe*) hingegen sind für diese Personengruppen geeignet. In ihnen ist der Keim in abgetöteter Form vorhanden. Darauf beruhen neben anderen die Immunisierungen gegen Polio (Kinderlähmung) und Hepatitis A (infektiöse Leberentzündung).
- *Gereinigte Impfstoffe* enthalten einen Teil des Krankheitserregers. Sie sind sehr gut verträglich, der Schutz muss aber oft aufgefrischt werden. Beispiele hierfür sind die Impfungen gegen Tetanus (Wundstarrkrampf), Keuchhusten und Grippe.
- *Konjugatimpfstoffe* arbeiten ausschließlich mit Zuckermolekülen (Polysaccharide). Diese kommen in der Zellwand von Bakterien vor. Man heftet (konjugiert) sie an ein Transportprotein, damit das Immunsystem sie erkennt. So wird etwa der Infektion mit Pneumokokken und damit einer Lungenentzündung vorgebeugt.
- *Vektor-Impfstoffe* und *mRNA-Impfstoffe* sind die neuesten Waffen im Arsenal der Impftechnik. Sie beruhen auf genetischem Material des Erregers. Bei der Vektor-Methode ist der Träger ein Virus oder Bakterium, das den Menschen nicht erkranken lässt und sich in seinem Körper nur limitiert ausbreitet. Das Botenmolekül mRNA wird in die Muskelzellen gespritzt, sodass der Körper Teile des Virus herstellen kann,

die aber nicht infektiös sind. Das Immunsystem hält diese Antikörper vor, um im Fall eines wirklichen Befalls sofort einsatzbereit zu sein.

Es waren diese neuen Vakzine, ursprünglich gegen Ebola und einige Krebsarten in der Entwicklung, die in der Corona-Pandemie zu teilweise abenteuerlichen Argumentationen von Impfgegnern führten. Nein, diese Impfstoffe *verändern Ihr Erbgut nicht*! Sie schleusen auch keine Mikrochips in Ihren Organismus, weder im Auftrag von Bill Gates noch einer satanischen Bande von Weltverschwörern.

Vielleicht fiel Ihnen auf, was in der obigen Auflistung gar nicht mehr vorkommt: der Impfstoff gegen Pocken, mit dem ja alles anfing. Das hat seinen guten Grund: Diese frühere, jahrhundertelang wütende Geißel der Menschheit gilt seit 1979 weltweit als ausgerottet – dem Vakzin sei Dank. Kann man sich ein stärkeres Argument pro Impfen vorstellen?

Deshalb bitte ich Sie herzlich: Lassen Sie sich gegen das Coronavirus impfen, sofern Sie es noch nicht getan haben und medizinische Gründe nicht dagegensprechen. Ich rate zudem zur Impfung nach überstandener Erkrankung an Covid-19 (auch wenn darüber unterschiedliche Meinungen zu hören waren).

Das Virus SARS-CoV-2 ist – Stand Frühjahr 2022 – fünfmal so tödlich wie die alljährliche Grippe (Influenza). Zwar gibt es sowohl ältere Menschen wie auch jüngere, die kaum Symptome aufweisen oder nur an einer leichten Erkältung leiden. Doch vor allem Patienten mit Mehrfacherkrankungen tragen das tödliche Risiko einer schweren Lungenentzündung und eines Multiorganversagens. Wird die Lungenentzündung überstanden, so bedeutet dies nicht zwangsläufig dauerhafte Gesundung. Bis zu 40 Prozent der Betroffenen benötigen auch danach langfristige Unterstützung.

Diese Krankheit ist kein Scherz und vor allem für ältere Leute bedrohlich. Sie existiert wirklich, auch wenn einige außergewöhnlich dumme Menschen und verantwortungslose Politiker mit wahnwitzigen Ideen Ihnen etwas anders erzählen wollen.

GRIPPE-IMPFUNG: BITTE JÄHRLICH

Die richtige Grippe (Influenza) ist manchmal schwer von einer starken Erkältung zu unterscheiden. Sie ist häufig, wir alle haben sie wohl schon einmal gehabt – oder gedacht, dass wir sie hätten. Denn oft bezeichnen Laien damit eine schwere Erkältung. Die echte Grippe kann tödlich sein, vor allem für ältere Menschen, die an einer oder mehreren Vorerkrankungen leiden. Am schrecklichsten hat dies Anfang des 20. Jahrhunderts die Spanische Grippe demonstriert. Die „Mutter aller modernen Pandemien" kostete von 1918 bis 1920 mehr Menschen das Leben als der gerade erst beendete Weltkrieg, wahrscheinlich mindestens 20 Millionen.

Die Grippeviren werden beim Husten oder Niesen oder auch beim Händeschütteln (seit Corona eine aussterbende Geste) leicht übertragen und können im schlimmsten Fall eine schwere, potenziell tödliche Lungenentzündung verursachen. Laut dem Robert Koch-Institut erkranken jährlich 2 bis 14 Millionen Deutsche an der Grippe, es kann dann zu mehr als 20.000 Todesfällen kommen.

Es existieren verschiedene Subtypen des Grippevirus, und in jeder Saison muss der Impfstoff neu zusammengesetzt werden. So kann es sein, dass er in manchen Jahren besser, in anderen schlechter schützt. Das ist aber kein Grund, sich nicht regelmäßig im Herbst impfen zu lassen. Und, nein, Sie werden vom Piks keine

Grippe bekommen. Dies ist ein immer wieder genannter Grund, warum sich mancher nicht impfen lassen möchte.

Eine weitere wenig stichhaltige Erwägung dafür, sich nicht impfen zu lassen, ist der Hinweis darauf, dass man noch nie an der Grippe erkrankt sei. Ich gebe dann als Antwort, dass viele Menschen auch Geld für eine Feuerversicherung ausgeben, obwohl die meisten von uns wohl nie Brandopfer werden – bei der Grippe ist die Wahrscheinlichkeit des Schadeneintritts durchaus höher.

IMPFUNGEN GEGEN PNEUMOKOKKEN, GÜRTELROSE UND KEUCHHUSTEN: BITTE AB DEM 60. GEBURTSTAG

Eine Pneumokokken-Erkrankung wird von Bakterien hervorgerufen und kann bei älteren Menschen zu einer lebensgefährlichen Lungenentzündung führen. Auch die Pneumokokken-Bakterien übertragen sich wie das Grippevirus durch Husten und Niesen von Mensch zu Mensch. Zwar können wir die Erkrankung heutzutage mit Antibiotika behandeln, jedoch verlieren etliche von ihnen an Wirksamkeit, weil die Bakterien resistent gegen sie werden. Das Fazit lautet deshalb mal wieder: „Vorbeugen ist besser als Heilen" (Christoph Wilhelm Hufeland, Arzt, 1762–1836). Darum impfen lassen!

Die Herpes-Zoster-Infektionskrankheit, besser bekannt als Gürtelrose, ist ein Überfall von Schläfer-Viren, die sich nach einer Windpocken-Erkrankung im Rückenmark eingenistet haben und geduldig auf ihre Chance warten. Viele Jahre nach dem Überstehen der Kinderkrankheit können sie erwachen; medizinisch gesagt, handelt es sich um eine Reaktivierung der Varicella-Zoster-Viren. Gründe dafür sind häufig Stress oder eine Schwächung des Körpers durch ein anderes akutes Krankheitsgeschehen. Die Viren breiten sich entlang der Nervenbahnen vom Rückenmark her aus. Dabei kommt es zu dem charakteristischen länglichen und auf eine Körperseite beschränkten Hautbefall. Auch das Auge kann betroffen werden, was mit schwerwiegenden Komplikationen verbunden ist.

Manchmal kommt es lediglich zu einer unangenehmen leichten Reizung der Haut. Leider sind aber auch höllische Schmerzen möglich, die wir Ärzte nur schwer eindämmen können. Schlimm sind vor allem die sogenannten postherpetischen Schmerzen, die mitunter nach dem Abklingen des Hautbefalls auftreten. Dies ist der Grund, warum eine Impfung empfohlen wird, denn für geimpfte Menschen ist die Wahrscheinlichkeit geringer, von diesen ausgeprägten Schmerzen geplagt zu werden. Das Fazit auch hier: Lassen Sie sich impfen. Der kleine Nadelstich ist nichts im Vergleich zu den möglichen späteren Qualen.

Bei *Keuchhusten* (Pertussis) denkt man zuerst einmal an eine Kinderkrankheit mit schweren Hustenattacken. Nach Angaben des Helmholtz Instituts München leiden weltweit jedes Jahr etwa 48,5 Millionen Menschen an Keuchhusten, fast 295.000 der Patienten, darunter vor allem sehr junge Kinder, sterben. Laut dem Robert Koch-Institut waren 2016 22.000 Erwachsene an Keuchhusten erkrankt. Die Dunkelziffer wird auf mehr als 100.000 Erwachsene in Deutschland geschätzt. Eine einst durchgemachte Erkrankung oder eine Impfung im Kindesalter führen nämlich leider nicht zu lebenslanger Immunität. Die Krankheit ist für Säuglinge schon schlimm genug; bei Erwachsenen kann es zu schwerwiegenden Komplikationen wie etwa einer Lungenentzündung, Krampfanfällen oder Gehirnblutungen kommen.

Keuchhusten äußert sich bei Erwachsenen sehr unterschiedlich und ist nicht sofort erkennbar. Dadurch können Betroffene andere Personen im Haushalt, vor allem ungeschützte Enkelkinder, anstecken. Das ist sicherlich das Letzte, was Oma und Opa wollen. Also auf zum Hausarzt und sich zusammen mit der nächsten Tetanus-Auffrischungsimpfung auch eine Pertussis-Immunisierung verpassen lassen!

Für uns Ärzte ist das Phänomen, über Sinn (oder Unsinn) von Impfungen zu diskutieren, nicht erst während der Corona-Pandemie zum Thema geworden.

Heftige Diskussionen hatte ich mit einer meiner Patientinnen. Die rüstige Dame war 76 Jahre alt, legte sich in diesem Alter noch einen Neuwagen zu, spielte dreimal in der Woche Golf und besuchte regelmäßig ein Fitnessstudio. Immer wenn sie für ihre regelmäßigen Blutuntersuchungen in die Praxis kam, flehte ich sie förmlich an, sich impfen zu lassen. Schließlich platzte mir der Kragen. Ich sagte ihr auf den Kopf zu, dass ich ihre Dummheit nicht verstehen würde: Wie konnte sie aus Furcht vor einem Herzinfarkt die Blutfette kontrollieren lassen – und das Risiko von Infektionskrankheiten konsequent übersehen? Nach meinem Ausbruch kam sie nie wieder in die Praxis.

Wichtige Hinweise:
1. Bitte lassen Sie sich alle empfohlenen Impfungen geben und in Ihren Impfpass eintragen.
2. Nach einer Impfung kann es immer zu Hautreizungen kommen. Auch Müdigkeit und Abgeschlagenheit sind möglich. Bitte informieren Sie Ihren Arzt, wenn dies auftreten sollte.
3. Denken Sie daran: Mit einer Impfung schützen Sie nicht nur sich selbst, sondern auch Ihre Mitmenschen.

STILLE KILLER: KRANKHEITEN, DIE IM HINTERHALT LAUERN

Etliche Krankheiten melden sich erst nach langem Vorlauf mit Komplikationen wie Schlaganfällen, Herzinfarkten, Nierenversagen, Infektionen, Knochenbrüchen und Gedächtnisproblemen. Viele dieser Gefährdungen können verhindert oder wenigstens frühzeitig behandelt werden. Darum sollte man regelmäßig zum Arzt gehen, auch wenn im Moment gerade mal nichts zwickt.

Nicht zu vergessen – unsere Haut. Sie schützt uns, weshalb wir sie schützen müssen, vor allem vor UV-Strahlung. Ruinieren wir sie, verlieren wir unseren Tastsinn, unser Schmerz-, Wärme- und Kälteempfinden. Bitte nicht Vorglühen auf der Sonnenbank vor dem Urlaub. Tief sonnengebräunte Haut ist out – und Hautkrebs brandgefährlich. Wenn Sie brennen wollen, dann für Ihre Gesundheit!

Mit zunehmendem Alter steigt der Blutdruck. Über die Hälfte der Männer und Frauen im Alter zwischen 65 und 89 Jahren leidet an Hypertonie oder Bluthochdruck. Normalerweise spürt man ihn nicht. Im Körper kommt es dennoch langsam, aber sicher zu lebensgefährlichen Schäden. Da der erhöhte Druck die Blutgefäße stark belastet, verschleißen ihre Innenwände, verengen oder platzen. Dadurch können Herzinfarkte, Schlaganfälle und Nierenschäden entstehen. Es ist normal, dass der Blutdruck im Laufe des Tages häufig schwankt, aber kontinuierlich erhöht ist er gefährlich.

Nun stellt sich die Frage: Wann ist er denn eigentlich als erhöht einzuschätzen? Darüber streiten sich die Gelehrten. Das Lebensalter der Patienten spielt bei der Folgeneinschätzung natürlich eine Rolle. Der normale Blutdruck sollte etwa 120 mmHg über 80 mmHg betragen. Der erste, obere

Messwert – im Fachjargon systolischer Blutdruck genannt – entsteht, wenn das Herz Blut in die Gefäße pumpt, und der zweite, untere Wert – diastolischer Blutdruck –, wenn es sich entspannt.

Bei älteren Menschen darf der obere Wert auch höher liegen und sollte je nach Einzelfall angepasst werden. Ein zu niedriger Blutdruck ist ebenfalls gefährlich, denn dieser kann zu Schwindel und Stürzen führen. Der Bluthochdruck wird mit verschiedenen Medikamenten behandelt, manchmal mit einem Arzneimittel-Mix. Wichtig ist die regelmäßige, sorgfältige Einnahme. Sind normale Blutdruckwerte einmal erreicht, bedeutet dies nicht, dass man seine Medikamente in den Müll werfen darf.

Sie können selbst viel dazu beitragen, dass Ihr Blutdruck gut eingestellt ist. So hilft zum Beispiel Gewichtskontrolle, sparsamer Gebrauch von Salz und auch ein paar Gläser Wein weniger. Vorsicht ist bei bestimmten Medikamenten geboten, die den Blutdruck erhöhen können, wie etwa dem beliebten Johanniskraut. Und natürlich hilft hier auch der Sport, also ab aufs Rad oder die Wanderschuhe anziehen! Golfspielen ist auch gut, aber nur wenn Sie zu Fuß über den Platz gehen.

DIABETES, DIE BLUTZUCKER-SCHWEMME

Auch der Diabetes, die Zuckerkrankheit, ist ein stiller Killer. Es gibt zwei unterschiedliche Arten von Diabetes, wobei der Typ 2 die häufigste Form bei älteren Menschen ist. Typ 1 tritt vor allem bei Kindern und Jugendlichen auf. Ihre Bauchspeicheldrüse ist nicht in der Lage, Insulin zu produzieren. Dieses Hormon ist entscheidend für die Versorgung der Körperzellen mit Traubenzucker (Glukose) aus dem Blut. Fällt es aus, steigt der Blutzuckerwert – was auf Dauer eine Vielzahl von Schäden im Körper mit sich bringt. Bei Diabetes vom Typ 2 wird zwar noch Insulin im Körper produziert, die Fähigkeit zur Aufnahme des Hormons ist aber vermindert. Übergewicht und Bewegungsmangel spielen hier eine Rolle.

Im Normalfall bringt Insulin den Blutzucker in die Zellen, wo er als Energie nötig ist. Beim Diabetes ist es etwa so, als würden Sie im Schlauchboot durstig auf dem Meer herumtreiben, umgeben von lauter Wasser, das Sie nicht trinken können. Nur dass Ihr Blut natürlich nicht voller Salz ist, sondern gesättigt mit Zucker. Verschiedene Medikamente und auch künstliches Insulin helfen, beides kann kombiniert verschrieben werden. Ziel ist ein gesund ausbalancierter Blutzuckerwert. Ein zu niedriger ist gefährlich, denn dann kann es zu Schwindel und Stürzen kommen. Ein zu hoher hingegen schadet den kleinen Gefäßen in den Augen, Nieren und Nerven der Arme und Beine. Hier ist viel ärztliches Fingerspitzengefühl gefordert, das jedem Einzelfall gerecht werden muss.

DER EWIGE KAMPF ZWISCHEN GUT UND BÖSE: DIE BLUTFETTE

Mit den Blutfetten ist es wie mit den Menschen: Es gibt solche und solche. HDL, eine Verbindung aus Eiweißen und Fetten, ist ein Trägervehikel, das Cholesterin im Blut hin und her befördert. Deshalb ist HDL nützlich, denn es verhindert, dass das für die Stabilität der Zellmembranen wichtige Fett Cholesterin sich in den Blutgefäßen ablagert und sie schließlich verstopft. LDL ist ein weiterer Transportstoff. Er bringt Fette von der Leber in die verschiedenen Organe. Wünschenswert sind ein hoher HDL- und ein niedriger LDL-Wert.

Gegen erhöhte Werte von unerwünschtem Blutfett gibt es etliche Medikamente mit unterschiedlichen Wirkungen – leider auch Nebenwirkungen, die gerade bei der Behandlung älterer Menschen zu beachten sind. Wie nicht anders zu erwarten war, kann man auch selbst im wahren Sinne des Wortes aktiv werden und mit Sport die Cholesterinmenge im Blut senken. Flankierend hilft eine Ernährung mit viel Gemüse, Salat, Obst, Fisch und Vollkornprodukten.

Wer gerne Milch trinkt, darf dabei bleiben – Milchfette gelten nicht mehr als ungünstig. Das trifft inzwischen auch auf das Frühstücksei zu, das früher als gefährliche Cholesterin-Bombe galt. So ganz ist die Debatte zwar noch nicht ausgestanden, jedoch macht die Aufnahme durch die Nahrung ohnehin nur ein Drittel des körpereigenen Cholesterin-Haushalts aus. Den Rest stellt unsere Leber selbst her. Untersuchungen deuten darauf hin, dass sie sich damit zurückhält, wenn die Nahrung viel Cholesterin enthält.

DER „STILLE DIEB AM KNOCHEN": OSTEOPOROSE

Diese Krankheit des Alters, auch als Knochenschwund bezeichnet, ist besonders hinterlistig, weshalb der Osteoporosen-Selbsthilfegruppen-Dachverband sie zutreffend den „stillen Dieb am Knochen" nennt. Er raubt 30 bis 40 Prozent aller Frauen über 60 Jahren und bis zu einem Drittel aller Männer in diesem Alter so lange still und heimlich Knochensubstanz, bis alles zu spät, nämlich ein Bruch eingetreten ist.

Dafür braucht es nicht mal einen Sturz; auch das Heben eines Blumentopfes oder einer Bierkiste, vielleicht gar nur ein Niesen kann reichen, einen Wirbelkörper zu brechen, an dem

Osteoporose (von altgriechisch [ὀστέον] *ostéon*, „Knochen" und πόρος [*poros*] „Furt, Pore") heimtückisch genagt hat. Kommt es tatsächlich zu einem Sturz, brechen gleich Hüfte oder Becken, erlangen die Opfer auch bei rascher Operation nie ihr normales und gewohntes Leben zurück.

Mediziner verstehen unter Osteoporose eine „überproportional abnehmende Knochendichte, mangelhafte Reparaturmechanismen und (eine) schwache Knochensubstanz". Die Gründe dafür sind vielfältig, der häufigste ist die Postmenopause, also die letzte Phase der weiblichen Wechseljahre (Klimakterium), in denen die Östrogen-Produktion im Körper abnimmt. Das Hormon ist für die Festigkeit der Knochen wichtig. Rauchen, Immobilität, Untergewicht und die Einnahme von Kortison-Präparaten sind weitere Risikofaktoren.

Die Diagnose ist im Grunde genommen sehr einfach. Neben einer Blutabnahme, um bestimmte Krankheiten auszuschließen, die zu einer Osteoporose führen können, wird die Knochendichte mit Hilfe einer besonderen Röntgenuntersuchung ermittelt. Auch die Therapie ist nicht sehr kompliziert. Neben Kalzium und Vitamin-D-Tabletten gibt es auch die Möglichkeit von Infusionen. Beste Voraussetzung für einen Heilungserfolg ist die frühzeitige Erkennung der Krankheit und dann die Kombination von Vitamin D, Kalzium, sportlicher Aktivität, richtiger Ernährung und Vermeidung von Risikofaktoren.

THE DARK AGE: WENN DEPRESSIONEN DAS ALTER VERDUNKELN

Sind Sie grundsätzlich mit Ihrem Leben zufrieden? Haben Sie viele von Ihren Tätigkeiten und Interessen aufgegeben? Haben Sie das Gefühl, Ihr Leben sei leer? Befürchten Sie, dass Ihnen etwas Schlechtes zustoßen wird? Solchen Fragen können Ihnen begegnen, wenn ein Arzt den Verdacht hegt, dass Sie sich in höherem Alter auf dem Weg in eine Depression befinden. Sie sind Bestandteil eines Fragebogens, der als Geriatrische Depressionsskala bekannt ist. 15 Antworten sollen helfen einzuschätzen, ob Sie als nicht mehr ganz taufrischer Patient in Gefahr geraten, sich in den ergrauenden Tiefen ihres Gemüts zu verlieren.

Der dafür oft verwendete Begriff Altersdepression ist ein wenig irreführend. Die Symptome unterscheiden sich nicht von denen, die die Krankheit bei jüngeren Menschen begleiten: Antriebslosigkeit, Schlafstörungen, Grübelzwang, Gedankenschleifen, Apathie, gefühlte Einsamkeit. Kurzum: Es entsteht das hoffnungslose Gefühl einer totalen Aussichtslosigkeit und Sinnlosigkeit des eigenen Daseins.

Die Depression ist auf dem Vormarsch. Ereignisse wie der Lockdown während der Corona-Pandemie haben bei vielen Menschen zum Vorschein gebracht, was in ihnen ohnehin schlummerte. Das Schließen von Läden und Konzertsälen, der mangelnde Kontakt zur Außenwelt führt an sich nicht in die Depression, jedenfalls nicht allein. Aber wenn man so will, geben sie Gefährdeten den Rest. Es wundert also nicht, dass gerade alte Menschen, die allein und körperlich eingeschränkt vor sich hin leben, an Depression leiden. Es liegt nahe, dass viele von ihnen in Versuchung geraten, dem Ganzen durch Suizid ein Ende zu machen – erst recht, wenn auch noch Demenz in einem frühen Stadium diagnostiziert worden ist. Männer über 85 sind besonders gefährdet. Nach Angaben der Deutschen Depressionshilfe entfallen etwa 35 Prozent aller Suizide auf Menschen jenseits des 65. Lebensjahrs. Jedoch spielen gerade in dieser Altersgruppe schwere und als unerträglich empfundene körperliche Leiden beim Todesentschluss eine wesentliche Rolle.

Mediziner sprechen lieber von Depression im Alter als von Altersdepression. Die Auslöser haben allerdings durchaus im Alterungsprozess ihre Ursache. Anders als bei jüngeren Leuten, so argumentieren Neurologen und Psychiater, stehen körperliche Beschwerden oft am Anfang der Verstimmung. Anhaltende Verfallserscheinungen, die mit chronischen Schmerzen einhergehen, werden zunehmend als schwere Last empfunden – es kostet viel Kraft, sie zu tragen und im wahrsten Sinne des Wortes auszuhalten. Früher selbstverständliche Funktionen des Körpers ändern sich, setzen aus oder sind nur noch mit Mühe aufrechtzuerhalten – das schlägt aufs Gemüt. Rücken- und Gliederschmerzen sind keine Episoden mehr, sondern ständige Begleiter, ebenso vielleicht Ohrgeräusche, Schlaf- und Verdauungsprobleme. Bekanntlich gilt Sport als gutes Mittel gegen das Düster-Denken. Man fühlt sich gut nach einem Langlauf oder einer Radtour. Aber was, wenn das nicht mehr möglich ist? Weniger verlässliche Motorik erzeugt Angst, hinzufallen oder sich öffentlich lächerlich zu machen. Dann lieber sterben, als für den Rest seines Lebens wie ein Narr dazustehen.

Das Wissen um die eigene Vergänglichkeit nimmt zwangsläufig zu, die Aufmerksamkeit für körperliche und geistige Fehlermeldungen wächst. Konzentrationsstörungen, früher der Tagesform oder anderen vorübergehenden Beeinträchtigungen geschuldet, lösen nun die Sorge vor Demenz und einem unweigerlichen Dahindämmern aus. Wer (obendrein) den Verlust des Lebenspartners oder langjähriger Freunde beklagen muss, erlebt das Gefühl der Einsamkeit vielleicht zum ersten Mal im Leben, was depressive Neigungen stärkt.

Möglicherweise löst die Bilanz, die am Ende gezogen wird, bei dem einen oder der anderen Schuld- oder Versagensgefühle aus. Hätte ich mich versöhnen sollen? War ich zu meinem Sohn zu streng?

Auch der Aufenthalt in Senioren- und Pflegeheimen scheint leider eine Rolle zu spielen. Auf dem Internetportal *Neurologen und Psychiater im Netz* hieß es Anfang 2022: „Während in der gesamten Bevölkerung durchschnittlich fünf Prozent an einer Depression erkrankt sind, leiden etwa 20 Prozent an einer Altersdepression. Bei Bewohnern von Senioren- oder Pflegeheimen steigt der Anteil auf 30 bis 40 Prozent." Ich kann die Richtigkeit der Zahlen nicht beurteilen, vertraue aber den kundigen Kolleginnen und Kollegen. Der Gesellschaft muss der Umstand, dass Depression neben Alzheimer eine weit verbreitete Krankheit unter alten Menschen ist, zu denken geben.

Jeder von uns ist mal schlecht drauf oder muss einen Schicksalsschlag verdauen. Wenn finstere Gedanken einen Menschen aber gar nicht mehr loslassen, sein ganzes Leben bestimmen und beschweren, dann ist er krank, dann braucht er Hilfe. Medikamente und Psychotherapie sind die richtigen Wege. Antidepressiva sind freilich wie nahezu jede Arznei nicht ohne Nebenwirkungen, gerade für ältere Patienten. Es ist wichtig, dass ein Facharzt individuelle Bedürfnisse und Risiken genau abklärt.

Nicht zuletzt das setzt einen offenen Umgang mit der Krankheit voraus. Niemand braucht sich dafür zu schämen, wenn er sich einsam und niedergeschlagen fühlt – im Gegenteil. Offenheit ist die Voraussetzung, die bösen Geister zu verscheuchen. Von zentraler Bedeutung ist Ihr eigenes Zutun. Wer sich vor Krankheiten bestmöglich schützt, seinen Körper und sein Gehirn trainiert und fit hält, der hat auch bessere Chancen, einer Depression zu entgehen. Denn wer auch im Alter mitten im

Leben steht, gerät schwerer ins Abseits. Ich weiß, das ist für viele alte Leute einfacher gesagt als getan. Denn wenn die Familie einen nicht besucht, hilft es auch nicht, wenn man noch zehn Liegestütze am Stück schafft.

Bei einer Depression gilt umso mehr, was ich im nächsten Kapitel bespreche: Sie müssen zum Partner Ihres Arztes werden!

Wichtige Hinweise:
1. Nichts ist umsonst im Leben, vor allem nicht die Gesundheit.
2. Impfen, Impfen, Impfen; Vorsorge, Vorsorge und nochmals Vorsorge.
3. Betreiben Sie so viel sportliche Aktivität wie möglich, um maximal mobil zu bleiben.

Kapitel 9

ÄRZTE AUF PARTNERSUCHE: DER PATIENT KENNT SEINEN KÖRPER AM BESTEN

Dieses Kapitel liegt mir besonders am Herzen, weil es entscheidend für ein langes Leben ist. Wer hier meinem Rat folgt, spart viel Kummer (und einiges Geld).

Ärzte seien Menschen, deren Irrtümer die Erde bedecke, behauptet der Volksmund. Sie werden verstehen, dass ich mich damit nicht einverstanden erklären kann. Natürlich ist es keineswegs so, dass Ärzte allwissend wären. Vor allem deshalb nicht, weil sie für die Fehlersuche in Ihrem Körper ganz wesentlich auf die Person angewiesen sind, die diesen Körper am besten kennt: Sie, den Patienten. Als solcher müssen Sie Partner Ihres Arztes werden. Wie das geht, wie Entscheidungen gemeinsam getroffen werden, welchen Nutzen Sie daraus ziehen, wie Sie die Behandlung besser verstehen und unterstützen können, erkläre ich Ihnen im Folgenden.

Zunächst ist es wichtig, dass Sie selbst sich so gut wie möglich über Ihre medizinischen Probleme informieren. Nein, Sie brauchen sich jetzt nicht für ein medizinisches Studium bei der nächstgelegenen Universität einzuschreiben. Fragen Sie Ihren Arzt, wo sie weitere Informationen finden können. Und bitte wenden Sie sich nicht bevorzugt an Dr. Google. Im Internet finden Sie eine Fülle an medizinischen Informationen. Ziemlich viel davon ist Quatsch oder veraltet. Am Ende dieses Kapitel nenne ich Ihnen einige vertrauenswürdige Websites. Doch bleibt immer zu bedenken: Abstrakter Rat wird dem Einzelfall nie gerecht, die Einschaltung einer Fachperson – das kann auch Ihr Apotheker sein – ist unabdingbar.

Zweitens ist es entscheidend, dass Sie Ihrem Arzt auch Fragen stellen, wenn Sie etwas nicht verstanden haben oder sich Sorgen machen wegen einer bevorstehenden Untersuchung oder wegen des neuen Medikaments, das Sie einnehmen sollen. Die medizinische Behandlung kann für den Laien sehr kompliziert und unübersichtlich sein. Daher die Bitte an Sie: Bringen Sie sich ein. Erwarten Sie – völlig zu Recht – Aufklärung. Bekanntermaßen gibt es keine dummen Fragen, höchstens dumme Antworten. Ein Arzt, der sich als Ihr Partner versteht, wird Ihnen keine geben.

Drittens ist von Bedeutung, dass Sie der ärztlichen Behandlung vertrauen. Sollte dies nicht der Fall sein, sollten Sie Grund zu Sorge oder Verunsicherung haben, dann holen Sie die berühmte zweite Meinung eines anderen Mediziners ein – solange es sich um keinen Notfall handelt. Das bedeutet nicht, dass Sie Ihrem angestammten Arzt das Vertrauen aufkündigen. Sie benötigen einfach mehr Zeit und weiteren Rat, um eine Entscheidung zu treffen. Was Sie jedoch nicht tun sollten: von Doktor zu Doktor laufen, bis Ihnen eine Diagnose passt.

Jede Partnerschaft lebt davon, dass man sich einander mitteilt. Heißt es unter Maklern für die Bewertung einer Immobilie „Lage, Lage, Lage", so lautet das Motto der Arzt-Patient-Beziehung „Kommunikation, Kommunikation, Kommunikation". Dies setzt Vertrauen und Aufrichtigkeit voraus. Sagen Sie Ihrem Arzt, was Sie akzeptieren können, wo Sie andererseits meinen, Sie wären überfordert oder könnten etwas nicht akzeptieren. Dies ist besser, als die verschriebenen Medikamente gar nicht erst einzunehmen oder Termine beim Facharzt platzen zu lassen. Stellen Sie konkrete Fragen: Muss ich diese Tabletten wirklich einnehmen und wie lange? Was kann ich selbst für meine Gesundheit tun? Sind meine Erwartungen realistisch?

„Der Nächste, bitte!" Für nicht mal zehn Minuten – Sie kennen das. Nach einer gefühlten Ewigkeit im Wartezimmer einer Praxis folgt häufig eine Hauruck-Begegnung mit dem Arzt. In Deutschland dauert sie im Durchschnitt weniger als zehn Minuten. In einigen anderen Ländern nimmt man sich mehr Zeit, bis zu doppelt so lange, in Schweden etwa. Ein ausführliches Gespräch, das alle Fragen zu Ihren gesundheitlichen Problemen erschöpfend behandelt, scheint so kaum möglich. Um möglichst viel aus Ihrem Arztbesuch herauszuholen, sollten Sie sich die wichtigsten Punkte vorher in Gedanken und vielleicht auch auf Papier zurechtlegen – in der Reihenfolge ihrer Dringlichkeit.

Wenn Sie in fortgeschrittenem Alter sind, teilen Sie ganz zu Anfang Ihres Besuchs am besten mit, ob Sie seit dem jüngsten Gespräch neue Probleme im Verrichten Ihrer alltäglichen Tätigkeiten bemerkt haben. Sie erinnern sich sicherlich, dass in der Geriatrie die Überprüfung der normalen Körperfunktionen des Patienten im Vordergrund steht. Treten hier Defizite auf, kann man nachprüfen, ob tatsächlich eine Krankheit dahintersteckt.

Sie sollten Ihrem Arzt auch eine Liste Ihrer fachärztlichen Besuche vorlegen. Ihn außerdem wissen lassen, ob seine Kollegen Ihnen vielleicht zusätzliche Medikamente verschrieben haben, am besten auch in Form einer Auflistung. Dann sollten Sie ihn fragen, ob die Einnahme aller Arzneimittel noch nötig sei, die er Ihnen verschrieben hat. Erkundigen Sie sich auch, ob gegebenenfalls Laboruntersuchungen fällig sind.

Weitere wichtige Fragen, die Sie Ihrem Arzt unbedingt stellen sollten, beziehen sich auf empfohlene Schutzimpfungen für ältere Patienten. Sie wissen ja aus dem Kapitel über Vorbeugung, dass Sie auch in Ihrem Alter noch regelmäßige Schutzimpfungen benötigen – seit Corona sogar *gerade* in Ihrem Alter. Wenn Sie eine Patientenverfügung ausgefüllt haben oder eine Vorsorgevollmacht existiert, sollten Sie sicherstellen, dass Ihrem Arzt eine Kopie vorliegt und er über etwaige Änderungen informiert wird.

Sie kommen sich jetzt vor, als ob Sie sich für eine Prüfung vorbereiten müssten? Ich weiß sehr wohl, dass ich viel von Ihnen verlange. Aber wollen Sie nicht, dass Ihre Gesundheit, wie man so sagt, auf Herz und Nieren geprüft wird? Tragen Sie dazu bei, nehmen Sie gegebenenfalls ein Familienmitglied oder einen vertrauenswürdigen Bekannten mit. Vier Ohren hören mehr als zwei, auch mit Hörgerät.

Sie können sich während des Gesprächs oder kurz danach auch Stichpunkte notieren. Das hilft dem Gedächtnis und Ihrer Gesundheit. Eine zusätzliche Hilfe ist die Anlage Ihrer eigenen persönlichen Patientenakte, in die Kopien von Krankenhausbriefen, Facharzt-Stellungnahmen und Untersuchungsergebnissen eingehen. Eine solche Akte kann Ihnen gute Dienste leisten, falls Sie einmal an einem Wochenende oder Feiertag unverhofft ins Krankenhaus müssen.

Zusammengefasste Tipps für den Arztbesuch:
1. Bereiten Sie sich vor.
2. Seien Sie ehrlich. Sagen Sie, was Sie wollen – und was nicht. Wenn nötig, besorgen Sie sich eine zweite Meinung.
3. Denken Sie daran, scheinbare Beiläufigkeiten zu erwähnen – den kleinen Ausrutscher im Badezimmer, die leichten Kopfschmerzen, den Zeh, der manchmal weh tut.

VIELE BUNTE PILLEN

Nun lassen Sie uns über all die Pillen sprechen, die sich bei Ihnen zu Hause über die Jahre angesammelt haben. Vielleicht kommen Sie sich schon wie der Verwalter einer kleinen Apotheke vor. Es gibt immer wieder ältere Patienten, die täglich so viele Tabletten einnehmen, dass sie einfacherweise alle davon morgens in eine Schale füllen und mit etwas Milch und Fantasie ein geschmackvolles Müsli zubereiten könnten. Nun, sicherlich übertreibe ich hier ein bisschen, aber die Polypharmazie, die mehrfache Medikamentengabe, ist in der Geriatrie eine traurige Realität.

Es ist wahr, dass einige Patienten mehrere Medikamente für ein schwaches Herz oder die angeschlagene Lunge brauchen. Auch dem Diabetes rückt heute nicht mehr nur die Insulinspritze zu Leibe. Die große Bandbreite von Medikamenten ist ein eindeutiger Fortschritt der modernen Medizin. Sie hat viele Patienten vor dem Tod gerettet und ihnen eine bessere Lebensqualität ermöglicht. Die Kehrseite der Medaille ist das schnelle Zücken des Rezeptblocks. Manche Ärzte machen es sich damit nicht nur ein bisschen zu einfach, sondern reagieren auch auf eine Erwartungshaltung ihrer Patienten: Ohne ein neues Medikament möchten sie die Praxis nicht verlassen, der Arztbesuch und die Zeit im Wartezimmer sollen sich schließlich gelohnt haben.

Nicht jedes Wehwehchen braucht eine Pille. Manchmal helfen krankengymnastische Übungen, Sport, Ruhe, Wärme oder Kälte genauso gut wie – wenn nicht gar besser als – die kleinen bunten Helfer. Die ja nicht ohne Risiko sind. Gangunsicherheit und Stürze, Verwirrtheit, Blasen- und Darmprobleme sind nur einige der vielen Nebenwirkungen von Medikamenten, vor allem dann, wenn mehrere zusammen eingenommen werden. Immer wieder geschieht es, dass Nebenwirkungen von Medikamenten irrtümlich als ein neu aufgetretenes Leiden interpretiert werden.

Ich erinnere mich noch gut an eine ältere Patientin im Krankenhaus, die über Blasenschwäche klagte. Sie war vorher in einem Altenheim gewesen. Dort hatte sie seit langer Zeit ein Medikament eingenommen, das den Blasenmuskel beruhigt. Leider sind die Nebenwirkungen sehr unangenehm und können gefährlich sein. Verstopfung, Verwirrtheit, Gangstörungen und Stürze sowie Sehschwierigkeiten sind besonders bei älteren Patienten einige der unerwünschten Eigenschaften dieses Medikamentes. Man hätte das Problem eindämmen können, indem man das wassertreibende Medikament schon vor meiner Intervention reduziert hätte. Ich wies zudem an, ihre Schmerzen in den Beinen nicht nur mit Hilfe einer Arznei in den Griff zu kriegen, sondern auch mit krankengymnastischen Übungen. Somit brauchte sie nicht mehr so häufig zur Toilette zu laufen, fühlte sich sicherer beim Gehen und ihre Schmerzen waren aushaltbar.

Viele Medikamente haben nicht nur unangenehme Nebenwirkungen, sondern auch unaussprechliche Bezeichnungen, zudem auch noch unterschiedliche Wirkstoff- und Handelsnamen. Manchmal glaube ich, die pharmazeutische Industrie hat Freude daran, uns allen das Leben schwer zu machen. Unübersichtlichkeit scheint ihr Programm zu sein: Ein und dasselbe Medikament stammt oft von verschiedenen Herstellern, die es unter jeweils eigenem Namen auf den Markt bringen. Das gilt auch für die sogenannten Generika, Nachahmungspräparate. Manche von ihnen wirken genauso gut wie das Original, andere nicht.

Es ist nicht so einfach, über die etwa 8.000 in Deutschland zugelassenen Medikamente den Überblick zu behalten, auch wenn nur 2.000 davon regelmäßig verschrieben werden. Ibuprofen zum Beispiel, ein häufig benutztes Schmerzmittel, taucht unter den Handelsnamen Aktren, Anco, Dolgit,

Ibu-Hexal, Ibu-ratiopharm, Nurofen auf. Ibuprofen ist die Bezeichnung für den Wirkstoff, der sowohl in Säften wie in Tabletten, Zäpfchen oder Gels enthalten sein kann. Allein die Tabletten kommen in allen möglichen Größen, Formen und Farben vor. Wer soll da noch durchblicken? So kann es sein, dass ein Patient nun schon mehrere Wochen gewissenhaft morgens immer eine weiße Tablette einnimmt, mittags die Hälfte einer blauen und eine kleine rosafarbene und am Abend dann noch die rote Pille. Wenn jetzt ein Medikament mit dem gleichen Wirkstoff, aber von einem anderen Hersteller verschrieben wird, vielleicht weil es preiswerter ist, dann liegt mittags plötzlich statt der rosafarbenen Tablette eine dicke weiße neben dem Teller. Da kann man schon mal durcheinanderkommen, auch als assistierender Angehöriger.

So schwer es ist: Als Patient sollten Sie genau wissen, was Sie einnehmen, Handels- wie Wirkstoffnamen kennen. Am besten führen Sie eine stets akkurate und aktuelle Liste, damit es nicht zu Fehlern kommen kann. Dies ist zwar mühselig, aber es kann für Sie den Unterschied zwischen Leben und Tod ausmachen.

Einer meiner Patienten musste während eines Besuchs bei seinen Kindern plötzlich mit Verdacht auf einen Herzinfarkt ins Krankenhaus eingeliefert werden. Dort stellte man zum Glück fest, dass er keinen Infarkt hatte, aber einen sehr hohen Blutdruck. Daraufhin wurde seine medikamentöse Behandlung angepasst. Er konnte mit deutlich niedrigerem Blutdruck und einem neuen Medikament entlassen werden und bekam die Anweisung, zu Hause wieder seine vom Hausarzt verschriebenen Tabletten einzunehmen. Drei Tage später rief er den Notarzt, weil ihm schwindlig geworden war. Dieser stellte einen sehr langsamen Puls fest und wies ihn erneut ins Krankenhaus ein, wo er auf die Intensivstation kam.

Was war passiert? Der Patient hatte Tenormin verschrieben bekommen, ohne dass der Krankenhausarzt wusste, dass Atenolol bereits zu seinem Medikamenten-Mix gehörte. Tenormin ist ein Handelsname für den Wirkstoff Atenolol. Mein Patient nahm also plötzlich viel mehr von diesem Stoff ein, der den Blutdruck senkt, indem er den Puls verlangsamt – eine klassische Übermedikation, die schwerste Folgen haben kann.

Sie merken, wie wichtig gegenseitige Informationen sind. Auch hier gibt es Defizite in Deutschland. Es ist nämlich keinesfalls so, dass ein Arzt nicht schaut, was der Patient schon bekommt. Es mangelt an digitaler Übermittlung.

UNERWÜNSCHTE WIRKUNGEN UND NUTZEN-RISIKO-ABWÄGUNG

Nichts im Leben ist ohne Risiko. Viele von Ihnen fahren täglich mit dem Auto, obwohl es ebenso tägliche Unfälle mit Verkehrstoten gibt. Dieses Risiko akzeptieren Sie und versuchen es zu minimieren, schnallen sich an, haben einen Wagen mit Airbags, fahren vorsichtig, sitzen nüchtern hinter dem Lenkrad und beachten die Straßenverkehrsordnung.

Im Umgang mit Medikamenten sollten Sie sich ähnlich vorsichtig verhalten. Sie reduzieren dadurch das Risiko, einen Unfall zu erleiden. Keinesfalls sollten Sie nach dem Motto vorgehen: Wenn eine Tablette gut ist, dann sind zwei noch besser. Nicht zu empfehlen ist auch die Haltung: Wenn es mir heute gut geht, brauche ich meine Tabletten nicht.

Selbstverständlich muss nicht automatisch jede erdenkliche aller Nebenwirkungen eintreten, die sich auf den Beipackzetteln von Arzneimitteln so eindrucksvoll entfalten lassen.

Es sind mögliche Nebenwirkungen, keine zwangsläufigen. Jedoch beurteilte das Nachrichtenmagazin *Der Spiegel* die Arzneimitteltherapie angesichts der Tatsache, dass jede zehnte Notfallaufnahme auf Nebenwirkungen von Medikamenten zurückzuführen ist, als „fehleranfälligsten Teil der medizinischen Versorgung" in unserem Land.

Unerwünschte Arzneimittelwirkungen können verschiedene Formen annehmen. Eine Medikamentenunverträglichkeit kann häufig auftreten, wenn die Dosierung nicht korrekt ist oder es zu einer Wechselwirkung mit einem anderen Medikament kommt. So kann es passieren, dass eine Person Magenbeschwerden und sogar Magenblutungen erleidet, wenn sie zu viel Ibuprofen gegen lästige Kopfschmerzen anwendete. Es ist auch nicht selten, dass Patienten nach der Einnahme von Antibiotika über Durchfall klagen. Eine vorsichtigere Dosierung sowie ein Magenschutzmittel können Abhilfe schaffen. Eine offene Kommunikation mit dem Arzt wie: „Auf was muss ich achten oder welche Nebenwirkungen können diese Antibiotika haben?" vermeidet den panischen Anruf beim Notarzt mitten in der Nacht.

Etwas völlig anderes ist eine Medikamentenallergie. Eine Allergie ist eine übertriebene Reaktion des Immunsystems auf einen Stoff. Das können wie beim Heuschnupfen Blütenpollen sein, aber eben auch Medikamente. Häufig sind Allergien gegen Antibiotika. Tritt eine allergische Reaktion auf, reicht es nicht, das Medikament zu wechseln. Die Unverträglichkeit gehört unbedingt in die Patientenakte und sollte auch anderweitig dokumentiert werden, damit es in einem Notfall nicht zu gefährlichen Medikationen kommt. Am besten ist es, wenn der Patient immer ein kleines Kärtchen mit Allergie-Hinweis in Portemonnaie oder Brieftasche bei sich trägt.

Es steht außer Zweifel, dass Medikamente Leben retten, Schmerzen lindern, die Lebensqualität wiederherstellen und ein Segen für die Menschheit sind. Ohne Antibiotika könnte schon die kleine Schürfwunde am Knie Ihres dreijährigen Enkels tödlich sein, gewisse rheumatische Erkrankungen und die damit einhergehenden Schmerzen würden für viele Patienten zur Höllenqual, und gäbe es die vielen Herzmittel nicht, müssten viele Enkelkinder ohne ihre Großeltern aufwachsen, könnten sie nie kennen- und lieben lernen.

Also: Medikamente sind sehr wichtig, sie haben die Wunder der modernen Medizin möglich gemacht. Aber – und jetzt kommt die Kehrseite der Geschichte – man sollte auch großen Respekt vor diesen bunten kleinen Pillen haben. Hier spielt das Prinzip der Nutzen-Risiko-Abwägung eine wichtige Rolle.

Nehmen wir als Beispiel ein Kortison-Präparat wie Prednison. Für die Behandlung von rheumatischen Beschwerden, Asthma oder Hauterkrankungen ist dies ein wichtiges und hilfreiches Mittel. Gleichzeitig aber kann es bei regelmäßiger Einnahme Osteoporose beschleunigen, eine Wirbelkörperfraktur sowie Hautveränderungen auslösen und das Entstehen von Diabetes begünstigen. Auch Medikamente, die das Blut verdünnen, beugen zwar wunderbar einem Schlaganfall vor – doch können sie auch zu gefährlichen Blutungen im Darm oder im Gehirn führen. Es ist also notwendig, solche Mittel mit potenziell gefährlichen Begleiterscheinungen immer daraufhin zu überprüfen, ob ihr Nutzen für den Patienten das Risiko übersteigt. Diese Risiken wachsen im Alter.

Wie schade: Der alte Kumpel Körper ist nicht mehr, was er mal war. Das muss man auch beim Umgang mit Medikamenten beachten. Mit zunehmendem Alter verlieren wir an Muskelmasse, und unser Wasserhaushalt stellt sich um. Sehr einfach ausgedrückt: Die Wassermenge innerhalb und außerhalb aller

Körperzellen nimmt ab. Gleichzeitig steigt der Anteil des Fettgewebes. Daraus folgt, dass Medikamente wie Benzodiazepine (Valium, Tavor usw.), die sehr fettlöslich sind, länger im Körper bleiben als Arzneien, die wasserlöslich sind. Darum wird der Geriater misstrauisch, wenn solche Mittel auf der Medikamentenliste seines Patienten stehen. Nicht viel anders ist es mit den Proteinen in unserem Blut. Wenn wir älter werden oder eine chronische Krankheit haben, kommt es häufig zu einem Proteinmangel. Viele Medikamente aber werden von den Proteinen wie Fahrgäste eines Taxis durch den Körper transportiert.

Diese Fahrgäste sind zu bequem zum Gehen und haben das Schuften nicht erfunden. Medikamente hingegen, die sich allein auf den Weg durch den Körper machen (also nicht an Proteine gebunden sind), verhalten sich viel aktiver und sind daher wirkungsvoller. Ältere Patienten bekommen oft solche Arzneien verschrieben, die bei kleinen Dosierungen bereits sehr gut wirken. Der Geriater muss ein wachsames Auge darauf halten, dass es nicht zu Überdosierungen kommt.

Schließlich ist auch auf die Nieren zu achten, die ja auch älter und schwächer werden. Viele Medikamente, die über die Nieren ausgeschieden werden müssen, bleiben zu lange im alternden Körper und richten dort Unheil an. Festzuhalten ist: Viele Medikamente kommen für ältere Patienten gar nicht mehr in Frage oder aber nur in geringen Dosierungen und mit strikter Überwachung.

Ich müsste jetzt eigentlich noch im Detail beschreiben, warum einige Medikamente nur unter besonderen Bedingungen und strenger ärztlicher Überwachung zusammen eingenommen werden sollten. Der Grund dafür ist das für ihren Abbau im Körper zuständige System. Es beruht auf bestimmten, vor allem in der Leber vorkommenden Proteinen (Cytochrome P450), deren eigene Funktionsweise von unterschiedlichen

Medikamenten beeinflusst wird. Dies wiederum verstärkt oder verringert die Wirkung anderer Arzneien im Körper. Aber lassen wir es gut sein, denn Sie brauchen ja nicht Ihr Examen in Pharmakologie zu bestehen. Besser ist es, wenn ich Ihnen jetzt noch einmal zusammenfassend beschreibe, wie Sie Ihre vielen Pillen am sichersten einnehmen.

Ich möchte an dieser Stelle noch die rezeptfreien Medikamente erwähnen. Bitte denken Sie daran, dass auch sie Nebenwirkungen haben können, und sagen Sie Ihrem Arzt, welche Medikamente Sie sich selbst gekauft haben, denn auch diese gehören auf Ihren Medikamentenplan.

PRAKTISCHE TIPPS ZUR MEDIKAMENTENEINNAHME

1. Sollten Sie mal vergessen haben, einige Ihrer Tabletten einzunehmen, rufen Sie Ihren Arzt oder Apotheker an und fragen Sie ihn, wie Sie sich verhalten sollen.
2. Benutzen Sie einen Medikamentenspender (für die Wochenration), damit Sie schnell sehen können, ob Sie alle Ihre Tabletten auch korrekt eingenommen haben.
3. Bitten Sie um Hilfe beim Füllen des Medikamentenspenders, damit es zu keinem Fehler kommt.
4. Verwahren Sie alle Ihre Arzneimittel zusammen mit dem Medikamentenplan an einer einzigen Stelle im Haus.
5. Sagen Sie Ihren Kindern oder anderen Pflegepersonen, wo Sie die Medikamente aufbewahren.
6. Einmal im Monat (am 1. oder 15.) sehen Sie nach, ob Sie noch genügend Medikamente haben.
7. Wenn Sie verreisen, vor allem ins Ausland, behalten Sie Ihre Medikamente immer bei sich im Handgepäck und

vergewissern Sie sich, dass sie für den Zeitraum der gesamten Reise reichen.
8. Tragen Sie immer die Telefonnummer Ihres Arztes und Ihrer Apotheke bei sich.
9. Wenn Sie auf Schmerzmittel angewiesen sind, dann setzen Sie sie immer wie verschrieben ein. Gewisse Schmerzmittel helfen nur dann, wenn sie regelmäßig eingenommen werden. Sie sollten sie nicht erst dann anwenden, wenn der Schmerz einsetzt – sondern so rechtzeitig, dass er gar nicht erst entsteht.
10. Bitte denken Sie daran, auch nicht rezeptpflichtige Arzneimittel sorgfältig in Ihrem Medikamentenplan aufzulisten, damit sie Ihrem Arzt bekannt sind.

Hier noch fünf gute Websites für medizinisches Wissen:

www.kbv.de
Publikationen der Kassenärztlichen Bundesvereinigung

www.patienten-information.de
Ärztliches Zentrum für Qualität in der Medizin

www.gesundheitsinformation.de
Institute für Qualität und Wirtschaftlichkeit mit evidenzbasierter medizinischer Information

www.gutepillen-schlechtepillen.de
Pharmaunabhängige Arzneimittelinformationen

https://www.aok.de/kp/bw/curaplanaktiv/curaplan-wissen/erfolgreicher-arztbesuch/
Checklisten für den Arzt

Kapitel 10

SCHNELLER STURZ, TIEFER FALL: IM ALTER DIE BALANCE BEWAHREN

Das Alter ist manchmal umwerfend, denn es hält viele Stolpersteine bereit. Ein schlecht gepflasterter Gehweg bringt zwar auch junge Menschen aus dem Tritt, der Unterschied zu Senioren ist aber: Jüngere fallen dann meist nicht gleich. Ein älterer Spaziergänger hingegen, der einen Schlaganfall erlitten haben mag und noch unsicher auf den Beinen ist, schlägt schnell lang hin. Nicht der Stolperstein, sondern der unsichere Gang ist der eigentliche Grund für das Malheur.

30 bis 40 Prozent der älteren Menschen, die noch zu Hause wohnen, stürzen jedes Jahr. Unter den 80-Jährigen sind es sogar über 50 Prozent. In Altenheimen liegen die Zahlen überraschenderweise sogar noch höher (die Bewohner in Altenheimen sind gebrechlicher, nehmen mehr Medikamente, viele leiden an einer Demenz). Und oft bleibt es nicht bei einem Sturz pro Jahr. Wem es einmal passiert ist, der hat ein 50-prozentiges Risiko, dass es wieder geschieht. Insgesamt wird die Zahl der Senioren, die jährlich aus dem Gleichgewicht kommen, in Deutschland auf vier bis fünf Millionen geschätzt.

Das ist schlimm. Noch besorgniserregender ist, dass diese Unfälle zu den häufigsten Gründen dafür zählen, dass

Senioren sterben. Es handelt sich wahrhaftig oft um Stürze in den Tod. Selten gibt es eine eindeutige Ursache – meistens wirken mehrere Risikofaktoren aufeinander ein, was Diagnose und Therapie schwierig macht. Die geriatrische Literatur ist voller wissenschaftlicher Artikel über das Phänomen und seine Hintergründe. Die Fachleute unterscheiden zwischen Faktoren, die von innen wirken (intrinsisch), und äußeren Einflüssen (extrinsisch).

Folgende intrinsische Veränderungen im Körper erhöhen die Sturzgefahr:

1. Verringerte Muskelkraft vor allem in den Beinen, aber auch Bewegungseinschränkungen in den Armen
2. Probleme bei der Blutdruckregulation
3. Schwerhörigkeit, Sehprobleme, Schädigung der Nerven in den Beinen
4. Chronische Erkrankungen wie etwa Diabetes, Zustand nach einem Schlaganfall, eine Demenz, die Parkinson-Krankheit, ausgeprägte Arthrose der Hüft- und Kniegelenke

Zu den extrinsischen Risikofaktoren zählen Umwelteinflüsse wie elektrische Kabel als Stolperfallen auf dem Boden, gegen Verrutschen nicht gesicherte Teppiche, schlechte Beleuchtungsverhältnisse und unebene Gehwege. Die größte von außen einwirkende Gefahr aber, so absurd das klingen mag, ist der Arzt. Und zwar jener Mediziner, der allzu bedenkenlos den Rezeptblock zückt und dies und das verschreibt, ohne auf die Nebenwirkungen zu achten – Schwindelgefühle zum Beispiel.

Rein theoretisch sollten wir Ärzte unseren älteren Patienten überhaupt keine Medikamente verordnen, denn fast jedes kann Sturzgefahr verstärken. Dass völliger Verzicht auf lebensnotwendige Arzneimittelgabe nicht möglich ist, sieht jeder ein.

Jedoch sollte sie größter Vorsicht unterliegen. Es gibt inzwischen mehrere Listen, die Medikamente nach ihrem Gefahrenpotenzial ordnen. Leider sind darunter viele, auf die viele ältere Patienten angewiesen sind. Dazu gehören Diuretika (Wassertabletten) bei Herzversagen oder Blutdrucksenker.

Besonders vorsichtig sollte man mit Schlaftabletten umgehen. Sie hinterlassen am nächsten Tag Benebelungsgefühle, die sich auf Orientierungsvermögen und Gang auswirken können. Die *Ärztezeitung* gab bei der Beurteilung der Datenlage jedoch auch der Interpretation Raum, dass Schlafmittel zwar Sturzrisiken bergen – die Auswirkungen einer nicht behandelten Schlaflosigkeit aber eben auch.

Auch hier habe ich ein Patientenbeispiel parat. Eine Familie brachte den hochbetagten Großvater zu mir. Seine Angehörigen waren sehr besorgt und auch irritiert, denn der Hausarzt kam einfach nicht dahinter, warum Opa immer wieder hinfiel. Der Arzt tippte auf Umweltgefahren; eine umfassendere Untersuchung und eine Begutachtung der verordneten Medikamente unterblieben.

Als die Enkelin den Großvater am Arm gestützt in meinen Behandlungsraum geleitete, erkannte ich auf den ersten Blick: Hier lag eine Parkinson-Erkrankung vor. Nach einer vorsichtigen Behandlung mit geeigneten Medikamenten fasste der alte Herr binnen einiger Wochen wieder Tritt.

SCHWEIGESPIRALE UND TEUFELSKREIS: FALLANGST FRISST SELBSTVERTRAUEN

Wer in höherem Alter einmal auf die Nase fiel, verheimlicht dies oft: Zu groß ist die Furcht, bei Benennung des Problems die Selbstständigkeit zu verlieren, ins Pflegeheim abgeschoben zu werden. Dies setzt einen Teufelskreis in Gang, denn die individuelle Sturzangst wächst natürlich. Deshalb meiden die Betroffenen Risikosituationen. Spazierengehen, Gartenarbeit, Fahrradfahren, überhaupt vor die Haustür gehen, um Freunde und Bekannte zu besuchen – das alles erscheint plötzlich als Wagnis. Selbst der sonntägliche Kirchgang fällt dann häufig aus.

Auf dem eigenen Sofa scheint es sicherer zu sein. Doch das ewige Sitzen führt langsam, aber unausweichlich zu Muskelschwund in den Beinen. Die Konsequenz: erhöhte Sturzgefahr, weil man als Couch-Potato noch weniger gut zu Fuß ist.

Obendrein kann man auch von Osteoporose betroffen sein. Im Fall des Fallens bleibt es dann leider nicht bei Prellungen. Etwa fünf Prozent der Stürze lösen Hüftfrakturen aus; Wirbelkörper und Beckenknochen können ebenfalls zu Bruch gehen. Diese Knochenbrüche sind besonders häufig mit starken Schmerzen und längerer Immobilität verbunden. Dann ist eine Rückkehr in die eigene Wohnung meist erst nach einem längeren Aufenthalt in einer Behandlungseinrichtung möglich – oder gar nicht mehr.

Ein Oberschenkelhalsbruch – die häufigste Fraktur, die älteren Menschen droht – zertrümmert das Verbindungsteil zwischen Kopf und Schaft des Oberschenkelknochens. Nur in den seltensten Fällen kann man nach so einem Bruch noch aufstehen; schon der Versuch, sich hinzusetzen oder das Bein auch nur zu bewegen, ist mit sehr starken Schmerzen in der Hüfte verbunden. Das betroffene Bein ist dabei verkürzt und nach außen gedreht.

Früher mussten Patienten mit solch einer Fraktur Monate mit einem Streckverband im Bett verbringen. Dabei konnten gefährliche Komplikationen auftreten. Lungenentzündungen oder Thrombosen (Blutgerinnsel im Bein) waren keine

Seltenheit, sodass die Sterblichkeitsrate damals mehr als 50 Prozent betrug.

Diese Zeiten sind zum Glück vorbei. Inzwischen werden die Patienten innerhalb weniger Stunden nach der Aufnahme ins Krankenhaus operiert und meistens am folgenden Tag schon vorsichtig von den Physiotherapeuten mobilisiert. Die Operation selbst dauert heutzutage zwischen 30 und 40 Minuten. Die Art des Eingriffs hängt davon ab, wo genau der Bruch auftrat. Manchmal reicht eine Verschraubung aus, damit der Oberschenkelhals wieder stabil wird. Es gibt aber auch Brüche, bei denen ein künstliches Hüftgelenk eingesetzt werden muss.

Nach der Operation folgt in der Regel eine 16-tägige Frührehabilitation auf einer geriatrischen Akutstation. Hier bekommen die Patienten zweimal täglich therapeutische Anwendungen und werden von einem multifunktionalen Team behandelt, das aus ausgebildeten Pflegekräften, Therapeuten, Psychologen, Sozialarbeitern und geriatrischen Fachärzten besteht.

Trotz dieser breiten therapeutischen Palette kann es vorkommen, dass sehr gebrechliche Menschen nach einer Hüftfraktur und erfolgreicher Operation sowie Nachbehandlung nicht mehr allein duschen, die Toilette benutzen oder ihre Wohnung verlassen können. Bedauerlicherweise bleibt dann nur die Verlegung in ein Pflegeheim.

Auch Patienten mit anderen Brüchen, etwa des Beckens oder der Wirbelkörper, finden auf Spezialstationen Aufnahme. Nur in seltenen Fällen müssen sie sich einer Operation unterziehen. Meist helfen starke Schmerzmittel, viel Geduld und Mobilitätstraining. Sollte eine Operation doch angeraten sein, so ist Kyphoplastie heute das Mittel der Wahl. Sie stabilisiert den zusammengefallenen Wirbelkörper, indem Knochenzement in ihn hineingepresst wird. Dadurch kann er sich wieder aufrichten, was die Schmerzen nahezu unmittelbar lindert.

Um eine erfolgreiche Behandlung zu ermöglichen und Sturz-Wiederholungen zu vermeiden, ist es unerlässlich, dass Sie Ihren Arzt genauestens darüber informieren, was dem Unfall vorranging. Bitte denken Sie vor dem Arztgespräch genau nach: Was haben Sie unmittelbar vor dem Fall gemacht?

Sind Sie vielleicht aus dem Bett, vom Sofa oder nach einer Mahlzeit vom Stuhl aufgestanden? Haben Sie versucht, etwas aus einem hohen Schrank zu holen oder vom Boden aufzuheben? Waren Sie auf der Toilette? Sind Sie nach vorne oder nach hinten gestürzt? Haben Sie neue Medikamente eingenommen oder Ihre alten einzunehmen vergessen? Raste Ihr Herz vor dem Fall? War Ihnen übel oder schwindlig? Hatten Sie Schwierigkeiten zu sprechen oder einen Arm, ein Bein zu bewegen? Haben Sie Ihr Bewusstsein verloren? Oder die Kontrolle über Darm und Blase? Ganz wichtig ist auch, ob Sie sich den Kopf gestoßen haben. Je genauer Sie alles beschreiben können, desto wahrscheinlicher ist es, dass Ihr Arzt einen möglichen Grund für den Sturz finden und weitere verhindern kann. Seien Sie mitteilsam.

Der Fall ist viele Jahre her, stammt noch aus meiner Zeit in den USA, aber ich weiß noch, dass es ein Freitagmorgen war, an dem Chirurgen mich zu einer älteren Dame um meine Meinung baten. Die Frau war am Vorabend an einer gebrochenen Hüfte operiert worden. Vorangegangen war ein Sturz von der Kellertreppe. Die Operation war komplikationslos verlaufen. Doch am Morgen danach konnte die Frau beide Arme nicht mehr bewegen. Die Chirurgen standen vor einem Rätsel. Nach einer kurzen Unterhaltung mit der Patientin stellte sich heraus, dass sie mit dem Kopf auf dem Zementboden des Kellers aufgeschlagen war. Eine

Computertomografie wies eine Gehirnblutung nach, der nun eine gezielte Behandlung folgen konnte. Hätte sie nicht sagen können, was genau passiert war, wäre es schlimmer ausgegangen. Wir schafften es in Teamarbeit, dass sie ihre Arme wieder bewegen konnte.

Es kann nicht oft genug betont werden, wie wichtig es ist, dass ein Arzt ein Sturzopfer sorgfältig nach den Ursachen seines Falls befragt. Keinesfalls sollte er das Ereignis ignorieren oder als altersbedingt normal ansehen. Eine körperliche Untersuchung sollte die Herzfunktion ebenso einschließen wie das Messen des Blutdrucks im Sitzen und anschließend im Stehen, um zu ergründen, ob er beim stehenden Patienten deutlich niedriger ist.

Ein Check der Gelenke und der Nervenfunktionen ist gleichfalls ein Muss, ebenso eine Überprüfung des Medikamentenplans, um mögliche Risikofaktoren zu erkennen. Gegebenenfalls sind auch Labortests oder Röntgenaufnahmen notwendig.

VORBEUGUNG BEIM VORBEUGEN

Da Stürze selten nur einen einzigen Grund haben, sollten Sie mehrere Dinge tun, um Stolperfallen in Ihrem Zuhause zu eliminieren. Natürlich brauchen Sie es nicht komplett leer zu räumen! Es reicht, Teppichenden festzukleben, kleinere Teppiche zu entfernen, Elektrokabel so gut wie möglich aus dem Weg zu räumen und dafür zu sorgen, dass alles hinreichend beleuchtet ist.

In Ihrem Schlafzimmer sollte immer ein Nachtlicht brennen. Denken Sie dabei bitte nicht an die Stromrechnung: Beleuchtung macht den geringsten Teil davon aus, und ein stationärer Aufenthalt kann Sie wesentlich teurer zu stehen kommen – nicht nur finanziell.

Wiederum der Hinweis: Ein guter Überblick über alle Ihre Medikamente und deren potenzielle Wechselwirkungen ist für Sie selbst genauso wichtig wie für Ihren Arzt. Und immer besondere Vorsicht mit rezeptfreien Arzneimitteln!

Sollten Sie an Osteoporose erkrankt seien, denken Sie bitte an Ihr Vitamin D (mindestens 1000 IE täglich) und vernachlässigen Sie nicht die Einnahme von Kalzium! Natürlich sollten Sie, wie in diesem Buch schon beschrieben, auch das Balance- und Krafttraining nicht vergessen! Ja, das waren jetzt wieder ziemlich viele Ausrufezeichen. Lassen Sie mich noch drei hinzufügen: Das Wichtigste ist, sich nicht zu schämen, wenn Sie gestürzt sind. Bitte nichts verheimlichen!!!

Wichtige Hinweise:
1. Auf die Schnauze zu fallen ist schlimm genug, danach die Schnauze zu halten, macht nichts besser – im Gegenteil. Um es mal ganz deutlich zu sagen.
2. Mit Kraft- und Balancetraining können Sie nicht nur Stürze vermeiden, sondern auch Lebensqualität erhalten.
3. Vorsicht, Vorsicht mit Medikamenten, besonders mit den Schlaftabletten. Dazu gibt es Alternativen.

Kapitel 11

KARIES IN DEN GELENKEN: VOLKSKRANKHEIT ARTHROSE

Während meiner Arbeit an diesem Buch erhob das Robert Koch-Institut (RKI) die Daten für die Studie „Gesundheit in Deutschland aktuell (GEDA 2022)". Es handelt sich um eine umfangreiche monatliche Telefonbefragung Tausender in der Bundesrepublik lebender Menschen. Sie geben Auskunft über ihren Gesundheitszustand und Lebensstil. Die einzigartige Datensammlung wird regelmäßig aktualisiert und hält zum Beispiel fest, dass knapp 30 Prozent der Erwachsenen sich mindestens einmal im Monat ordentlich die Kante geben (Rauschtrinken), ein Viertel mindestens eine Stunde pro Woche mit dem Rad fährt und 35 Prozent täglich Obst und Gemüse essen – 65 Prozent also nicht!

Die Erhebung ist unter anderem eine vorzügliche Bestandsaufnahme der Verbreitung chronischer Krankheiten in der Bevölkerung, sogenannter Volkskrankheiten. Dabei liegt Arthrose, Gelenkverschleiß, weit vorne; nur Allergien und Karies kommen noch öfter vor. Karies besetzt uneinholbar den Spitzenplatz, nur ein Prozent der Bevölkerung ist nicht von ihr betroffen.

17 Prozent aller Erwachsenen gaben 2019/20 an, unter Arthrose zu leiden, in der Altersgruppe der über 80-Jährigen waren es 41 Prozent. Osteoarthrose, so der vollständige Name der

Krankheit, ist das Ergebnis der Abnutzung unserer Gelenkknorpel. Sie verhindern normalerweise, dass die Knochen der Gelenke aufeinanderreiben – was beträchtliche Schmerzen verursachen kann. Die glatte Oberfläche des Knorpels wirkt wie der Wasserfilm auf dem Eis, der beim Schlittschuhlaufen das Gleiten ermöglicht. Zudem funktioniert der Knorpel wie ein Wasserkissen, das sich unter Belastung verformt und so Druck auf das Gelenk abfedert.

Das ist ein geniales Konstruktionsprinzip der Natur, das ein Leben lang halten muss. Leider treten über die Jahrzehnte Verschleißerscheinungen auf, und man kann einen neuen Knorpel nicht einfach bei Amazon bestellen. Abnutzung nennt die Medizin Degeneration, Arthrose ist die häufigste Form der degenerativen Gelenkerkrankungen. Der Verschleiß kann sich schon ab dem 40. Lebensjahr bemerkbar machen. Besonders häufig bereitet er in Knien, Hüften, Schultern und Händen Probleme.

Die Schädigung verläuft in mehreren Stufen und beginnt mit einer Erweichung des Knorpelgewebes. Daraufhin raut sich die Oberfläche auf, die ja eigentlich sehr glatt sein sollte. Dann passiert, was wir von unseren Zähnen kennen, wenn ihr schützender Schmelz nicht mehr richtig funktioniert: Im Knorpel bilden sich Krater, die sich vertiefen. Man könnte salopp sagen, wir haben Karies in den Gelenken. Am Ende fehlt die gesamte Knorpelschicht, Knochen reibt auf Knochen – autsch!

Eine immer stärker ins Spiel kommende Begünstigung der Arthrose in den westlichen Industrienationen lässt sich mit ziemlicher Sicherheit benennen: Übergewicht. Laut Studien wäre ein Viertel der Kniearthrosen in Europa und den USA vermeidbar, wenn die Betroffenen besser auf ihre Pfunde achteten. Das Übergewicht ist nicht der Auslöser der Arthrose, aber wesentlicher Grund für den Schweregrad der degenerativen Veränderungen.

Gelenkverletzungen scheinen laut Studien bei fünf Prozent der neu auftretenden Kniearthrosen eine Rolle zu spielen, zudem Berufe mit einschlägigen Belastungen wie die Arbeit im Baugewerbe, der Landwirtschaft, im Forstbetrieb, bei der Feuerwehr, beim Hochseefischen und im Bergwerk. Wie all diese Tätigkeiten sind auch die täglichen Verrichtungen von Hausangestellten und Reinigungskräften mit einer übermäßigen Belastung der Gelenke verbunden, häufiges Bücken und Hinknien begünstigt frühzeitigen Gelenkverschleiß.

Was das Rauchen angeht, gibt es sehr unterschiedliche Meinungen und Studienergebnisse. Mal soll es, man glaubt es kaum, sogar eine schützende Wirkung haben. Dann wieder legen große Untersuchungen, sogenannte Metaanalysen mehrerer Einzelstudien, genau das Gegenteil nahe. Auch über die Risiken für Fußballspieler oder Langläufer scheiden sich die Geister. Eine Studie über Läufer mit einem Durchschnittsalter von 63 Jahren zeigte im Vergleich mit einer Kontrollgruppe keine negativen Auswirkungen. Leider sieht es mit Deutschlands beliebtester Sportart, dem Fußball, anders aus. Das Kicken geht auf die Gelenke, vor allem natürlich bei Profifußballern. Da ist es sicherer, ihnen von der Couch aus im Fernseher zuzuschauen. Dabei aber bitte nicht zu viel snacken und bechern!

Heute wissen wir, dass gewisse Genkombinationen zu einer Erkrankung führen können. Interessanterweise ergaben Untersuchungen von Zwillingen, dass ein genetischer Einfluss bei 40 Prozent der Kniearthrosen, etwa 60 Prozent der Hüft- und Handarthrosen sowie sogar bei 70 Prozent der entsprechenden Schäden der Wirbelsäule plausibel erscheint.

Die Diagnose der Krankheit ist heutzutage sehr einfach. Morgendliche Steifheit der Gelenke etwa in den Händen oder geschwollene Kniegelenke mit Schmerzen bei Bewegung sind typische Vorboten der Osteoarthrose. In der Röntgenuntersuchung erkennt man dann einen verengten Gelenkspalt und Veränderungen an den Gelenkknochen. Den Knorpel kann man in der Röntgenuntersuchung nicht sehen. Eine genauere Darstellung des betroffenen Gelenks ermöglicht eine Magnetresonanztomografie (MRT). Sie kann auch Entzündungen feststellen.

VORBEUGUNG UND BEHANDLUNG: TRAINING STATT SCHONUNG

Es gibt kein Wundermittel gegen Arthrose und auch keine Schutzimpfung. Aussichtsreichster Weg, der Krankheit zu entgehen, ist Gewichtskontrolle. Abnehmen, Abnehmen und nochmals Abnehmen, heißt die Parole, um den Knorpel zu schützen. Bewegung unterstützt die Gewichtsreduktion. Außerdem sorgt sie dafür, dass die schmerzenden Gelenke nicht zu Immobilität führen. Auch wenn es weh tut: Der Teufelskreis aus Schonung und dadurch weiter voranschreitender Arthrose ist unbedingt zu vermeiden. Je mehr der Patient sich schont, desto weniger Gelenkflüssigkeit ist vorhanden. Dadurch entstehen auf der Oberfläche des Knorpels noch mehr Schäden.

Gewichtsabnahme ist laut den Therapieempfehlungen von Professor Dr. phil. Klaus Bös, dem ehemaligen Leiter des Instituts für Sportwissenschaften am Karlsruher Institut für Technologie, zentraler Bestandteil der nicht-medikamentösen Arthrose-Behandlung. Darüber hinaus empfiehlt Professor Bös ein moderates Training, idealerweise täglich 30 bis 40 Minuten. Hierfür bietet sich das Ausführen des Hundes an, auch Schwimmen oder Radfahren. Im Winter gibt es keine Ausreden, denn Skilanglauf ist auch gut. Bitte aber kein Tennis, Volleyball oder Ski alpin und natürlich kein Fußball! Weiter empfiehlt Professor Bös Ergo- und Physiotherapie sowie Einlagen, Orthesen (Stützkonstruktionen) oder Bandagen, die dem Gelenk mehr Stabilität verleihen.

Während meiner Assistenzzeit als junger Arzt war man über Bewegung von Arthrose-Patienten noch anderer Meinung. Als ich drei Monate in der Orthopädie ausgebildet wurde, hieß es: „Schonen Sie Ihr Knie, denn Sie haben eine Arthrose im Gelenk." Wie sich die Zeiten doch ändern – und wie alt ich offensichtlich schon bin!

Zum Einsatz von Medikamenten herrschen geteilte Ansichten. Für die rein symptomatische Behandlung gibt es Schmerzmittel wie Paracetamol, Salben und Ibuprofen entsprechende Tabletten (NSAR) oder stärkere Pillen, die Morphium ähneln. Nicht immer ist deren Wirksamkeit eindeutig nachzuweisen. Die ständige Einnahme von Schmerzmitteln ist ein Gesundheitsrisiko und vor allem für Magen und Nieren nicht gut, speziell bei älteren Menschen.

ZWEIFELHAFTE SPORTLER-COCKTAILS AUS KNORPELBAUSTEINEN

Dann sind da noch die vielen im Internet und von der Anti-Aging-Medizin angepriesenen Nahrungsergänzungsmittel, die für viel Geld magische Besserung versprechen. „Achtung Falle!", kann man da nur sagen. Positive Effekte sind wissenschaftlich nicht belegt. Das Placebo-Phänomen ist jedoch umso größer, je mehr das Mittel gekostet hat. Sollten Sie auf Nahrungsergänzungsmittel nicht verzichten wollen, dann beraten Sie sich bitte mit Ihrem Hausarzt oder Orthopäden.

Besondere Heilserwartungen verbinden sich mit Glucosamin und Chondroitin. Cocktails aus beiden Substanzen, die sich recht stark ähneln, sind vor allem unter Sportlern beliebt. Die beiden Stoffe enthalten Bestandteile, die für den Knorpelaufbau nötig sind. Die Idee hinter ihrer Einnahme ist also, dass sie Baumaterial für die Reparatur beschädigter Knorpel zuführen können. Wie berechtigt diese Annahme ist, bleibt zweifelhaft. Wie immer besteht außerdem das Problem, dass eine Tablette am Morgen nicht unbedingt das Gelenk erreicht.

Die Studienlage ist widersprüchlich. Teils ist eine Schmerzlinderung belegt oder – nach einer halbjährigen Einnahme – im Röntgenbild sogar ein Rückgang der degenerativen Veränderungen feststellbar. Die Leitlinien der Internationalen Arthrosegesellschaft (OARSI) von 2019 ignorieren die Substanzen freilich vollständig. Die Deutsche Gesellschaft für Orthopädie und Orthopädische Chirurgie kam zur Frage der Schmerzlinderung zu dem Schluss, die darüber vorliegenden Erkenntnisse seien „widersprüchlich". Fernerhin gebe es für „knochenprotektive Wirkung" keinen Beweis. Den Verkaufszahlen von Glucosamin und Chondroitin in den USA tat das keinen Abbruch.

Man muss allerdings einräumen, dass eine Injektion von Chondroitin direkt ins Kniegelenk sinnvoll sein kann. Entsprechende Untersuchungsergebnisse bestätigen, dass nach mehrmaliger Anwendung über einen Zeitraum von sechs Wochen weniger Schmerzen auftreten und die Beweglichkeit zunimmt.

Wenn alles nicht mehr hilft, dann bleibt einem nur eine Gelenkersatzoperation in ausgewiesenen Endoprothetik-Zentren übrig, wo Fachärzte viele Hunderte solcher Eingriffe im Jahr machen. Hier kann man ein künstliches Knie-, Hüft- oder Schultergelenk bekommen. Heutzutage sind selbst kleine Gelenke in Hand und Fuß ersetzbar. Genauso wichtig wie ein fachkundiger Operateur ist die aktive Mitwirkung des Patienten bei Anschlusstherapien in Rehabilitations-Einrichtungen.

Ein neues Hüft- oder Kniegelenk ist eine Herausforderung. Man bleibt zunächst auf Schmerzmittel angewiesen und muss sich an seinen Gebrauch gewöhnen, was nicht immer einfach ist. Letztlich aber steht später dem Bergwandern, Skifahren oder Tennismatch nichts mehr im Wege. Wenn es sein muss, kann man auch Fußball spielen – aber bitte nur in Maßen, vielleicht mit den Kindern oder Enkelkindern. Tor!!!

Kapitel 12

KOMMT DAS ERBGUT IN DIE JAHRE, DROHT KREBS

Keine andere Erkrankung beweist die Notwendigkeit einer spezifisch geriatrisch ausgerichteten Heilkunde so eindrucksvoll wie Krebs. Denn diese gefürchtete Diagnose hören Ältere überproportional oft. 2018 erkrankten in Deutschland knapp eine halbe Million Menschen neu an Krebs. Mehr als ein Drittel von ihnen war 75 Jahre oder älter. Für eine 35-jährige Frau beträgt das Krebsrisiko gut zwei Prozent. Für eine 75-Jährige liegt dieser Wert bei 16,3 Prozent.

Das Tumorleiden kommt in etwa 200 Spielarten vor. Mit bösartigen Geschwüren des Magens und der Harnblase, aber auch mit Haut-, Lungen- und Darmkrebs ist eher im fortgeschrittenen Lebensalter zu rechnen – wobei Ausnahmen die Regel bestätigen. Für alternde Männer steigt das Risiko gefährlicher Veränderungen der Prostata. Einziger Lichtblick: Wer alt wurde, ohne Hodenkrebs zu entwickeln, dürfte ihn im Ruhestand nicht mehr bekommen.

2020 sagte die WHO voraus, dass die Zahl der neuen Krebsfälle sich weltweit innerhalb von zwei Jahrzehnten verdoppeln könnte, auf bis zu 37 Millionen. Ein wesentlicher Erklärungsfaktor war die global zunehmende Lebenserwartung. Karl Lauterbach, amtierender Bundesgesundheitsminister, prognostizierte 2015 in seinem Buch „Die Krebsindustrie": „Von der Babyboomer-Generation der Jahrgänge 1950 bis 1970, insgesamt rund 25 Millionen Menschen, wird die Hälfte im Laufe ihres Lebens an Krebs erkranken. Das lässt sich schon heute absehen, denn das größte Risiko dieser Generation ist ihre lange Lebenserwartung."

Lauterbach bietet eine weitere Erklärung für die Tendenz zu mehr Krebs trotz Erfolgen bei der Erforschung dieser Krankheit: „Die Zahl der Krebsfälle nimmt auch deswegen zu, weil wir andere Krankheiten besser verhindern oder behandeln können. Dahinter steckt die einfache Logik, dass nur derjenige, der den Herzinfarkt überlebt hat, den Krebs noch bekommen kann." Lauterbach, Arzt, Epidemiologe und Gesundheitsökonom, warnte vor einer Kostenexplosion bei der Krebsbehandlung, die jährlich zusätzliche 45 Milliarden Euro ausmachen werde.

VAMPIR, RAUBKATZE UND KÖNIG

Je länger ein Mensch lebt, desto mehr unterliegt sein Erbgut Belastungen. Es wird anfälliger für Fehlentwicklungen. Und Ursache für Krebsleiden sind Erbgutdefekte. In unseren Genen kommt es ständig zu Veränderungen, sogenannten Mutationen. Sie entstehen, wenn Erbinformation fehlerhaft kopiert wird. Dabei können Gene verloren gehen oder neu auftreten. Diese Mutationen führen dazu, dass Eiweiße nicht korrekt gebildet werden. Die Kontrolle über die Zellen geht dann verloren. Genau das ist eines der wesentlichen Merkmale der Krankheit, die wir Krebs nennen: unkontrollierbares Zellwachstum.

Tumorzellen ignorieren nicht nur wachstumshemmende Signale, sie schaffen sich auch ihre eigene Versorgungsstruktur:

Sie zapfen unsere Blutgefäße an. Man könnte also von einem Vampir im Körper sprechen. Lauterbach bevorzugt die Bezeichnung Raubkatze. Ein mit dem Pulitzer-Preis ausgezeichnetes Krebs-Buch des indisch-amerikanischen Arztes und Wissenschaftlers Siddhartha Mukherjee trägt den Titel „The Emperor of All Maladies". In der deutschen Übersetzung wurde der Kaiser aller Krankheiten zum König degradiert, aber der Respekt vor dem Leiden war derselbe. Die amerikanische Publizistin Susan Sontag wandte sich in ihrem Essay „Krankheit als Metapher" übrigens dagegen, Krebs als heimtückisches Raubtier zu mystifizieren – die demoralisierende Wirkung auf betroffene Patienten sei zu groß.

Krebszellen entstehen und gedeihen in unterschiedlichen Körpergeweben und zerstören damit verschiedene Organe. Einige Krebszellen können sich auch im ganzen Körper verteilen – die gefürchteten Metastasen. Je mehr und je weiter sie sich ausbreiten, desto gefährlicher, tödlicher und schwerer zu behandeln ist die Erkrankung.

Ausgerechnet ein Todesbote als Vorbild für Unsterblichkeit? Der Invasor Krebs greift in wesentliche Funktionsweisen unserer Körperzellen ein, täuscht und korrumpiert sie – und offenbart paradoxerweise durch seine tödliche Zerstörungskraft einen potenziellen Unsterblichkeitsmechanismus. Krebszellen sind Überlebenskünstler. Im Labor können sie ihr Opfer lange überdauern.

Während unsere Zellen mit Ausnahme von Haut und Haar normalerweise nicht sehr teilungsfreudig sind, schon gar nicht im Alter, ist es das unbedingte Ziel des Krebses, immer weiter zu wuchern. Mutierte sogenannte Onkogene geben immer wieder den Befehl zur Teilung. Ausgeschaltet werden dabei natürliche Tumorsuppressorgene: Sie lösen normalerweise einen Selbstmordbefehl (Apoptose) in der Zelle aus, bevor sie durch einen Defekt gefährlich werden kann. Experimente mit Mäusen haben ergeben, dass die Tiere länger lebten, wenn man die zellulären Suizidprogramme ausschaltete. Allerdings erhöhte sich so auch ihr Krebsrisiko enorm.

Mutationen und damit auch bösartige Onkogene kommen im alternden Körper häufiger vor als im jungen, denn der Prozess der Zellteilung unterliegt Verschleißerscheinungen, wird gewissermaßen schlampiger. Dadurch verändern sich Gene. Für diese Unfälle gibt es im Körper Reparaturmechanismen. Leider werden auch sie umso weniger wirksam, je älter ein Organismus ist.

Krebs macht sich also gleich zwei Handicaps zunutze, mit denen alte Menschen unweigerlich umgehen müssen. In ihnen wächst eine merkwürdig widerstandsfähige Missgeburt: Krebs besteht aus mit mancherlei Defekten behafteten Zellen, die eigentlich geringe Überlebenschancen haben sollten. Aber sie sind mit einem Wundermittel versorgt: Telomerase.

Dieses Enzym ist verantwortlich für die Bildung der Telomere, einer Art Schutzkappen der Genstränge. Normalerweise verkürzen sie sich nach Zellteilungen, aber auch durch schädliche Umwelteinflüsse. Schließlich verliert die Zelle das Vermögen, sich zu teilen und geht dem Untergang entgegen. Wir nennen diesen Prozess altern. Krebs überlistet ihn, indem er die Telomere ständig verlängert. Die Anti-Aging-Industrie hat sie auch für sich entdeckt und verspricht allerlei Kuren, um sie instand zu halten. Falls Ihnen das verlockend erscheint, sollten Sie sich an das erhöhte Krebsrisiko der Labormäuse erinnern.

Ausgerechnet über den so häufig auftretenden Alterskrebs wissen wir am wenigsten. Die Deutsche Krebsgesellschaft beklagte 2018: „Tatsächlich stellt die onkologische Behandlung geriatrischer Patienten eine Forschungslücke dar, da bislang wenig randomisierte Studien mit dieser Patientengruppe durchgeführt wurden." Ohne solche Studien, so die Mahnung, „kann jedoch nicht eingeschätzt werden, wann es beispielsweise sinnvoll ist zu operieren, und wann es sich aufgrund von Begleiterkrankungen empfiehlt, auf eine Operation besser zu verzichten."

Es gibt übrigens keinen Beleg für die immer mal wieder zu hörende Annahme, Krebs wachse im Alter generell langsamer. Eine Krebstherapie für ältere Menschen muss aber anders aussehen als die für jüngere. Sie kann mitunter sogar unterbleiben, wenn die Erkrankung langsam verläuft wie etwa Prostatakrebs oder die chronische lymphatische Leukämie. Auch mag der Patient von ihr Abstand nehmen wollen, wenn sie seine überschaubar gewordene verbliebene Lebenszeit schwerer erträglich machen würde.

Chemotherapien und ihr Nutzen sind abzuwägen gegen die Tatsache, dass die beiden Organe, die für den Abbau von Giftstoffen im Köper entscheidend sind, die Leber und die Niere, im Alter an Leistungsfähigkeit einbüßen. Auch haben Senioren häufig bereits mit anderen chronischen Leiden zu kämpfen, wenn sie zusätzlich auch noch eine Krebsdiagnose verkraften müssen. Das muss Folgen für die Therapie haben. So verbieten sich bei bestimmten Begleiterkrankungen Bestrahlungen oder Operationen.

Krebsmedikamente und andere regelmäßig eingenommene Arzneien können ungewünschte Wechselwirkungen haben. Auch Mittel, die Krebspatienten erhalten, um durch die Therapie auftretende Übelkeit zu bekämpfen oder Schmerzen zu dämpfen, haben Begleiterscheinungen. Zu diesen zählen für ältere Menschen besonders gefährliche wie Schwindel und Sehstörungen (Sturzgefahr!).

Solchen Fragestellungen sollte idealerweise ein spezielles Bewertungsverfahren Rechnung tragen, ein sogenanntes multidimensionales geriatrisches Assessment. Es setzt den individuellen Gesundheitszustand, Ernährung, Mobilität, Gewicht, die Einnahme von Medikamenten und psychische Probleme zueinander ins Verhältnis. Zur Abklärung des komplexen Zusammenspiels der verschiedenen Faktoren richtete zum Beispiel das Zentrum für Geriatrische Onkologie und Biologie in der Metropolregion Rhein Neckar (ZOBEL) eine Sprechstunde für Krebspatienten über 70 ein. Ziel ist, von jedem Patienten ein Gesamtbild zu erhalten, das es ermöglicht, den Grad seiner Gebrechlichkeit einzuschätzen. Je höher dieser Wert, desto problematischer die Krebstherapie.

Bei älteren Patienten sollte immer die Gebrechlichkeit überprüft werden. Zwar gibt es eine Reihe von guten Fragebögen, die eine detaillierte Einschätzung ihres Allgemeinzustands ermöglichen, aber eine fachgerechte Untersuchung durch einen Geriater und ein Gespräch mit dem Patienten und den Angehörigen sollte nicht fehlen. Studien haben gezeigt, dass eine Zusammenarbeit von Geriatern und Onkologen (Fachärzte für Krebs) bei sehr gebrechlichen älteren Menschen zu einer verbesserten Verträglichkeit von Chemotherapie, verkürztem Krankenhausaufenthalt und gesteigerter Lebensqualität führt.

Über Jahre behandelte ich in Boston gemeinsam mit einem Onkologen einen älteren afroamerikanischen Patienten mit Lungenkrebs. Sein Tumor wuchs sehr langsam. Als der Onkologe eine weitere Chemotherapie vorschlug, kam der Patient zu mir und bat darum, dass ich mich einschalte. Er war inzwischen 89 Jahre alt und hatte Angst, wieder sehr krank zu werden und seinen 90. Geburtstag im Krankenhaus verbringen zu müssen.

Da der Patient von einer Herzerkrankung schon sehr geschwächt war, verstand ich seine Bedenken. Nach einem langen Gespräch mit seinem Onkologen einigten wir uns auf eine weitere Lungenuntersuchung in sechs Monaten. Seinen Geburtstag feierte unser Patient in großer Runde mit der Familie und den vielen Enkelkindern. Ich sah ihn ein paar Wochen später noch einmal, und er erzählte voller Stolz, dass er in seiner Familie als einziger seiner Generation so alt geworden sei.

Drei Wochen später erlitt er einen Schlaganfall und starb kurz danach im Krankenhaus. Mehrere Wochen darauf erhielt ich einen Brief von seinem ältesten Sohn, der sich bedankte, dass sein Vater seinen 90. Geburtstag noch im Kreise der Familie feiern konnte. Ich rief den Onkologen an, der mir mitteilte, dass er ebenfalls einen Dankesbrief erhalten hatte. An diesem Abend bin ich stolz nach Hause gefahren.

Auch für eine sehr aktive und lustige, aus Italien stammende ältere Dame war es sinnvoll, nicht mehr alle therapeutischen Möglichkeiten auszureizen. Besonders gut erinnere ich mich noch an ihre Pasta-Rezepte, die sie mir bei jedem Gespräch in der Klinik mit Gusto vortrug, während ihr Sohn kopfschüttelnd dabeisaß – mit Grund, wie sich erwies.

Eines Tages rief er mich an und teilte mir mit, seine Mutter sei in Florida, wo sie ihre Schwester besucht hatte, in ein Krankenhaus eingewiesen worden. Dort habe man einen fortgeschrittenen Darmkrebs festgestellt. Eine Operation zur Entfernung eines Teils des Dickdarms war schon geplant. Der Sohn machte sich jedoch große Sorgen, ob seine Mutter die Operation überhaupt wollte und sie überstehen könnte. Die Chirurgen teilten seine Bedenken nicht, denn sie hatten es allem Anschein nach mit einer aktiven und ansonsten gesunden Patientin zu tun, die noch eigenständig lebte und Gäste mit ihrer hausgemachten Pasta bewirtete.

Was die Kollegen in Florida nicht wussten: Die alte Dame hatte seit Jahren nicht mehr gekocht, dafür war sie schon viel zu dement. Ich rief meine chirurgischen Kollegen in Florida an und überzeugte sie gegen ihre anfänglichen Zweifel davon, bei dieser doch schon sehr verwirrten Patientin von einer Operation abzusehen. Dies schien vertretbar, da sie weder Schmerzen noch Blutungen hatte.

Nach ihrer Rückkehr nach Boston besprach ich mit ihr und ihrem Sohn die Optionen. Ein chirurgischer Eingriff barg das hohe Risiko einer postoperativen Verwirrtheit. Außerdem wäre die Dame mit einem künstlichen Darmausgang höchstwahrscheinlich nicht zurechtgekommen und hätte wohl auch nie wieder in ihrem Haus wohnen können. Die Mutter, so der Sohn, hätte dies alles nicht verstehen können. So entschlossen wir uns, eine palliative (sterbebegleitende) Behandlung zu beginnen, wenn diese nötig werden sollte. Ich habe mir bei weiteren Besuchen noch mehr Pasta-Rezepte angehört, bis eine Pflegekraft die Frau eines Morgens tot in ihrem Haus fand. Die Patientin hatte nie Schmerzen oder sonstige Probleme mit ihrem Darmkrebs gehabt.

Jedoch rät der Geriater nicht immer von einer Krebstherapie ab. Ältere Patienten können dafür durchaus fit genug sein. Vielleicht muss man die Medikamente manchmal in einer niedrigeren Dosierung verabreichen. Das hängt immer vom Einzelfall ab, denn jeder altert anders. Grundsätzlich sollten ältere Personen, soweit möglich, genauso gründlich behandelt werden wie jüngere Patienten, mit optimaler Wirkungsmöglichkeit der Medikamente.

Ein befreundeter Onkologe suchte bei mir im Fall einer 82-jährigen Frau mit Brustkrebs Rat. Aufgrund ihres Alters bestanden unterschiedliche Meinungen darüber, welche Therapie für sie angemessen sei. Der Onkologe hielt das normale Schema ungeschmälert für möglich, da ihm die Frau sehr rüstig erschien. Seine Kollegen sahen das anders.

Ich arbeitete mich in die Patientenakte ein. Die Dame wohnte noch allein zu Hause, fuhr Auto und war in einem Bridge-Club aktiv. Sie war also geistig und körperlich auf der Höhe und sollte daher auch dementsprechend behandelt werden. Dafür plädierte ich. Wie sich herausstellte, war eine Operation mit anschließender Chemotherapie für die Patientin zwar schwierig, sie konnte aber nach einigen Wochen wieder nach Hause entlassen werden.

Susan Sontag nannte Krebs „die Krankheit, die nicht anklopft". Recht hatte sie. Es gestaltet sich häufig sehr schwierig, Krebs frühzeitig zu erkennen. Denn er beginnt meist langsam und schmerzlos. Erst im fortgeschrittenen Stadium kommt es zu Beschwerden wie generellem Unwohlsein oder Abgeschlagenheit. Manchmal treten auch Schmerzen auf, vor allem, wenn Knochen und Nerven betroffen sind oder die Funktion von Organen gestört ist. So kann plötzlich ein Darmverschluss eintreten oder ein Problem mit der Gallenblase, wenn ein Tumor in der Bauchspeicheldrüse wächst. Manchmal entdeckt man auch per Zufall einen Blutverlust, was bei weiteren Untersuchungen dann zur richtigen Diagnose führt.

Aus gutem Grund gibt es die Krebsvorsorge. Diese Untersuchungen sollten Sie unbedingt wahrnehmen. Das frühzeitige Erkennen einer Krebserkrankung verschafft häufig die einzige Aussicht auf Heilung. Ab einem gewissen Stadium wird ein Tumor immer aggressiver. Kleine sind besser zu behandeln als größere. Die beste Vorsorgeuntersuchung ist die, die schon Aufschluss über Gewebeveränderungen gibt, bevor es überhaupt zu einem Tumor kommt. Dies ist der Fall bei der Darmspiegelung, bei der Gebärmutterhalskrebs-Vorsorge und den regelmäßigen Untersuchungen auf Hautkrebs.

Frauen sollten sich schon ab dem 20. Lebensjahr regelmäßig Abstrichen unterziehen, die der Entdeckung von Gebärmutterhalskrebs dienen. Ab 30 sollten sie dann ihre Brust und Lymphknoten immer wieder untersuchen lassen. Mit 50 Jahren beginnt das zweijährliche Mammografie-Screening der Brust. Gegebenenfalls sind auch Ultraschallabbildungen der Eierstöcke und der Gebärmutter sinnvoll. Hier ist eine gute Abstimmung mit dem Hausarzt gefragt. Für jüngere Frauen gibt es darüber hinaus noch weitere Untersuchungen und Tests.

Männern ab dem Alter von 45 Jahren ist es angeraten, ihre Prostata regelmäßig auf Unregelmäßigkeiten abtasten zu lassen – eine rektale Untersuchung, die manchem nicht besonders wünschenswert erscheinen mag, aber schnell und unkompliziert erledigt ist. Regelmäßige Ganzkörperuntersuchungen der Haut empfehlen sich für beide Geschlechter ab einem Alter von 35 Jahren. Wiederholte Checks des Enddarms sowie jährliche Tests auf verborgenes Blut im Stuhl sind mit dem Beginn des sechsten Lebensjahrzehnts für Männer wie Frauen gleichermaßen ratsam. Mit 55 sollte man sich zur ersten Darmspiegelung entschließen und sie alle zehn Jahre wiederholen lassen.

All dies sind natürlich generelle Empfehlungen. Individuell können Risiken auftauchen, die bereits früher und auch häufiger Untersuchungen nötig machen, etwa wenn Angehörige schon an Krebs erkrankt sind. Ein besonderes Kapitel sind Darmspiegelungen und Mammografien nach dem 75. Lebensjahr. Wie zielführend sie in Anbetracht individueller Risikofaktoren und des allgemeinen Gesundheitszustands noch sind, sollte mit dem Hausarzt besprochen werden.

DIE BESTE VORSORGE: DEM KREBS KEINE ANGRIFFSPUNKTE BIETEN

Ja, ich weiß, der Volksmund nennt Krankheiten „die Zinsen für genossenes Vergnügen". Doch alle Freuden der Vergangenheit können einen sauer ankommen, wenn in der Gegenwart der Zahltag eintritt und die Zukunft verdüstert. Sie können sich so viel durchchecken lassen, wie Sie wollen: Wenn Sie dem Krebs durch Ihr Verhalten offene Einfallstore bieten, dürften die Ergebnisse vorsorglicher Untersuchungen Sie irgendwann alarmieren, ganz bestimmt jedenfalls Ihren Arzt.

Ich möchte hier nicht in die Attitüde des Artzes mit dem erhobenen Zeigefinger verfallen – wir alle lassen gerne mal Fünfe gerade sein. Lebensfreude ist auch eine Präventionsstrategie. Aber sie sollte erstens nicht allzu viele Breschen in Ihre natürliche Krebsabwehr schlagen. Und zweitens muss sie sich ja nicht zwangsläufig über Fressorgien, Trinkgelage und die Fernsehcouch definieren.

Soll heißen: Ein gesunder Lebensstil ist Ihre aussichtsreichste Vorsorgemaßnahme, natürlich nicht nur gegen Krebs. Ich weiß, ich schrieb das schon, aber die Wahrheit verträgt Wiederholung, die Lüge nicht.

Wichtigster Entschluss ist hier, falls Sie das betreiben, was der Mediziner Nikotin-Abusus nennt: Hören Sie zwingend mit dem Rauchen auf! Der vermeintliche Genuss von Zigaretten, Pfeifen, Zigarren und auch E-Zigaretten führt weltweit zu 21 Prozent aller Todesfälle durch Krebs. Und Raucher tragen, was sie sehr wohl wissen, noch ganz andere Krankheitsrisiken in sich.

Man kann sagen: Rauchen schädigt den gesamten Körper. Auch wenn wir uns nur auf kanzerogene Folgen beschränken, kommt eine erschütternd lange Liste zustande: Lungenkrebs, Leukämie, Krebserkrankungen im Mund- und Nasenraum, im Rachen, in der Speiseröhre, im Magen, in der Bauchspeicheldrüse, in der Leber, in den Nieren, dem Dickdarm und der Blase. Es ist nie zu spät, diese Risiken zu mindern. Wer das Rauchen aufgibt, hat Aussicht darauf, dass sie mit der Zeit sinken. Und man selbst sowie die Klamotten nicht mehr stinken.

Zu einem gesunden Lebensstil gehören regelmäßige Bewegung und Sport. Bewegung hilft natürlich auch dabei, das Körpergewicht zu regulieren. Übergewicht ist ein weiterer Risikofaktor für Krebserkrankungen, 13 von ihnen sind damit in Verbindung gebracht worden. Wer abspeckt, kann unter anderem das Risiko von Darm-, Brust-, Bauchspeicheldrüsen- und Gebärmutterkrebs reduzieren.

Falls Sie einen Bierbauch vor sich hertragen, sollten Sie daran nicht nur aus ästhetischen und allgemein gesundheitlichen Gründen etwas ändern. Alkohol ist ein Zellgift. Wie Sie jetzt wissen, sind in Ihren Körperzellen auftretende Defekte ein ideales Einfallstor für Krebs. Alkoholkonsum – in jeder Menge! – erhöht daher die Gefahr, daran zu erkranken. Und das gilt nicht nur für Leberkrebs, sondern auch für Mund- und Rachenkrebs, Kehlkopf- und Speiseröhrenkrebs, Dick- und Enddarmkrebs, ja sogar Brustkrebs! Warum das? Alkohol kann den Östrogenspiegel erhöhen.

Was Sie tun können:
- Trinken Sie Alkohol nur mäßig.
- Raus aus dem Haus und an die frische Luft! Tun Sie dies mindestens dreimal in der Woche für gute 30 Minuten oder länger.
- Treiben Sie Ausdauersportarten wie Schwimmen, Joggen oder Radfahren. Gut und gesund ist auch ein schöner Spaziergang, allein oder in Gesellschaft, mit oder ohne Rollator, falls Sie bereits einen benötigen.

Noch eine kleine Bemerkung zum Thema frische Luft: So gesund sie auch ist, so vorsichtig sollte man sich der Sonne aussetzen. Heller und schwarzer Hautkrebs sind die Folgen von zu viel Ultraviolettstrahlung, wie Sonnenlicht sie enthält.

Zum hellen Hautkrebs zählen das Basalzellkarzinom und das Plattenepithelkarzinom. Beide sind erfolgreich zu behandeln, wenn diese Hautveränderungen frühzeitig erkannt werden.

Beim schwarzen Hautkrebs, dem Melanom, sieht die Sache etwas anders, und zwar gefährlicher aus. Er ist nicht nur schwieriger zu identifizieren, sondern kann frühzeitig streuen, sich also im Körper ausbreiten und damit tödlich sein. Seine Behandlung ist mit einer Operation nicht immer beendet, sondern kann auch eine Chemotherapie oder Bestrahlung beinhalten. Daher meine eindringliche Bitte, regelmäßig die Haut von einem Hautarzt untersuchen zu lassen.

Jetzt könnte man meinen, dass es zu Hause am sichersten sei – wenn da nicht das Edelgas Radon wäre. Es zerfällt in radioaktive Teile und schwebt in Innenräumen in der Luft. Radon erhöht die Gefahr von Lungenkrebs. Dies wird bei Neubauten bereits berücksichtigt, zum Beispiel mit einer Stahlbetonbodenplatte im Keller, die das durch das Erdreich aufsteigende Gas stoppt. Übrigens hilft regelmäßiges intensives Lüften, das wir uns spätestens seit Corona sowieso angewöhnt haben sollten, auch ganz gut gegen die Radonkonzentration im Zimmer.

Es könnte bei älteren Immobilien durchaus ratsam sein, einen Fachmann das Radonrisiko einschätzen zu lassen. Dem deutschen Gesetzgeber war das Thema so wichtig, dass er verbindliche Regeln für die Vermeidung von Radonbelastung in Aufenthaltsräumen ins Strahlenschutzgesetz aufnahm. Denn das Gas gilt als Hauptursache von Lungenkrebs bei Nichtrauchern in Deutschland.

Sicherlich haben Sie in diesem Zusammenhang auch schon von den Gefahren durch Asbest gehört, einem früher beliebten, sehr widerstandsfähigen und feuerfesten Baustoff. Sollte bei Ihnen zu Hause Asbest verbaut sein, vielleicht im Keller, so müssen Sie alles vermeiden, was dazu führen kann, dass er Fasern freisetzt, die in die Lunge gelangen können. Arbeiten an Asbestflächen sind also nur etwas für Spezialisten, die sämtliche Vorsichtsmaßnahmen einhalten.

DIE KREBSTHERAPIE DER KERNKRAFTBEFÜRWORTER UND ANDERE MYTHEN

Die zunächst niederschmetternde Diagnose Krebs löst bei vielen Betroffenen verständlicherweise den Wunsch aus, ihrem befürchteten verhängnisvollen Schicksal zu entgehen. Schon die Zahl der wissenschaftlich anerkannten Standardtherapien ist mittlerweile so groß, dass ich Ihnen weiter unten nur einen kursorischen Überblick liefern kann. Zunächst aber möchte ich Sie davor warnen, auf betrügerische und teure Angebote an alternativen Behandlungsmethoden hereinzufallen. Keine Narretei ist zu abwegig, als dass skrupellose Geschäftemacher nicht versuchen würden, Profit aus ihr zu schlagen. Vorsicht ist geboten vor vielen angeblichen Experten für Krebserkrankungen im Internet und deren mannigfachen, aber unhaltbaren Versprechen auf eine schnelle Heilung.

Häufig gibt es keinerlei wissenschaftliche Studien, die solche Behauptungen untermauern könnten. Ihre Protagonisten arbeiten mit geschickter und aggressiver Werbung, die gewissenlos darauf setzt, dass Menschen mit einer tödlichen Diagnose versucht sind, sich an jeden Strohhalm zu klammern. Durch solche Odysseen geht häufig viel Zeit verloren, die für eine anerkannte Therapie dann nicht mehr zur Verfügung steht.

Als abschreckendes Beispiel möge hier die angebliche Heilwirkung einer Therapie mit einem Inhaltsstoff von Aprikosenkernen ausreichen. Ihre Befürworter behaupten, diese in den USA verbotene Laetrile-Therapie werde von der Schulmedizin unterdrückt. Die Kosten für die Aprikosenkernkur schwanken zwischen 5.000 und 25.000 Dollar.

Laetrile ist eine in den USA Anfang der 1950er-Jahre synthetisierte Substanz, die im Wesentlichen dem natürlich in der Bittermandel und in Aprikosenkernen vorkommenden Zellgift Amygdalin entspricht. Ihm wird das Potenzial zugeschrieben, tumorunterdrückend zu wirken. Für diese Annahme gibt es jedoch keinerlei wissenschaftlich abgesicherten Beleg.

Das Deutsche Krebsforschungszentrum spricht sogar von einem „gefährlichen Mythos". Denn es existiert zwar keine seriöse klinische Studie, die einen Nutzen von Amygdalin im Kampf gegen Krebs beweisen würde. Sehr wohl besteht aber das Risiko einer Blausäurevergiftung. Fallen Sie also bitte nicht auf die ebenfalls im Schwange befindliche, irreführende Bezeichnung Vitamin B17 für Amygdalin herein – es handelt sich dabei keinesfalls um ein Vitamin, das Ihrem Körper Gutes tun würde.

Das Label Vitamin B17 macht sich zunutze, dass Nahrungsergänzungsmittel zur Gesundheitsförderung eine breite Zahl von Abnehmern gefunden haben. Zahlreiche Pillen oder Säfte enthalten in unterschiedlichen Kombinationen Vitamine wie C, E oder D, Mineralstoffe, Fettsäuren oder auch die Spurenelemente Calcium, Eisen, Zink und Magnesium. Nahrungsergänzungsmittel sind im Unterschied zu Arzneien nicht wissenschaftlich untersucht, bevor sie zugelassen werden. Auch den Nachweis von Sicherheit und Wirksamkeit dieser Stoffe fordern die deutschen Behörden leider nicht.

Es ist sicherlich wichtig, dass Krebspatienten eine optimale Zufuhr von Nährstoffen bekommen, denn häufig kann eine Standardtherapie Mangelzustände auslösen. Übelkeit, Durchfälle und allgemeine Appetitlosigkeit verhindern in solchen Fällen eine gesunde und ausgewogene Ernährung. Eine wissenschaftlich belegte Therapie mit Nahrungsergänzungsmitteln für Krebserkrankungen gibt es aber nicht. Weder Vitamin C noch Selen scheinen für die Behandlung eine Rolle zu spielen. Ein optimaler Vitamin-D-Spiegel jedoch könnte die Wahrscheinlichkeit, an Darmkrebs zu erkranken, deutlich reduzieren. Das Pseudovitamin B17 freilich hat keinerlei nachvollziehbare Anti-Krebs-Wirkung.

Die Gemeinde der Laetrile-Gläubigen behauptet dennoch, die Schulmedizin wolle dieses vermeintliche Wundermittel nicht anerkennen, damit deren beschränktes Dogmengebäude nicht zusammenbreche. Doch es ist keineswegs so, dass komplementärmedizinische Behandlungen keinen Platz in der Krebstherapie hätten. Es ist eindeutig bewiesen, dass einige von ihnen Nebenwirkungen der Standardtherapie reduzieren und die Lebensqualität verbessern können. Es ist allerdings wichtig, dass der Patient mit dem behandelnden Arzt ein offenes und ehrliches Gespräch über Risiken und Nebenwirkungen führt, um sich für sinnvolle Therapieunterstützungen entscheiden zu können.

KOMPLEMENTÄRE BEHANDLUNGSMETHODEN

Bevor man sich für eine komplementäre Behandlungsmethode entscheidet, sollte man sich genau informieren. Und sich darüber im Klaren sein, dass es sich eben um komplementäre Maßnahmen handelt, die eine konventionelle Therapie nur begleiten. Anbei einige Anhaltspunkte für die Orientierung:

- **Phytotherapie:** Darunter versteht man den Einsatz von Heilpflanzen, einer der ältesten Behandlungsmethoden.

Pflanzliche Heilmittel helfen dabei, Krebspatienten bei therapiebedingten Nebenwirkungen zu entlasten. Sie mildern zum Beispiel Übelkeit und können nachteiligen Effekten von Bestrahlungen vorbeugen. Unter den am häufigsten angewendeten naturheilkundlichen Behandlungen spielt die Misteltherapie eine besondere Rolle. Obwohl es keinen sicheren Beweis für ihre Wirksamkeit gegen Tumore gibt, greifen Ärzte und Heilpraktiker doch immer wieder zu ihr, denn eine Verbesserung der Lebensqualität kann nicht von der Hand gewiesen werden. Mistelpräparate können sich die Patienten relativ unkompliziert selbst unter die Haut spritzen oder sich von Angehörigen dabei helfen lassen.

- **Enzymtherapie:** Enzyme sind Biokatalysatoren, die chemische Prozesse im Körper beschleunigen. Sie spielen zum Beispiel für die Verdauung eine wichtige Rolle. Relativ bekannt ist das Pepsin, das im Magen Bakterien abtötet und die Proteine der Nahrung gerinnen lässt. Laut einigen Studien scheint die Enzymtherapie die toxischen Nebenwirkungen der konventionellen Krebsbehandlung zu reduzieren und die Lebensqualität zu verbessern.
- **Darmsanierung:** Im Allgemeinen besteht sie aus einer Darmreinigung mit Abführmitteln und einem anschließenden Wiederaufbau der Darmflora. Auf den ersten Blick scheint das nicht viel mit der Krebstherapie zu tun zu haben. Doch muss man bedenken, dass die Bakterien im Darm das Immunsystem beeinflussen. Durch eine Chemotherapie vermindert sich die Bakterienvielfalt im Darm. Es gibt Hinweise darauf, dass gewisse Bakterien sich dann eher negativ auswirken, die Immunabwehr schwächen und so bösartigem Zellwachstum im Darm Vorschub leisten.
- **Sekundäre Pflanzenstoffe:** Eine gesunde Ernährung mit Gemüse wie Blumenkohl und Brokkoli ist nicht nur eine

Möglichkeit, sich vor gewissen Krebsarten zu schützen. Sie kann auch bei einer bereits ausgebrochenen Erkrankung hilfreich sein. Beide Gemüsearten enthalten sekundäre Pflanzenstoffe, die die Behandlung von Bauchspeicheldrüsenkrebs oder dem Prostatakarzinom unterstützen können. Zu den sekundären Pflanzenstoffen zählen unter anderen Carotinoide und Sulfide. Sie sind laut der Deutschen Gesellschaft für Ernährung für den Menschen zwar keine essenziellen Nährstoffe, haben aber Einfluss auf eine Vielzahl von Stoffwechselprozessen. Für die Pflanzen spielen sie als Farb-, Duft- und Aromastoffe eine Rolle beim Anlocken von Insekten und der Abwehr von Schädlingen.

- **Ozontherapie:** Ozon, aus der Diskussion über das sich offenbar wieder schließende polare Ozonloch noch bekannt, ist ein instabiles Gas, das in der Atmosphäre vor der Ultraviolettstrahlung der Sonne schützt. Für den menschlichen Körper ist es in hohen Konzentrationen schädlich. Eine Ozontherapie mischt dem Blut des Patienten eine sorgsam bemessene Menge des Spurengases bei. Über den erwünschten immunstimulierenden Effekt von Ozon, der für Wundheilung nutzbar ist, haben Studien zur Tumorbehandlung und der Unterstützung bei einer Krebstherapie bis heute noch keine eindeutigen Ergebnisse gezeitigt.
- **Traditionelle Chinesische Medizin (TCM):** Der Name ist etwas schillernd, denn er sagt den meisten Chinesen gar nichts und wurde für uns Westler geprägt, um die althergebrachten Heilmethoden aus dem Osten griffig zu bezeichnen. Ihnen unterliegt das Grundprinzip von Yin und Yang, dem inneren Gleichgewicht einander ergänzender Kräfte. Diese Balance ist beim kranken Menschen aus dem Lot. Laut der chinesischen Medizin liegt bei der Krebserkrankung eine „Schädigung des Yin" vor, die schwer zu behandeln ist. TCM setzt Heilkräuter,

Meditation und Akupunktur ein. Sie alle können Krebs weder behandeln noch heilen, aber die Nebenwirkungen von Krebstherapien lindern.

- **Homöopathie:** Sie ist trotz immer wieder vorgebrachter Zweifel an ihrer Wirksamkeit in Deutschland eine weitverbreitete Arzneimitteltherapie mit mineralischen, pflanzlichen und tierischen Präparaten. Deren Dosierung ist auf den einzelnen Patienten individuell angepasst und vom Krankheitsbild abhängig. Ein Kennzeichen der Homöopathie ist, dass sie mit stark verdünnten Wirkstoffen arbeitet. Ohne hier in die Diskussion darüber einsteigen zu wollen, ob der Nutzen solch geringer Konzentrationen dem Glauben an ihre Kraft ebenbürtig ist, muss deutlich gesagt werden: Für die Krebstherapie hat die Homöopathie keinerlei Stellenwert. Positive Wirkungen können sich für Homöopathie-Überzeugte bei der Milderung der Nebenwirkungen von Standardbehandlungen ergeben.

WISSENSCHAFTLICH BASIERTER KAMPF GEGEN KREBS

Ob eine Heilung überhaupt möglich ist, hängt von der Art der Krebserkrankung ab. Ein Erfolg ist auch gegeben, wenn das weitere Wachstum oder auch die Verbreitung im Körper gestoppt oder wenigstens verlangsamt werden können. Auch in schweren, unheilbaren Fällen stehen palliative Maßnahmen zur Verfügung, die Leid erträglicher machen und Würde retten, insbesondere für ältere Menschen, denen möglicherweise nicht mehr alle Behandlungsmethoden zumutbar sind. Die Einschätzung der individuellen Patientenperspektive sollte auf jeden Fall einem Onkologen (Onkologie: die Lehre von den

Geschwulstkrankheiten; von ὄγκος, Altgriechisch für „Schwellung, Geschwulst") obliegen, bei fortgeschrittenem Lebensalter unter Hinzuziehung eines Geriaters.

Die Suche nach verlässlichen Heilmitteln gegen Krebs ist viele hundert Jahre alt, ohne bisher trotz aller Fortschritte zu einer eindeutigen und umfassenden Erfolgsmeldung im Sinne einer Universaltherapie geführt zu haben. Doch sind Patienten Krebs bei weitem nicht mehr so hilflos ausgeliefert wie beispielsweise im Alten Ägypten, wo er als unheilbares Leiden schon bekannt war. Wahrscheinlich begleitet Krebs uns seit noch viel früheren Tagen der menschlichen Entwicklungsgeschichte.

Die wissenschaftlich fundierte Krebsbehandlung profitierte dabei von den immer besseren Möglichkeiten der Chirurgie. Jene führte in ihrer extremen Spielart zu überzeugten Totaloperateuren, die in radikalen chirurgischen Eingriffen die beste Möglichkeit sahen, Krebs möglichst komplett aus dem Körper zu entfernen. Obwohl sich dies vielfach als verstümmelnder Irrweg zu einer dauerhaften Heilung herausstellte, bleibt die chirurgische Entfernung bösartiger Tumore eine lebensverlängernde Option.

Mit Forschungsfortschritten in Chemie und Strahlenkunde traten die Chemotherapie und die Bestrahlung zu den chirurgischen Möglichkeiten hinzu, ebenso die Hormontherapie. Im Kern bedeutet Chemotherapie eine systematische, kontrollierte Vergiftung des Patienten mit Substanzen und Substanzkombinationen, die nicht nur entartete Körperzellen angreifen, sondern allzu oft auch gesunde. Dadurch entstehen wie auch bei der lokalen Therapie mit ionisierender oder Teilchenstrahlung Nebenwirkungen; weithin bekannt sind Symptome wie Übelkeit oder Haarausfall. Weiblicher Brust- und männlicher Prostatakrebs erwiesen sich als empfänglich für Hormontherapien.

Häufig sind individuelle Kombinationen der zur Verfügung stehenden Behandlungsmethoden der beste Weg.

Die Verfeinerung der Krebstherapien hat vor allem das Ziel, die Behandlungen zielgerichteter und nachhaltiger zu machen, die schädlichen Einflüsse auf die Patienten also zu minimieren und die Wiederkehr eines einmal behandelten Krebses zu verhindern. Hier erwiesen sich die Erforschung des Erbguts und das immer tiefere Wissen um die Prozesse der Zellteilung (Mitose) als hilfreich. Vielversprechend erscheinen derzeit künstliche Antikörper, die Tumorzellen gezielt angreifen.

Die wissenschaftliche Arbeit im Kampf gegen den Krebs lieferte auch Munition für die Corona-Pandemie: Die Impfstofffirmen BioNTech und CureVac konnten hier auf Erkenntnisse aus ihrer eigenen Krebsforschung zurückgreifen. Weil die Hoffnung bekanntlich zuletzt stirbt, wird sie auch den Krebs überleben.

Kapitel 13

DAS GROSSE VERGESSEN: WENN DAS GEHIRN SCHON ZU LEBZEITEN STIRBT

Wer im Bekannten- und Familienkreis einen Demenzfall miterleben muss, wird über das eigene Altern anders nachdenken. Froh sein, dass er darüber noch nachdenken kann. Und sich vielleicht bang fragen: wie lange noch? Die beginnenden Schmerzen in den Gelenken, die wiederkehrenden Rückenprobleme, das graue Haar und die Falten – sie alle werden nahezu bedeutungslos, wenn man sich dem grausamen Schicksal eines Menschen stellen muss, der sich im Alter selbst verliert.

Wie die Patientin Auguste Deter, bei der der Psychiater und Neuropathologe Alois Alzheimer Anfang des 20. Jahrhunderts erstmals die heute am weitesten verbreitete Demenzvariante diagnostizierte, die nach ihm benannt wurde. Alzheimer macht den größten Teil der Demenzerkrankungen aus, etwa zwei Drittel. In Deutschland bedeutete das 2021 1,6 Millionen Fälle. Schätzungen zufolge wird sich ihre Zahl bis 2050 auf 2,4 bis 3 Millionen erhöhen. Jedoch gibt es auch Anzeichen, dass die Kurve flacher ausfallen könnte, was auf einen veränderten Lebensstil vieler Menschen zurückgeführt wird, der einige Gesundheitsrisiken minimiert. Demenz ist eine neurologische und keine psychiatrische Erkrankung, ihre Ursache sind Schäden im Gehirn.

Für das beginnende dritte Jahrzehnt des 21. Jahrhunderts ist festzuhalten: Die Demenzerkrankung tritt meistens im hohen Alter auf. Während ein Prozent der 65- bis 69-Jährigen erkranken, sind es etwa zehn Prozent bei den 80- bis 89-Jährigen. Alle siebzig Sekunden wurde weltweit die Diagnose Alzheimer gestellt, insgesamt fast 50 Millionen Schicksale.

„Zeigen Sie mir das Wesen dieser Frau!", hatte der – wie es damals hieß – Irrenarzt Alois Alzheimer mehr als 100 Jahre zuvor einen ans Krankenbett von Auguste Deter einbestellten Fotografen angewiesen. Heraus kam das zutiefst bewegende, sicher auch verstörende Porträt einer der berühmtesten Patientinnen in der Geschichte der Psychiatrie und Neurologie. Auguste Deter blickt uns über vor der Brust gefalteten Händen aus einem greisenhaften Gesicht an, obwohl sie zum Zeitpunkt der Aufnahme gerade etwas über 50 Jahre alt war. Ihr Blick ist so leer wie verzweifelt. Und genau das ruft in uns Mitleid hervor.

„ICH HABE MICH SOZUSAGEN VERLOREN"

Auguste Deter wurde im November 1901 von ihrem Mann zur Anstalt für Irre und Epileptische in Frankfurt am Main gebracht, denn er wusste sich keinen Rat mehr mit ihr. Die 51-Jährige litt an Gedächtnisschwäche, Verfolgungswahn, Schlaflosigkeit und Unruhe. Schmutzwäsche stapelte sie akkurat im Schrank, ihren Ehemann erkannte sie bisweilen nicht mehr.

„Ich habe mich sozusagen verloren", ist das berühmteste Zitat aus der Krankenakte über die Gespräche des perplexen

Arztes Alzheimer mit seiner Patientin, die für das, was man zu seiner Zeit Altersblödheit nannte, viel zu jung war. Die Akte war lange Zeit verschollen. Es ist das Verdienst des Psychiaters Konrad Maurer, dieses erschütternde Dokument 1995 im Archiv der damals von ihm geleiteten Frankfurter Klinik für Psychiatrie wieder ausgegraben zu haben.

Auf diese Recherchen geht ein Theaterstück von Konrad und Ulrike Maurer zurück, die Bühnenfassung stammt von Ulrike Hofmann. In dem Drama beunruhigen auf der Krankenakte beruhende Dialoge. Alzheimer: „In welchem Jahr sind Sie geboren?" Deter: „Dieses Jahr, nein, vergangenes Jahr." Alzheimer: „Wenn Sie sechs Eier kaufen, das Stück zu sieben Pfennig, was macht das?" Deter: „Pochieren." Immer wieder klagt die Patientin: „Ich bin so verkehrt, so verkehrt, ich kann nicht … Ich merk' nichts mehr … Ist es so schlimm, Herr Doktor? Ich weiß von nichts." Ihre chronische Unrast treibt Auguste Deter fortgesetzt in den Garten der Anstalt, durchaus auch barfuß im Schnee. Einmal bemerkt sie beim Anblick einer Lampe draußen: „Der Mond ist heruntergefallen."

Hätte der Fotograf auch ein Porträt von Alois Alzheimer gemacht, so würde uns durch einen bügellosen Kneifer auf der Nase ein zeitgemäß würdiger, aber auch untypischer Honoratior des deutschen Kaiserreichs anblicken, vielleicht ein bisschen frühzeitig gealtert, womöglich ein bisschen zu sehr seinen geliebten Zigarren zugetan. Alzheimer, dem kein sehr langes Leben beschieden war – er starb mit 51 Jahren –, war zwar durchaus lebensfroh, aber auch ein Workaholic. Und außerdem ein Mann, der als gleichermaßen hilfsbereit wie bescheiden galt, dessen freundliche Augen den Zeitgenossen als besonderes Merkmal auffielen.

Der fortschrittliche Nervenarzt praktizierte in einer Ära, in der die Zwangsjacke und das Fixieren von Patienten noch als probate Mittel für den Umgang mit den sogenannten Irren galten. Alzheimer lehnte solche Zwangsmaßnahmen ebenso ab wie narkotische Arzneimittel, setzte unter anderem auf Bäder- und Beschäftigungstherapie und gewährte seinen Patienten größtmögliche Freiheit, auch Bewegungsfreiheit.

Letztere erwies sich viele Jahrzehnte nach Alzheimer als probates Konzept in der Behandlung von Patienten, deren tödliche neurodegenerative Erkrankung seinen Namen unsterblich – wenn auch gefürchtet – machte. Schrittmacher war im wahrsten Sinne des Wortes ein Pflegeheim in den USA, in dessen Garten ein bewusst angelegter Pfad den Alzheimer-Patienten viel Wegstrecke für selbstvergessene Exkursionen bot.

Alois Alzheimer hat uns einen heute berühmten Aufsatz hinterlassen: „Über eigenartige Krankheitsfälle des späteren Alters." 1906, als der Arzt auf einer Fachtagung in Tübingen seine Untersuchungsbefunde vorstellte, gab es so gut wie kein Echo. Man sah einen exotischen Seitenweg der Forschung, nicht relevant. Dies hatte – zur Entlastung der damals irrenden Irrenärzte sei es gesagt – freilich auch damit zu tun, dass kaum jemand Anfang des 20. Jahrhunderts ein so fortgeschrittenes Alter erreichte, dass damit verbundene Demenzerscheinungen bereits zu einem Massenphänomen geworden wären. Heute gilt als bahnbrechend, was Alzheimer nach dem Tod Auguste Deters bei der Untersuchung ihres Gehirns entdeckte.

Größere Aufmerksamkeit erweckte seine Pionierarbeit in der breiten Öffentlichkeit, als sich prominente Namen mit dem Befund Alzheimer verbanden. Die amerikanische Schauspielerin Rita Hayworth war eine der ersten, die dem anonymen Leiden ein Gesicht gab. Ihre Symptome wurden anfangs ausschließlich Trunksucht und Allüren zugeschrieben. Erst einige Jahre vor Hayworths Tod im Jahr 1987 wurde die

Diagnose Alzheimer gestellt, was der Hollywood-Berühmtheit öffentliche Anteilnahme einbrachte.

Der damalige US-Präsident Ronald Reagan, ein früherer Kollege von Hayworth, würdigte die Verstorbene für ihre Tapferkeit: „In ihren späteren Jahren wurde Rita für ihren Kampf mit der Alzheimer-Krankheit bekannt. Ihr Mut und ihre Ehrlichkeit, auch die ihrer Familie, waren ein großer Dienst an der Allgemeinheit im Sinne weltweiter Aufmerksamkeit für eine Krankheit, von der wir alle hoffen, dass sie bald heilbar wird."

Reagan wurde selbst zum Beispiel für die Vergeblichkeit dieser Hoffnung. 1994, fast zehn Jahre vor seinem Tod, wandte der Ex-Präsident sich mit einem offenen Brief an die amerikanische Öffentlichkeit, bevor er seinen langen Weg ins Schweigen antrat. Er machte seine Alzheimer-Erkrankung öffentlich und verband damit den Wunsch, dass das Wissen um diese Krankheit und ihre Belastungen für die Betroffenen und deren Familien stärker in der Öffentlichkeit wahrgenommen werden möge.

Sein Wunsch erfüllte sich. Die spektakuläre Enthüllung des Ex-Präsidenten fand weltweite Beachtung, eine Fülle von Berichten über die Krankheit folgte. Ein Tabu war gebrochen, es flossen mehr Forschungsmittel in den Kampf gegen diese zuvor stigmatisierte Krankheit. Thank you, Mr. President!

Die Forscherinnen und Forscher konnten auf relevanten Ergebnissen Alzheimers aus der Untersuchung von Auguste Deters Gehirn aufbauen. Ihm fiel auf: Das normalerweise drei Pfund schwere Zentralorgan wog nur noch rund ein Kilo. An diesem Hirnschwund war die Patientin allerdings nicht gestorben – Todesursache war eine Blutvergiftung nach Wundliegen im Krankenbett. Im Endstadium ihrer Krankheit hatte Auguste Deter nur noch bewegungs- und sprachlos im Bett gelegen.

Alzheimer fand Ablagerungen, die er als kugelförmige, hirsekorngroße Plaques (Beta-Amyloid-Verklumpungen) und Fibrillenbündel (Faserverdrehungen, Tau-Fibrillen) identifizierte, die Nervenzellen und Synapsen zerstörten, damit Gedächtnis und Denken auslöschten.

HIRN-ARMAGEDDON DURCH PROTEINMÜLL

Das Protein Amyloid kommt ganz natürlich im menschlichen Gehirn vor, normalerweise wird es problemlos gespalten und abgebaut. Bei Alzheimer-Kranken funktioniert das nicht mehr. Salopp gesagt, kann man ihr Leiden mit einem Problem bei der Müllabfuhr vergleichen. Abfallprodukte der Gehirnzellen werden nicht richtig entsorgt, und es kommt zu unlöslichen Ansammlungen von Proteinen (Eiweißen) außerhalb der Zellen, den sogenannten Amyloid-Plaques, die zur Zerstörung der Gehirnzellen führen.

Heutige Gelehrte wissen zwar mehr als Alzheimer darüber, was hinter diesem Phänomen steckt. Zum Beispiel ist uns inzwischen die Aktivität der Alpha-Sekretase bekannt. Es handelt sich dabei um ein Enzym, das sozusagen für die Müllabfuhr im Oberstübchen zuständig ist. Normalerweise zerschneidet es das Amyloid-Protein. Bei Alzheimer-Kranken jedoch bleibt der Müll liegen. Weitere Enzyme mischen sich ein, das Amyloid-Protein wird nicht wie vorgesehen zerlegt. Es ist, als ob man versuchen würde, einen großen Karton nach der jüngsten Amazon-Lieferung in die blaue Tonne für Altpapier zu stopfen – ohne ihn vorher zu zerteilen. Das Resultat sollte allen klar sein.

Auch in den Zellen selbst läuft etwas schief. Es kommt zu einer falschen und übermäßigen Verknüpfung des Tau-Proteins, sodass Fibrillen entstehen. Auch dies führt zur Zerstörung der Gehirnzellen. Aber warum genau dies alles passiert, wissen wir immer noch nicht zuverlässig, obwohl schon über 100 Jahre seit Alzheimers Entdeckung vergangen sind. Unter den Wissenschaftlern gibt es immer noch verschiedene Ansichten darüber, welche Proteinklumpen, die außer- oder innerhalb der Zellen anfallen, nun die eigentliche Ursache für die Misere sind.

Heute wissen wir, dass die Krankheit etwa 20 Jahre vor Beginn von Gedächtnisproblemen beginnt. Man unterscheidet deshalb zwischen einer Alzheimerkrankheit und einer Alzheimerdemez.

Es ist schon eigenartig, dass wir offenbar mehr über die Oberfläche des Mars wissen als über die Funktion unseres Gehirns. Und dass der Schrecken Alzheimer ganze Wirtschaftszweige beeinflussen kann. So nahm die Zahl der Deodorants mit dem Hinweis „aluminiumfrei" schlagartig zu, nachdem der Verdacht aufgetaucht war, in Antitranspirantien enthaltene Aluminiumsalze förderten den Ausbruch der Krankheit. Vermutlich ist das nicht so.

Je mehr wir über Alzheimer forschen, desto komplizierter präsentiert sich die Krankheit. Was allerdings außer Frage steht, ist die Tatsache, dass die Ansammlungen von Proteinen die Funktion der Nervenzellen behindern. Eine Methode zur Diagnose ist die Untersuchung des Nervenwassers. Dessen Entnahme aus einem unteren Wirbelkanal bietet die Möglichkeit, die Proteinkonzentration zu bestimmen – im Fachjargon Liquordiagnostik genannt. Eine Magnetresonanztomografie (MRT), eine Schnittbilddarstellung des menschlichen Körpers mit Hilfe von Radiowellen, ist ein anderer Beitrag zur Gefährdungsbewertung. Niederländische Forscher haben einen umfassenden Risiko-Score entwickelt, in den nicht nur die Beta-Amyloid- und Tau-Werte eingehen, sondern auch das Hirnvolumen.

Die Krankheit beginnt meist im Hippocampus, einer kleinen Region im Gehirn hinter unseren Ohren, die ihren Namen der Ähnlichkeit mit einem Seepferdchen verdankt. Hier ist das Kurzzeitgedächtnis angesiedelt, es leidet daher von Anfang an. Dann werden Regionen im hinteren Gehirn sprichwörtlich befallen. Dies ist die Gegend, mit der wir sehen. Danach beginnt der unaufhaltsame Alzheimer-Marsch nach vorne über das Gehirn. Dabei werden die Sprache, die Feinmotorik und auch die Rückmeldung über das Gehen in Mitleidenschaft gezogen. Der vordere Teil des Gehirns leidet zuletzt, dann kommt es zu Persönlichkeitsveränderungen. Den tödlichen Abschluss, wenn die Krankheit sich mit mortaler Bedrohung wesentlicher Körperfunktionen ins Innere des Gehirns gebohrt hat, markieren Schluckbeschwerden, Blutdruckschwankungen und viele andere Symptome.

Es ist ziemlich genau definiert, in welchen Stadien die Alzheimer-Krankheit verläuft, die im Allgemeinen in 5 bis 15 Jahren nach ihrem Ausbruch zum Tode führt. Die durchschnittliche Lebenserwartung liegt in der Mitte, bei etwa sieben Jahren. Der lange, dunkle Weg in die Selbstverlorenheit beginnt mit leichten kognitiven Störungen, die sich durch höhere Konzentration noch ausgleichen lassen. Es kommt zu Nachlässigkeiten in der Terminplanung und bei der Wahrnehmung beruflicher Pflichten, sofern man sich noch im Erwerbsprozess befindet. Die autonome Lebensführung ist noch nicht eingeschränkt, auch wenn man bislang ungeahnte Schwierigkeiten hat, sich auf neue Anforderungen einzustellen.

In den nächsten Phasen nehmen Unsicherheiten und depressive Verstimmungen zu. Zunächst machen sich Störungen des Kurzzeitgedächtnisses bemerkbar, die soziale Kontakte und private Lebensführung beeinträchtigen. Man kann Gesprächen nicht mehr mühelos folgen, verlegt Gegenstände. Es wird immer schwieriger, den Alltag zu bewältigen, was wiederum zu hochgradiger Verunsicherung führt: Noch merken die Patienten ja, dass mit ihnen etwas nicht stimmt. Deshalb ziehen sie sich zunehmend zurück, um sich keine Blöße geben zu müssen.

Doch selbst in den eigenen vier Wänden kommen Demenzkranke irgendwann nicht mehr zurecht. Sie haben Mühe, sich räumlich und zeitlich zu orientieren. Das Langzeitgedächtnis verlässt sie, nur ganz frühe Erinnerungen blitzen manchmal noch einmal auf und werden ganz unmittelbar erfahren, als handele es sich um jüngste Vergangenheit oder Gegenwart.

Planlosigkeit, Angstzustände, Sprachstörungen, schwere Vergesslichkeit nehmen zu. Nahestehende erscheinen plötzlich als Fremde. Persönlichkeitsveränderungen treten auf. Die Patienten begegnen ihrer für sie immer rätselhafter werdenden Umwelt mit gesteigertem Misstrauen. Schließlich zeigt das eigene Spiegelbild ihnen eine fremde Person. Am Ende steht die Existenz als Pflegefall, immobil, kaum fähig zu schlucken und zu atmen, ohne Kontrolle über Blase und Darm.

Größtes Risiko für das Zuschlagen der Alzheimer-Erkrankung – meist nach dem 65. Lebensjahr – ist das Altern. Mit zunehmender Lebensdauer steigt das Risiko, an einer Demenz zu erkranken, aber sie ist keine normale Alterserscheinung und sollte auch nie als solche behandelt werden. Wir wissen über den Einfluss des Alterns auf das Gehirn, dass es die Ventrikel oder Hohlräume in seinem Inneren weitet. Auch die Falten und Furchen auf der Oberfläche werden größer, während das Hirn selbst mit der Zeit schrumpft.

Das hört sich dramatisch an und hat auch Konsequenzen, aber die wesentlichen Funktionen bleiben im Allgemeinen auch im Alter erhalten. Ältere Menschen können neue Informationen genauso gut verarbeiten wie jüngere, nur manchmal etwas langsamer. Anders gesagt: Opa hat noch alle Tassen im Schrank. Nur füllt er einige von ihnen, sie sind schon etwas abgegriffen, etwas nachlässiger und langsamer.

Doch können die natürlichen Abnutzungserscheinungen sich krankhaft verschärfen. Die Demenz ist eine furchterregende Krankheit des Gehirns, die den Ärzten und Wissenschaftlern Kopfzerbrechen bereitet, den Patienten und Angehörigen unerträgliches Leid beschert und das Gesundheitssystem viel Geld kostet. Und dies trotz weltweiter Investitionen von Milliarden Euro in wissenschaftliche Forschung und Studien.

50 WEGE ZU VERSCHWINDEN

Zu allem Unheil gibt es nicht *die* Demenz, obwohl uns Alzheimer wegen seiner weiten Verbreitung als Synonym für alle ihre Phänomene gilt. Genau wie in der Automobilbranche, wo es viele verschiedene Arten von Karossen zwischen Mini und SUV gibt, existieren unterschiedliche Formen von Demenz, etwa 50. Man könnte auch sagen: Es gibt 50 Wege zu verschwinden. „Weg vom Geist" oder auch „ohne Geist" ist übrigens die wörtliche Übersetzung des Begriffs Demenz aus dem Lateinischen.

Die meisten Demenzen sind primär, das heißt: Sie entstehen direkt im Gehirn und seinen 100 Milliarden Nervenzellen. Von einer sekundären Demenz spricht man, wenn die geistigen Leistungsstörungen auf einer anderen Erkrankung beruhen, etwa einem Tumor. Auch fortgeschrittene Schilddrüsen- oder Lebererkrankungen können zu einer Demenz führen, ebenso gewisse Medikamente, Vitamin-B12- und -B6-Mangel oder eine schwere Depression. Auch Parkinson-Patienten entwickeln häufig eine Demenz: jeder zweite über 75 Jahren.

Offenbar besteht auch ein Zusammenhang zwischen Diabetes mellitus, dem umgangssprachlichen Alterszucker, und Demenzerscheinungen. Untersuchungen weisen darauf hin, dass das Gedächtnis schwächer wird, wenn die Körperzellen auf Insulin nicht mehr hinreichend reagieren.

Weitere Risikofaktoren sind hohe Blutdruck- und Cholesterinwerte. Sie spielen eine Rolle bei der vaskulären Demenz, nach Alzheimer die häufigste geistige Funktionsstörung im Alter. Sie rührt von Durchblutungsstörungen im Gehirn her und kann auch in Kombination mit Alzheimer vorkommen. Bei der vaskulären Demenz treten immer wieder kleine Schlaganfälle auf, Gehirngewebe wird zerstört. Die Gedächtnisleistungen bleiben zumeist länger erhalten als bei Alzheimer.

Typisch für Patienten sind früh eintretende Gehstörungen, die das Risiko erhöhen hinzufallen. Und Stürze sind für den alternden Menschen und sein Gehirn gefährlicher als für junge. Jeder Fehltritt mit Folgen rüttelt es gehörig durcheinander. Der Grund dafür ist, dass unser Denkorgan mit zunehmendem Alter schrumpft. Dadurch entsteht mehr Platz zwischen Hirn und Schädeldecke. Gerät das Organ in dieser Art Hohlraum ins Rütteln, kann das zu kleinen, aber gefährlichen Blutungen führen.

Je mehr Blut sich unterhalb der Schädeldecke ansammelt, desto mehr Druck lastet auf dem Gehirn – was schließlich zu seiner Zerstörung führen kann. Schon ein kleiner Stoß gegen den Kopf, zum Beispiel beim Einsteigen in den niedrigen neuen Sportwagen des Sohns, kann eine Blutung auslösen. Sollte man auch noch blutverdünnende Medikamente einnehmen, ist die Bedrohung beträchtlich. Stürze mit Kopfverletzungen sind im Alter eminent gefährlich.

Ich erinnere mich aus meiner Zeit als Assistenzarzt noch bestens an eine ältere Dame, die beim Bücken mit ihrem Kopf gegen die

Tischkante gestoßen war. Sie erzählte niemandem von dem Malheur, schließlich hatte sie keine Platzwunde und nur eine kleine Beule davongetragen. Als ihre Familie sie eine Woche später besuchte, war sie sehr schläfrig und verwirrt. Die Computertomografie des Kopfes zeigte eine große Blutung und einen deutlich sichtbaren Druck auf das Gehirn. Eine Notoperation rettete der Seniorin das Leben.

Daher mein Rat: Bitte informieren Sie Ihren Hausarzt über Stürze und Kopfverletzungen – und denken Sie beim Radfahren an einen Helm, im Auto an den Sicherheitsgurt.

PLÖTZLICH SITZEN IMAGINIERTE FREMDE IM EIGENEN WOHNZIMMER

Die Neigung zu Stürzen kennzeichnet auch die Lewy-Körperchen-Demenz, die ihre Opfer aber mit noch unheimlicheren Symptomen heimsucht. Schon zu ihrem Beginn gaukelt sie Dinge, Menschen, Tiere vor, die gar nicht da sind. Die Erkrankten beschweren sich immer wieder über Menschen, die sich plötzlich in ihrem Wohnzimmer breitmachen – oder über kleine Tiere im Haus. Zu diesen optischen Halluzinationen können sich akustische Sinnestäuschungen gesellen, des Weiteren Muskelstarre und -zittern. Die geistige Leistungsfähigkeit schwankt, Gedächtnisverluste reißen Löcher in die Erinnerungen.

Auch hinter diesen Symptomen stecken Eiweißablagerungen, die sogenannten Lewy-Körper. Friedrich Lewy war ein Mitarbeiter Alois Alzheimers. Patienten, die an der nach ihm benannten Demenz erkrankt sind, dürfen gewisse Medikamente wie Haloperidol oder Risperidon nicht einnehmen, weshalb eine frühzeitige und verlässliche Diagnose wichtig ist.

Kurz nach dem Ende meiner Ausbildung bat mich der Sohn einer älteren Frau um eine zweite Arztmeinung. Seine Mutter hatte ein Jahr zuvor die Diagnose Alzheimer entgegennehmen müssen. Sie wohnte als Witwe in einer Souterrainwohnung im Hause des Sohnes und seiner Frau. Anfangs war sie regelmäßig abends ohne Probleme zum Essen die Treppe heraufgekommen. Aber seit eineinhalb Jahren klagte sie über immer unsichereren Gang, stürzte mehrmals, sodass die Eheleute ihr das Essen schließlich nach unten bringen mussten. Auch ihre früheren täglichen Spaziergänge waren nicht mehr möglich.

Ansonsten aber berichtete der Sohn über keinerlei Veränderungen des geistigen Vermögens seiner Mutter. Sie studierte täglich die Zeitung und war weiterhin eine begeisterte Leserin von Romanen. Bei weiterer Befragung der Patientin gab sie zu, häufig eine Harninkontinenz zu haben. Wegen dieser und der Gangunsicherheit wollte sie auch nicht mehr spazieren gehen.

Beide Symptome sind nicht typisch für Alzheimer, sondern für Normaldruckhydrocephalus, auch Altershirndruck genannt. Nach weiterer Diagnostik wurde die Patientin erfolgreich operiert. Ihre Gangunsicherheit verbesserte sich teilweise, aber nicht genug, um wieder allein spazieren gehen zu können. Leider war die richtige Diagnose zu spät gestellt worden.

Alzheimer ist, wie gezeigt, leider nur *eine* Bedrohung, wenn auch die häufigste unter den Erkrankungen, die unter den Sammelbegriff Demenz fallen. Die Wege zum Verlust geistiger

Fähigkeiten sind so vielfältig wie die damit verbundenen Diagnosen – die meist zu spät kommen. Mitunter gehen schwer einzuordnende Persönlichkeitsveränderungen geistigen Totalausfällen voraus, und das macht Demenzerkrankungen zu einer doppelten Heimsuchung für die Angehörigen.

Besonders heimtückisch ist in diesem Zusammenhang eine Krankheit, die nach einem Zeitgenossen Alzheimers, einem Prager Nervenarzt, benannt wurde: Morbus Pick. Auch sie beruht auf Eiweißablagerungen, den Pickschen Körpern. Diese Demenz, die oft jahrelang kein Arzt erkennt, weil sie zur Fehldiagnose Depression oder Manie verleitet, schleicht sich an wie ein Dieb in der Nacht, und ihre erste Beute sind alle sozialen Kompetenzen eines bislang reputierlichen Mitglieds der Gesellschaft.

Ein Mensch zeigt plötzlich Auffälligkeiten, die in Arbeitsumfeld, Freundeskreis und Familie zunächst Stirnrunzeln verursachen, dann zunehmendes Befremden, schließlich Entsetzen. Bislang wohlbestallte Mitglieder der Gesellschaft entwickeln asoziale Züge, werden nerviger Belästigungsfaktor, verfallen hygienisch und sozial. Ein veritabler Anwalt schmiedet Pläne für eine kriminelle Karriere. Ein gutsituierter Familienvater belästigt wildfremde Frauen und wird zum Stalker. Eine ältere Bekannte überrascht mit der Mitteilung, der Mann vom fahrbaren Mittagstisch wolle sie vergiften und müsse dafür belangt werden.

Dahinter steckt, was hinter der Stirn steckt: ein Endkampf im frontotemporalen Hirnlappen. Schläfenlappen und Stirnlappen der Opfer weisen kugelförmige Einschlüsse krankhaften Eiweißes auf. Morbus Pick ist eine sehr besondere, äußerst verheerende und für die Angehörigen der Betroffenen eklatant belastende Art von Demenz, denn sie schaltet die Verhaltens- und Impulskontrolle aus.

Im Gegensatz zu den meisten ähnlichen Erkrankungen kann sie schon vor dem 65. Lebensjahr beginnen. Sie macht sich früh mit Defiziten im zwischenmenschlichen Kontakt bemerkbar. Es bilden sich – oft mit tragischen Folgen, bevor die Krankheit erkannt wurde – Verhaltensauffälligkeiten heraus, die sämtliche familiären und sozialen Zusammenhänge der Opfer zerrütten. Völlige und erklärungslose Gleichgültigkeit gegenüber den Gefühlen der Mitmenschen und gesellschaftlichen Konventionen lassen die Erkrankten erscheinen, als ob Mr. Hyde im Körper von Dr. Jekyll das Kommando übernommen hätte. Vernachlässigte Körperpflege, sonstige Hygienedefizite in der eigenen Wohnung und absonderliche Essgewohnheiten kommen hinzu.

Die dünne Tünche der Zivilisation bröckelt bei Pick-Patienten rasant. Denn in den von frontotemporaler Demenz befallenen stirn- und schläfennahen Bereichen unseres Gehirns bewahren wir normalerweise das auf, was man als Etikette, soziales Gewissen und Folgenabschätzung bezeichnen könnte. Egal ob der Betroffene Sozialarbeiter oder Richter war – alles, was ihn zuvor zum verantwortungsvollen und anerkannten Mitglied der Gesellschaft machte, wird gnadenlos und zum Entsetzen seiner Umwelt ausgelöscht.

FAMILIENKRANKHEIT DEMENZ

Da Demenz jedweder Art auch den Angehörigen der Patienten viel abverlangt, kann man sie auch als Familienkrankheit bezeichnen. Viele heimliche Tränen werden um Ehepartner oder Eltern vergossen, die noch nicht tot, aber schon verloren sind. Wut und Frustration sind allgegenwärtig, Hoffnungslosigkeit macht sich breit. Hinzu kommen Schuldgefühle: Ist man hilfsbereit genug? Verlangt man sich selbst genug ab? Die

Anforderungen täglicher Pflege durch Angehörige können auch deren eigene Gesundheit gefährden.

Die Bezugspersonen des Erkrankten spielen ebenfalls eine wichtige Rolle bei der Suche nach der zutreffenden Diagnose. Dabei sind Zeit und Geduld gefragt. Es gibt (noch) keinen schnellen Bluttest oder eine Röntgenuntersuchung, mit der sich Demenz einfach nachweisen ließe. Klaus Gerwert, Biophysiker an der Ruhr-Universität in Bochum, arbeitete 2021 mit seinem Team jedoch an einem Bluttest, der das fehlgefaltete Amyloid-Beta-Protein aufspüren kann, das irgendwann das Hirn vermüllt. Erste Studienergebnisse auf dem Weg zu einem „Alzheimer-Orakel", wie der Berliner *Tagesspiegel* das Projekt taufte, verliefen vielversprechend. Laut Gerwert ist angestrebt, Patienten zu identifizieren, die noch keine Symptome der Krankheit aufweisen, sie aber in den kommenden Jahren mit hoher Wahrscheinlichkeit entwickeln werden.

Einstweilen behilft der Arzt sich damit, eine Zeitlinie zu erstellen, um dem Krankheitsverlauf auf die Schliche zu kommen. Dafür sind ausführliche Gespräche mit den Patienten und ihren Angehörigen nötig. Sie können zeigen, dass sich schon Jahre vor dem ersten Arztbesuch erste Demenzanzeichen bemerkbar gemacht hatten.

Da waren die kleinen Dellen und Kratzer im Auto, deren Ursprung man sich nicht erklären konnte. Das häufige Verfahren mit dem Wagen. Fehler beim Bezahlen von Rechnungen. Verlegte Gegenstände. Verpasste Termine, vergessene Namen. Rückzugstendenzen, Überforderungsgefühle und Traurigkeit. Häufig sind es die Angehörigen, denen diese Phänomene eher auffallen als den Erkrankten.

Ihre Aussagen sind auch deshalb so wichtig, weil die körperliche Untersuchung meistens unauffällig bleibt. Alle Menschen,

Familienangehörige, Ärzte sowieso sollten auf den Gang achten. Gangunsicherheit und Stürze weisen auf eine vaskuläre Demenz, eine geistige Funktionsstörung in Verbindung mit der Parkinson-Krankheit, die Lewy-Körperchen-Demenz und den Normaldruckhydrocephalus hin.

Bei der Laborkontrolle kann man einen Vitaminmangel, eine Nierenerkrankungen oder eine Störung der Schilddrüsen feststellen. Eine Computertomografie des Schädels sollte auch zum Programm gehören.

Mit einigen schnellen und kurzen Gedächtnistests kann man schon sehr gut eine kognitive Einschränkung erkennen. Diese Tests sind aber nicht ausreichend für eine Demenzdiagnose. Dafür sind weitere spezielle Untersuchungen nötig wie etwa die Entnahme von Gehirnflüssigkeit und aufwändige psychologische Tests. Hier sind neurologische Fachärzte und Psychologen gefragt.

Auf der Webseite der deutschen Alzheimer Gesellschaft e.V. (www.deutsche-alzheimer.de) finden Sie unter der Rubrik „Unser Service" eine Liste von Gedächtnissprechstunden, aufgelistet nach Bundesländern. Bitte wenden Sie sich an diese Einrichtungen, wenn Sie eine medizinisch korrekte Diagnose suchen. Und beachten Sie:

- Eine Gangunsicherheit und Stürze weisen häufig nicht auf eine Alzheimer-Erkrankung hin, vor allem wenn das Gedächtnis nur leicht betroffen ist.
- Eine kurze Gedächtnisüberprüfung wie der Mini-Mental-Status-Test ist keine ausreichende Basis für eine Demenzdiagnose.
- Eine Untersuchung der Gehirnflüssigkeit ist unabdingbar, um Gewissheit zu erlangen.

DAUERSUCHE NACH DEM HEILMITTEL – HOFFNUNGEN UND RÜCKSCHLÄGE

Immer wieder dringen Durchhalteparolen von der Alzheimer-Forschungsfront ins Hinterland. Ein Heilmittel sei nahe, heißt es dann. Doch meistens zerschlagen sich diese Hoffnungen, folgen auf vermeintliche Durchbrüche wieder Enttäuschungen. Obwohl wir die Ursache dieser Krankheit kennen, sie zutreffend zu diagnostizieren wissen, steckt eine Therapie noch in den Kinderschuhen.

Ein neuer Hoffnungsträger zumindest für Patienten im frühen Krankheitsstadium machte 2021 Schlagzeilen: Aducanumab. Das Nachrichtenmagazin *Focus* fasste Studienergebnisse über eine „gewisse Wirkung" dieses Medikaments gegen Alzheimer mit recht spitzen Fingern an und fragte: „Ist Aducanumab eine halb gare Sache, an der die Pharmaindustrie verdienen will?" Immerhin solle das neue Mittel rund 48.000 Euro pro Patient und Jahr kosten – und das, obwohl die US-Zulassungsbehörde es „mit einigen Bedenken" durchgewinkt und es in ersten Studien versagt habe. Es sind schwerwiegende Nebenwirkungen dieses Medikaments bekannt: Hirnschwellungen, Mikroblutungen sowie Kopfschmerzen, Verwirrtheit und Stürze.

Berufsverbände deutscher Neurologen, Psychiater und Nervenärzte sprachen dennoch von einem „Aufbruch bei der Behandlung der Alzheimer-Demenz". In ihrer gemeinsamen Stellungnahme zu Aducanumab hieß es: „Nach über 20 Jahren Stillstand in der medikamentösen Therapie endlich ein Fortschritt für die Behandlung einer der schwersten und gleichzeitig häufigsten Hirnerkrankungen." Doch schon der nächste Satz dämpfte den Optimismus: „Eigentlich ein Grund zum Jubeln, wenn nicht erhebliche Zweifel an der Wirksamkeit die

Partystimmung trübten." Aktuell wurde Aducanumab von der Europäischen Arzneimittel-Agentur nicht zugelassen. Weitere Studien zu der Wirksamkeit laufen in den USA.

Aducanumab ist ein Medikament, dessen Entwickler wie auch die des Arzneimittels Donanemab auf gentechnisch hergestellte Antikörper setzen, die Eiweißablagerungen im Hirn bekämpfen sollen. Sie binden Amyloid-Protein, machen es für das Immunsystem des Körpers besser wahrnehmbar, sodass es sich auf diesen Feind einschießen und den Eiweiß-Müll abbauen kann. Eine andere Herangehensweise war, die Aktivität des eiweißabbauenden Enzyms Alpha-Sekretase zu steigern und andere Sekretasen zu blockieren, damit das Amyloid-Protein besser zerschnitten werden kann. Leider erwies sich dieser Forschungsweg bisher als Sackgasse.

Eine ganz neue Therapiestrategie konzentriert sich nicht auf die Entfernung der Amyloid-Ansammlungen, sondern blockiert ein Enzym, dass maßgeblich zur Bildung von Amyloid-Ansammlungen führt. Vivoryon Therapeutics AG in Halle hat so ein Medikament entwickelt; Testreihen in den USA folgten, deren Ergebnisse 2023 vorliegen sollen.

Zum Zeitpunkt der Fertigstellung dieses Buches gab es keine Impfung gegen die Alzheimer-Demenz, auch keine Medikamente, die vor der Krankheit schützen oder sie heilen könnten. Sogenannte Antidementiva-Wirkstoffe (die Handelsnamen der zugehörigen Medikamente erscheinen in Klammern) wie zum Beispiel Donepezil (Aricept) oder Rivastigmin (Exelon), Galantamin (Reminyl) und Memantin (Axura) können aber ihren Verlauf verlangsamen und den Alltag erleichtern, sowohl für die Patienten als auch für die Angehörigen.

Aus diesem Grund sollten diese Medikamente auf jeden Fall eingesetzt werden; sie können auch bei vaskulärer Demenz Linderung verschaffen. Sie erhöhen die Botenstoffsättigung des Gehirns. Das Wort Botenstoff ist ein recht poetischer, aber zutreffender Begriff. Er beschreibt ziemlich genau, was diese auch Neurotransmitter genannten Depeschenträger im Hirn tun: Informationen befördern, Nervenzellen verknüpfen, Zusammenhänge schaffen.

Man kann diese Art der Behandlung in etwa mit regelmäßiger Ölzufuhr bei einem Auto vergleichen, das seinen Schmierstoff chronisch verliert. Die eigentliche Ursache der Krankheit, die Proteinansammlungen, beseitigt diese Notreparatur aber nicht. Wenn man in ein Loch im Motor ständig neues Öl kippt, verschwindet das Loch davon nicht.

DER GINKGOMYTHOS

Ein besonderes Thema ist Tebonin. Dieses pflanzliche Arzneimittel enthält einen Extrakt aus Ginkgoblättern. Ginkgo ist ein aus Asien stammender Baum, der als Heilpflanze gilt. Den Wirkstoffen in seinen Blättern werden gedächtnis- und konzentrationsfördernde Wirkungen zugeschrieben, sie sollen auch gegen Ohrensausen (Tinnitus) helfen.

Ginkgo genießt im asiatischen Kulturkreis quasimythische Verehrung als Tempelbaum und gelangte auch in hiesigen interessierten Kreisen zu Kultstatus wegen allerlei vermuteter Wunderwirkungen. Jedoch genügt schon ein Blick in die *Apotheken Umschau*, um zu erfahren: „Wenn überhaupt, haben nur hoch dosierte Pflanzenauszüge (Extrakte) nach längerfristiger Einnahme einen milden Effekt. Ginkgo kann auch Nebenwirkungen auslösen und Wechselwirkungen mit anderen Arzneimitteln eingehen."

Ginkgo biloba ist nur eines der angeblichen Wundermittel, mit denen die Anti-Aging-Industrie lockt. Im Internet, im

Fernsehen und in unzähligen Illustrierten wimmelt es von Angeboten für Vorbeugung und Therapie mit Vitamin E, Vitamin C, Vitamin B, Östrogenen, Alpha-Liponsäure, Omega-3-Fettsäuren oder Medikamenten wie Ibuprofen. Wissenschaftliche Beweise, die auf den Menschen übertragbar wären: null. Das gilt übrigens auch für griechischen Bergtee, der in Mäusen Müllablagerungen verringerte, weshalb Pillen mit Bergtee erhältlich sind. Sollten Sie deren Kauf erwägen, so bedenken Sie bitte, dass Sie keine Maus sind.

Die wissenschaftliche Unfaktenlage hält Geschäftemacher in keiner Weise davon ab, Vitamine als Allheilmittel anzupreisen und in Unmengen zu verkaufen (obwohl vor dem Gebrauch antioxidativer Vitamine zu warnen ist). Diese Hybris ist fatal, denn Alzheimer-Patienten und deren Angehörige sind für solch vielversprechende Werbung sehr anfällig.

Leider gibt es auch Bücher wie „Alzheimer ist heilbar" oder „Die Alzheimer-Lüge", beide von Dr. Michael Nehls. Es ist unverständlich, dass ein Arzt mit solchen Behauptungen falsche Hoffnung weckt und so viele Patienten davon abhalten könnte, der Kompetenz kundiger Fachärzte sowie wissenschaftlich belegten Methoden und der seriösen geriatrischen Behandlung zu vertrauen.

DAS GEHEIMNIS DER HIRNFITTEN NONNEN

Es macht die Forschungsbemühungen nicht einfacher, dass bei allen Verdiensten des Vorreiters Alois Alzheimer auch Zweifel daran auftauchten, ob der von ihm aufgespürte Eiweiß-Müll tatsächlich Ursache der Krankheit ist – oder nur ein Anzeichen, hinter dem sich eine ganze pathogenetische Kaskade verbirgt, eine Wirkungskette von Körpervorgängen, die insgesamt zur Erkrankung führen.

Eine gewisse Berühmtheit erlangte in diesem Zusammenhang die sogenannte Nonnenstudie. Sie schien darauf hinzudeuten, dass auch ein stark verändertes, von Eiweißabfall überzogenes Gehirn noch ganz ordentlich funktionieren kann. Zu Auguste Deter als Schlüsselpatientin gesellte sich in dieser Studie aus dem Jahr 1986 Schwester Bernadette. Sie gehörte dem US-amerikanischen Konvent des Ordens der Armen Schulschwestern von Unserer Lieben Frau (School Sisters of Notre Dame) an, einer Kongregation, die von Regensburg ihren Ausgang nahm und auch als Gerhardinger-Schwestern bekannt ist.

In den USA sind viele dieser Nonnen College-Lehrerinnen; 85 Prozent der mehreren hundert betagten Schwestern, die an der Studie zur Erforschung von Alzheimer-Risiken teilnahmen, waren denn auch im Unterricht aktiv, also in einer geistig fordernden Tätigkeit. Es war für die Forscher unter Leitung des Epidemiologen und Neurologen David Snowdon von der Universität von Kentucky von Vorteil, dass es sich bei den Nonnen um Menschen handelte, deren Aktivitäten sowie die gemeinsame Existenz im Kloster zu sehr gut vergleichbaren Lebensumständen führten. Neben biografischen Daten flossen regelmäßige mentale Tests und auch Gewebeproben der Gehirne einiger verstorbener Schwestern ein.

Dabei bestätigte sich zunächst, dass die Entwicklung einer Demenz mit Eiweißablagerungen im Gehirn einherging. Dann stießen Snowdon und sein Team jedoch auf Schwester Bernadette. Ihr Gehirn war von den gefürchteten Plaques förmlich überwuchert. Dennoch hatte sie bis zu ihrem Tod mit 85 Jahren keinerlei geistige Ausfallerscheinungen gezeigt. Die Gewebeproben einiger anderer Nonnen stellten die Wissenschaftler vor ein ähnliches Rätsel.

Daraus entwickelte sich die Theorie, dass der Lebensstil der Nonnen einer Demenz möglicherweise vorgebeugt habe. Zum einen durfte bei ihnen eine ausgewogene und nicht zu üppige Ernährung ebenso vorausgesetzt werden wie der weitgehende Verzicht auf Alkohol und Nikotin. Starker sozialer Zusammenhalt in der Klostergemeinschaft, Festigkeit im Glauben und damit Geborgenheit und Zuversicht, ein erfülltes Arbeitsleben sowie regelmäßige körperliche Betätigung kamen hinzu.

Dies macht die Nonnenstudie zu einem Klassiker im Repertoire von Freunden steiler Thesen. Sie erwecken gern den Eindruck, mehr Achtsamkeit, Lebenssinn und intakte Zwischenmenschlichkeit könnten vor Demenz feien. So wie Gerald Hüther in seinem Buch „Raus aus der Demenz-Falle!". Er unterstellt eine größere Fähigkeit der Nonnen, Abbauprozesse in ihren Hirnen mit neuen Verknüpfungen der Nervenzellen aufzufangen (neuroplastische Regenerations- und Kompensationsprozesse).

Dazu seien sie besonders gut in der Lage, denn sie seien „hinter ihren Klostermauern weitgehend abgeschirmt von all den Problemen, die uns tagtäglich belasten". Dazu gehöre: „Sie arbeiten nicht für Geld und wollen auch keine Karriere machen, um es zu etwas zu bringen. Ihr Leben ist einfach, und sie brauchen keine materiellen Besitztümer anzuhäufen und zu bewahren." Stattdessen führten sie „ein – wie sie es ausdrücken – gottgefälliges und sinnerfülltes Leben und fühlen sich vor allem beschützt, was sie bedrohen könnte".

Solche Analysen verquicken geschickt unabweisbare Erkenntnisse über gesundheitsfördernde Aspekte wie Lebenszufriedenheit, Abwesenheit von Stress, intellektuelle Regsamkeit und intakte soziale Verankerung mit Kapitalismuskritik, der Sinnsuche des modernen Menschen in einer weitgehend säkularisierten Welt und dem Bedürfnis Betroffener und Bedrohter nach Trost und Hoffnung. Letztlich lässt sich der – unzweifelhaft vorhandene – Einfluss der Lebensumstände sehr schön mit einem Zitat von Albert Schweitzer beschreiben: „Du bist so jung wie deine Zuversicht, so alt wie deine Zweifel."

Welche Faktoren wie zusammenwirken, um ein widerstandsfähiges Altern zu ermöglichen, wollen ein Forschungsverbund von 15 Instituten der Leibniz-Gemeinschaft und ein neu einzurichtendes Zentrum der Helmholtz-Gemeinschaft für Alternsforschung untersuchen. Besonderes Interesse des Leibniz-Verbunds finden die Erkenntnisse der psychosozialen Forschung zur sogenannten Resilienz von Menschen, also ihrer Fähigkeit, sich auch unter widrigen Bedingungen zu behaupten und Rückschläge wegzustecken. Man will Mechanismen aufspüren, die zu einem verlangsamten Altern führen und es Betroffenen erlauben, trotz der Ablagerung von Amyloiden in ihren Gehirnen weiter geistig leistungsfähig zu bleiben.

TIPPS FÜR EIN GERINGERES ALZHEIMER-RISIKO

Mein erster Tipp lautet: Fallen Sie nicht auf angebliche Methoden für Wunderwirkungen herein und halten Sie sich von Quacksalbern wie Heilsbringern fern. Ein Leben im Kloster dürfte den wenigsten von uns als verlockender Weg aus dem Alzheimer-Risiko erscheinen. Dennoch gibt es Möglichkeiten der Vorbeugung.

Ich wies bereits darauf hin, dass Kopfverletzungen tendenziell bedrohlich sind, also bauen Sie bitte fürs Alter vor und gewöhnen Sie sich daran, beim Radfahren einen Helm zu tragen. Regelmäßige Kontrolle des Blutdrucks und Einnahme von

Medikamenten zu dessen Einstellung, soweit angezeigt, vermindern das Risiko von Schlaganfällen im Gehirn. Das Gleiche gilt für Cholesterinsenker. Sollte Ihr Arzt Sie Ihnen verschreiben, so halten Sie sich bitte an seinen Rat und lassen Ihre Blutfettwerte regelmäßig von ihm überwachen, ebenso den Blutzucker, der mit Medikamenten ebenfalls im Zaum gehalten werden kann.

Und ja, natürlich hilft Sport, darauf komme ich in einem folgenden Kapitel noch zurück. Gleich wichtig wie körperliche ist geistige Aktivität. Beide können auch eine drohende Demenzerkrankung verlangsamen – aber nicht grundsätzlich ausschließen. Vielzitierte Beispiele sind die Herausforderungen, sich auch im fortgeschrittenen Alter noch dem Erlernen einer Fremdsprache, eines Musikinstruments oder gar des Tanzens zu stellen.

Letzteres vereint – sofern die Gelenke es noch zulassen – Lernaktivität und Fitness sogar mit einem dritten wünschenswerten Aspekt: sozialer Einbettung. Natürlich erfüllen auch eine Wandergruppe oder die Teilnahme an einem Buchklub diesen Zweck. Einsamkeit hingegen kann krank machen. Der Verein Alzheimer Forschung Initiative urteilt: „Wer viel allein ist, hat ein doppelt so großes Alzheimer-Risiko wie jemand mit vielen sozialen Kontakten." Einsamkeit sei „genauso schädlich wie Rauchen, Übergewicht oder Bewegungsmangel".

Apropos Wandergruppe: Menschen über 65 wird empfohlen, täglich 7.000 Schritte zu gehen. Ein Schrittzähler ist eine sinnvolle Anschaffung. Als Faustregel darf gelten: Um auf etwa 7.000 Schritte zu kommen, bedarf es eines einstündigen Spaziergangs. Darüber hinaus sollte man dafür sorgen, auch noch richtig ins Schwitzen zu kommen, sich also etwas heftiger zu bewegen als beim Spazieren. Zwei Stunden Schwimmen pro Woche erfüllen zum Beispiel diesen Zweck.

Gesunde Ernährung ist eine weitere Komponente. Aber was ist gesund? Die Auswertung der Essgewohnheiten rüstiger langlebiger Patienten hat ergeben, dass diese häufig im mediterranen Raum anzutreffen sind. Eine mediterrane Ernährung beinhaltet frisches Obst und Gemüse, viel Fisch und wenig rotes Fleisch und natürlich Olivenöl – nehmen Sie ein gutes, auch wenn der Preis zunächst abschreckt. Auch Rotwein darf sein, nur sollten Sie bei seinem Konsum beachten: „Viel hilft viel" ist wie meistens im Leben auch hier kein Erfolgsrezept. Das gilt auch für den Genuss von Tee und Kaffee. In Maßen genossen, scheinen sie das Alzheimer-Risiko zu senken.

Nicht genug kann betont werden, wie entscheidend die frühzeitige Diagnose einer beginnenden Demenz dafür ist, auch mit dieser Einschränkung noch lohnende Jahre zu erleben. Erste Veränderungen im Gehirn können schon bis zu 20 Jahre vor den eigentlichen Symptomen auftreten. Eine frühzeitige Diagnose erlaubt es, rechtzeitig finanzielle Regelungen zu treffen, sich um Patientenverfügung und Vollmachten zu kümmern (dazu mehr in einem anderen Kapitel), einen Pflegegrad zu beantragen, sich nach spezialisierten Tagesstätten und Pflegeeinrichtungen umzuschauen und, wenn nötig, häusliche Pflege anzufordern.

Darüber hinaus können angeratene Medikamente so früh wie möglich verschrieben werden. Sollte ein Krankenhausaufenthalt notwendig werden, kann das medizinische und pflegerische Personal dort in Kenntnis einer Demenzdiagnose angepasste Vorbereitungen treffen und auf Komplikationen angemessen reagieren.

EIN BISSCHEN VERGESSLICHKEIT IST IN JEDEM ALTER NORMAL

Häufig werden Gedächtnisstörungen im Alter als normal angesehen. Das sind sie nicht. Selbstverständlich steht man schon mal ratlos im Keller und fragt sich, warum man dort überhaupt hingegangen ist. Es ist auch kein Grund für größere Besorgnis, wenn man die Schlüssel oder die Geldbörse verlegt hat. Solange man in Ruhe darüber nachdenken kann, findet man die Schlüssel immer noch im Haustürschloss steckend, das Portemonnaie im Einkaufskorb und den Grund für den Ausflug in den Keller. Dies sind keine krankhaften Störungen, keine Anzeichen für eine beginnende Alzheimer-Demenz, sondern normale Alltagsvorkommnisse.

Wenn Gedächtnisstörungen sich jedoch häufen, kann es sinnvoll sein, einen Arzt aufzusuchen und auch einen Neurologen hinzuzuziehen. Dies ist dann geraten, wenn alltägliche Aktivitäten beeinflusst sind. Dann kann man es sehr wohl mit Vorboten einer Demenz zu tun haben. Mit alltäglichen Aktivitäten sind Körperpflege, Toilettengang und Essensvorbereitung gemeint. Höhere Aktivitäten des täglichen Lebens sind Autofahren, Rechnungen bezahlen oder die Planung von Terminen. Indizien für ein beginnendes Demenzproblem sind für Angehörige zum Beispiel auch, ob die Wohnung des Betroffenen noch einen gepflegten Eindruck macht oder ob der Kühlschrank leer ist beziehungsweise voller verdorbener Lebensmittel.

Jeder sollte selbst auf mögliche Symptome achten und offen damit umgehen, seine Verwandten fragen: Wie hast du das wahrgenommen, habe ich mich verändert? Entscheidend ist, dass Angehörige hinsehen und nicht untereinander tuscheln, sondern Mutter oder Vater offen ansprechen, einen Test machen und dann eventuell sagen: Lass uns zum Arzt gehen.

Mitdenken ist gefragt! Ich illustriere die Notwendigkeit mit einem Beispiel aus meiner Berufspraxis.

Nach dem Weihnachtsfest suchten mich zwei Töchter und ihre Mutter in meiner Praxis auf. Sie waren über die Feiertage bei der allein lebenden Mutter zu Besuch gewesen. Sie hatten sie in schockierendem Zustand vorgefunden. Die Mutter trug am frühen Nachmittag ein Nachthemd, das sonst so gepflegte Haus war dreckig, und im Kühlschrank standen Putzmittel. Ihre Mutter hatte an Gewicht verloren, war lange Zeit nicht mehr beim Friseur gewesen, und im Schlafzimmer roch es nach Urin.

Vor dem Besuch war der Mutter am Telefon nichts anzumerken gewesen. Sie hörte sich wie immer an, klagte nicht über Probleme und hatte immer wieder Ausreden, warum Nachbarn und Freunde nicht zu Besuch gekommen waren.

Bei genauem Nachfragen stellte sich heraus, dass Freunde schon vor einigen Monaten die Töchter angerufen hatten, weil sie sehr besorgt über den Zustand der Mutter waren. Die Töchter aber schöpften zunächst keinen Verdacht, denn am Telefon schien ja alles normal.

Die Diagnose war eindeutig: Hier handelte es sich um eine Demenz. Leider konnte die ältere Frau nicht im eigenen Haus bleiben und kam in ein Pflegeheim. Eine frühzeitigere Diagnose und eine Hilfe rund um die Uhr hätten es ihr ermöglichen können, daheim zu bleiben.

Kapitel 14

WER MACHT SICH SCHON GERNE IN DIE HOSE?

Es ist mir ein dringendes Bedürfnis, nun mit Ihnen über etwas zu reden, das viele von uns als Seniorinnen und Senioren in mehr oder größerem Umfang ereilt: Probleme mit einem dringenden Bedürfnis. Mit Harn- oder auch Stuhlinkontinenz macht der Alterungsprozess das – nicht immer rechtzeitige – Aufsuchen des stillen Örtchens zu einem stillen Leiden.

Kaum etwas ist so schambesetzt wie stete Tröpfchen. Sie höhlen die Selbstachtung aus; ihre Verheimlichung wird zu einer Priorität – obwohl man vor allem mit seinem Arzt darüber sprechen sollte. Manchmal sind es nur ein paar Tropfen, die in die Hose gehen – beim Lachen, Husten oder Heben der Einkaufstasche. Aber es können auch größere Mengen von Urin buchstäblich daneben gehen.

Die große innerliche Anspannung, die mit der ungewollten Entspannung der zuständigen Muskeln einhergeht, zieht häufig Depressionen, Angstzustände, soziale Isolation und Partnerschaftsprobleme nach sich. Dabei ist dieses Phänomen gut behandelbar. Man muss es keinesfalls als natürliche Alterserscheinung ertragen und verheimlichen. Bei der Mehrzahl der Behandelten besteht eine 100-prozentige Chance auf Besserung des Zustands.

Harninkontinenz, im Volksmund auch Blasenschwäche genannt, ist weit verbreitet, wahrscheinlich leiden weltweit etwa 200 Millionen Menschen darunter. In Deutschland allein dürften es zwischen sechs und neun Millionen sein. Nicht alle von ihnen sind in fortgeschrittenem Alter. Aber mindestens zwei Millionen sind älter als 60 Jahre. Unter den 80-Jährigen erreicht die Quote der Betroffenen nach Schätzungen sogar 30 Prozent.

Zur Abklärung des Problems bitten Ärzte Patienten zumeist darum, ihre Toilettengänge auf einem speziellen Formular zu dokumentieren, dabei auch zu vermerken, wie viel sie jeweils getrunken haben. Hilfreich ist oft auch eine Restharn-Sonografie: Bei dieser völlig schmerzfreien Untersuchung zeigt ein Ultraschallgerät die nach Blasenentleerung eventuell verbliebene Urinrestmenge.

Was ist da unten eigentlich los? Die Blase ist im Grunde genommen nichts anderes als ein großer Muskelsack mit Dehnungsvermögen, um als Reservoir dienen zu können. Sie liegt tief im Becken. Der Urin entsteht in unserer internen Kläranlage, den Nieren. Sie reinigen das Blut von Schadstoffen. Das Abfallprodukt, der Harn, gelangt über zwei Röhren in die Blase.

Damit diese möglichst viel aufnehmen kann, sendet unser autonomes Nervensystem, das nicht unserer bewussten Kontrolle unterliegt, Entspannungssignale an sie, auf dass sie sich ausdehne. Nähert sie sich der Grenze ihres Fassungsvermögens, spüren wir das als Druck auf die Blase. Nun kommt der Teil unseres Nervensystems ins Spiel, den wir steuern können. Er kontrolliert zwei Schließmuskeln. Schaffen wir es rechtzeitig aufs Klo, scheiden wir den Urin mit einem bewussten Willensakt aus, wofür sich diese beiden Muskeln entspannen müssen.

Im Normalfall unterliegt die Leerung der Blase, deren Füllung wir nicht bewusst steuern können, also der Kontrolle unseres Gehirns. Dort können Fehler auftreten, ebenso in den Nerven, die die Schließmuskeln steuern, oder anderswo im Becken. Ein Schlaganfall zum Beispiel kann das Hirnsteuerungszentrum beschädigen. Ebenso kann eine Alzheimer-Demenz zuständige Nervenzellen zerstören. Eine Verletzung am Rückenmark oder an den Nerven, die den Blasenmuskel versorgen, sowie eine Entzündung der Blasenwand oder auch ein Tumor dort stiften mitunter gleichfalls Unheil.

Weiterer Risikofaktor ist für mehrfache Mütter in zunehmendem Alter eine Verschiebung der Blase im Becken. Alternde Männer müssen erfahren, dass sich ihre größer und härter werdende Prostata beim Harnlassen unangenehm bemerkbar macht. Unabhängig davon können Ältere wegen Kurzatmigkeit bei Herz- und Lungenkrankheiten manchmal einfach nicht schnell genug die Toilette erreichen – und schon ist es passiert. Dies ist besonders dann der Fall, wenn wir Ärzte mit wassertreibenden Medikamenten die ganze Situation noch verschlimmern.

Eine leichte Blasenschwäche liegt vor, wenn kleine Harntropfen bei körperlicher Beanspruchung entweichen. Die mittlere Blasenschwäche geht mit kleineren Leckagen einher, die sich keiner besonderen Belastungssituation zuordnen lassen. Die mittlere bis schwere Blasenschwäche bedeutet, dass man unvermittelt und des Öfteren den unwiderstehlichen Drang verspürt, eine Toilette aufzusuchen. Leidet man unter voll ausgeprägter schwerer Blasenschwäche, ist die Situation komplett außer Kontrolle: Man ist jederzeit in Gefahr, sich in die Hosen oder den Rock zu machen, mitunter merkt man das nicht einmal.

Um ein bisschen Ordnung in die vielen Stufen einer Harninkontinenz zu bringen, unterscheiden Mediziner meistens vier verschiedene Formen. Man muss sie gut voneinander trennen können, denn falsch verschriebene Medikamente können bei Fehldiagnosen großen Schaden anrichten.

Bei der Stressinkontinenz kommt es zum Verlust von Urin bei körperlicher Anstrengung. Dies ist immer dann der Fall, wenn der Druck im Bauch steigt, wozu Heben, Niesen und Husten beitragen. Die Schließmuskeln der Blase werden dann buchstäblich überwältigt. Diese Art der Inkontinenz kann bei Frauen mit einer geschwächten Beckenbodenmuskulatur oder bei Männern nach einer Prostataoperation auftreten.

Die Dranginkontinenz äußert sich mit einem überfallartigen, nicht kontrollierbaren Harndrang, ganz egal, ob die Blase wirklich gefüllt ist oder nicht. Grund ist ein überaktiver Blasenmuskel. Er reagiert möglicherweise auf eine lokale Reizung, wie sie bei einer Blasenentzündung auftritt. Oder es gibt ein Problem mit der Kommunikation zwischen Gehirn und Blase: Letztere versucht vergeblich, die Kommandozentrale zu erreichen, um zu erfahren, ob sie sich leeren kann.

Wer würde da nicht an den jungen Otto Waalkes und seine damaligen Scherze denken: „Blase an Gehirn, ist da jemand bei euch da oben?" Normalerweise gibt das Gehirn den Befehl zu warten, bis das stille Örtchen erreicht ist. Ist die Kommunikation aber unterbrochen – wie etwa durch einen Schlaganfall –, entscheidet die Blase selbst, wann sie die Schleusen öffnet, und dann hat man das Malheur.

Wer unter Überlaufinkontinenz leidet, fühlt sich schnell wie ein tropfender Wasserhahn. Man verliert ständig etwas Urin, denn die Blase ist prall gefüllt, kann sich aber nicht richtig entleeren. Das kann an einer vergrößerten Prostatadrüse liegen, die den Ausgang versperrt, oder an Nervenschäden im Rückenmark sowie einem fortgeschrittenen Diabetes. Sorgsame Untersuchung und Medikation sind hier besonders wichtig, denn die Arzneimittelgabe kann zu schweren Nierenschäden führen.

Schließlich gibt es noch die funktionale Inkontinenz. Sie lässt sich weder auf den Blasenmuskel noch auf das Nervensystem zurückführen und bedeutet schlicht, dass ein älterer Mensch es einfach nicht mehr rechtzeitig zur Toilette schafft. Eingeschränkte Mobilität spielt hier eine Rolle, aber auch Verwirrtheit durch eine Demenzerkrankung oder Schläfrigkeit nach Gebrauch von Schlafmitteln oder anderen betäubenden Substanzen.

Ein regelmäßiger begleiteter Toilettengang Demenzerkrankter stellt sicher, dass deren Blase nie zu voll ist und somit kein Ungemach geschehen kann. Dies funktioniert auch bei nicht kognitiv eingeschränkten älteren Menschen und ist sicherer als alle Medikamente. Eine Patientin von mir berichtete, dass sie eine Eieruhr gebrauche, um sich regelmäßig daran erinnern zu lassen, das Örtchen zu besuchen.

Neben diesen vier Ausprägungen der Inkontinenz sind auch Mischformen festzustellen. Von einer Mischinkontinenz spricht man, wenn die Symptome sowohl auf eine Drang- als auch auf eine Stressinkontinenz hinweisen. Dies kommt bei Frauen häufiger vor sowie bei Demenzpatienten. Auch hier sind eine vorsichtige Behandlung und vor allem eine individuelle Therapie notwendig.

ES TROPFT – WAS NUN?

Was sollten Sie tun, wenn Sie an einer Harninkontinenz leiden?
Natürlich zuerst Ihren Hausarzt darüber informieren, ohne falsche Scham und möglichst umfassend, auch wenn es Ihnen peinlich ist. Blut- und Urinuntersuchung sind ein Muss; bei Männern sollte auf jeden Fall die Prostata gecheckt werden. Die Möglichkeit einer Ultraschallkontrolle der Blase habe ich schon erwähnt. Es könnte auch nötig sein, sie umfassender in

Augenschein zu nehmen. Dazu wird ein Schlauch mit einer Kamera durch den Harnleiter in die Blase eingeführt, selbstverständlich unter örtlicher Betäubung.

Ein sehr alter Patient von mir landete übers Wochenende mit starken Bauchschmerzen in der Notaufnahme. Dort stellte man fest, dass eine prall gefüllte Blase, die sich auf natürlichem Wege nicht entleeren ließ, Ursache der Beschwerden war. Die Notärzte verschafften dem Mann mithilfe eines Katheters vorsichtig Linderung. Was war passiert?

Ich hatte der Pflegekraft des Patienten aufgetragen, darauf zu achten, dass ihr Schutzbefohlener regelmäßig trinkt. Diese Aufgabe erledigte sie gewissenhaft. Doch leider litt der Patient gleichzeitig unter Schlaflosigkeit. Seine Angehörigen hatten ihm deshalb rezeptfreie Schlaftabletten besorgt. Diese enthielten Antihistaminika wie Diphenhydramin. Nebenwirkung bei Senioren unter anderem: Obstipation (Verstopfung) und Schwächung des Blasenmuskels. Der Mann litt obendrein unter Prostatavergrößerung. Unausweichliche Folge: siehe oben.

Wie schon erwähnt, steht eine breite Palette von Therapiemöglichkeiten zur Verfügung, um dem Problem zu Leibe zu rücken, statt es schamhaft zu verschweigen, es buchstäblich zu verdrücken und im Stillen zu leiden. Verhaltensänderungen können schon helfen. Als erstes wird immer eine Verhaltenstherapie angeregt. Ihr Vorteil ist, dass sie keinerlei unangenehme Nebenwirkungen mit sich bringt. Je nach der Anstrengung, zu der Patienten bereit sind, entstehen durch sie Schritt für Schritt Erfolge. Ein Bestandteil dieser Therapie ist ein Zeitplan für das Urinieren. Geplante Toilettengänge können vor allem Patienten mit eingeschränkter Bewegungsfähigkeit oder neurologischen Fehlfunktionen helfen.

Die Blase lässt sich wie jeder Muskel trainieren. Deshalb ist es möglich, die Intervalle, in denen man zur Toilette geht – im Rahmen der eigenen Belastungsfähigkeit –, in kleinen Schritten bewusst auszudehnen. Sitzt man dann auf dem Klo (immer mehr Männer tun dies ja inzwischen beim Wasserlassen, auch wenn manche Urologen darauf verweisen, dass sie die Schließmuskeln dadurch stärker belasten als beim Pinkeln im Stehen), sollte man verweilen. Es ist ja ein stilles Örtchen der Kontemplation und Muße, das man da aufsucht. Ja, man verrichtet ein Geschäft, aber dieses erfordert keine geschäftsmäßige Eile. Ein paar Extraminuten fördern vielleicht noch den einen oder anderen zusätzlichen Strahl zur vollständigen Entleerung der Blase zu Tage. Gönnen Sie sich die Zeit.

Statt bei jeder Druckmeldung sofort zur Toilette zu rennen, können Sie auch erst einmal tief ein- und ausatmen. Stellen Sie sich den Drang als eine Art Welle vor, konzentrieren Sie sich nicht auf deren Höhe, sondern setzen Sie aufs Wellental. Versuchen Sie, das Bedürfnis zu bezähmen, statt sich von ihm kontrollieren zu lassen – Ihre Blase ist erstaunlich flexibel. Nein, sie platzt nicht! Eine Patientin beschrieb mir ihre persönliche Herangehensweise so: Sie nahm den Begriff Blase wörtlich und blies sie in Gedanken wie einen Luftballon auf, um bei Harndrang Platz zu schaffen.

Beckenbodenübungen können das Verhaltens- und Gedankentraining ergänzen. Diese Übungen sind nicht immer leicht zu erlernen und erfordern Zeitaufwand, Motivation und professionelle Überwachung, eine Fachkraft muss bestimmen, wo das Training genau ansetzen soll. Sie könnte zum Beispiel die Spannkraft der zuständigen Muskulatur überprüfen – unter Zuhilfenahme eines fürsorglichen Fingers, der eine Körperöffnung erkundet. Das ist sicherlich nicht nach jedermanns Geschmack, aber bei urologischen Untersuchungen seit Jahrhunderten unentbehrlich.

Liegt eine Stressinkontinenz vor, helfen Übungen zur Stärkung der Beckenbodenmuskulatur auf jeden Fall. Auch Muskeltraining mit Vaginalkegeln (die einen Widerstand bieten) oder mit Hilfe von Elektrostimulation zeitigt oft gute Ergebnisse. Ein Allheilmittel ist auch hier die Gewichtsabnahme. Und bevor ich es vergesse: Selbstverständlich helfen auch wieder mal eine ausgewogene Ernährung, der Verzicht auf Koffein, Alkohol und Tabak. Das hätten Sie nicht gedacht, was?

Medikamente kommen ebenso in Frage wie schließlich auch operative Therapien – immer strikt individuell angepasst nach sorgsamer Diagnose. Medikamente wirken schnell, sind aber nicht ungefährlich. Vor allem Substanzen mit anticholinerger Wirkung sind für alte Menschen ein zweischneidiges Schwert. Durch die Hemmung des körpereigenen Botenstoffs Acetylcholin (verantwortlich für die Weiterleitung von Signalen im Nervensystem) entspannen sie zwar die Blase, aber leider haben sie auch unerwünschte Auswirkungen auf den Blutdruck. Weitere mögliche Risiken von Mitteln gegen Blasenschwäche sind Mundtrockenheit, Verstopfung, Herzrasen, Sehstörungen und bei einer bestehenden Demenz gesteigerte Verwirrtheit.

Operative Eingriffe sollten gerade für den älteren Menschen immer das letzte Mittel sein und erfordern umfangreiche Abklärungen der Vor- und Nachteile. Den größten Teil der Behandlungen machen nichtchirurgische Therapien aus. Bei der Überlaufinkontinenz könnte allerdings neben einem Blasenkatheter auch eine Operation helfen.

Noch ein Wort über das große Geschäft: Eine Stuhlinkontinenz ist noch viel mehr als die Tröpfchenkrankheit mit Schamgefühl verbunden. Sie kommt häufiger vor, als man glauben mag. Etwa fünf Millionen Menschen in Deutschland leiden tagtäglich darunter. Die Krankheit ist dadurch gekennzeichnet, dass man nicht mehr in der Lage ist, „den

Darminhalt sowie auch Darmgase willkürlich im Enddarm zurückzuhalten" (*Apotheken Umschau*).

Es gibt viele Ursachen für dieses Leiden, unter anderem Verstopfung, Durchfallerkrankungen, Entzündungen und Krebsgeschwüre im Enddarm, Nervenschädigungen und natürlich auch Medikamente wie etwa Antidepressiva sowie solche, die die Parkinson-Krankheit bekämpfen.

Wichtige Hinweise:
1. Um es noch einmal zu sagen: Eine Harninkontinenz ist im Alter zwar häufig, aber *keine* normale Alterserscheinung.
2. Bitte nicht verheimlichen, denn es gibt viele Therapiemöglichkeiten!
3. Vorsicht mit Medikamenten, sie versprechen eine einfache und schnelle Lösung, haben aber viele Nebenwirkungen!

Kapitel 15

SEX AND DRUGS AND ROCK 'N' ROLL

Im Alter, man glaubt es vielleicht kaum, geht es noch immer um Sex und Drugs und Rock 'n' Roll. Und das gilt nicht nur für die zahlreichen angegilbten Rockstars, die in den 1980er- und 1990er-Jahren oder noch früher ihre größten Zeiten hatten. Mick Jagger (Geburtsjahr 1943) rollte in den 20er-Jahren des 21. Jahrhunderts unverdrossen mit seinen Stones durch die Gegend; Phil Collins (Geburtsjahr 1951) verabschiedete sich mit dem bejahrten Rest von Genesis erst im Jahr 2022 von der Bühne – er sang im Sitzen.

Sex und Rock können also – wenn auch unter verschärften Bedingungen – noch jenseits des 70. Geburtstags eine Konstante bleiben. Vor allem aber Drogen, denn Medikamente spielen für den alternden Menschen ja zumindest in den Industriestaaten eine immer größere Rolle. Besser wäre es natürlich, wenn der Sex im Leben überwiegen würde. Auch Mischformen gibt es, seitdem Viagra einem auch im hohen Alter das Können ermöglicht.

Auch gereifte Damen müssen sich von einem erfüllten Liebesleben nicht verabschieden. Die Wechseljahre (Menopause, Ausbleiben der Regelblutung) können freilich chronische Scheidentrockenheit bedingen, die sich aber mit

Hilfsmitteln beheben lässt. Der Mann geht übrigens gleichfalls in eine Andropause, die mit unangenehmen Hitzewallungen einhergehen kann, wie alternde Frauen sie nur allzu gut kennen.

Leider herrscht in unserer Gesellschaft oft noch die Auffassung, dass man die ewige Jugend gepachtet haben müsse, um Freude am Leben und der Fleischeslust zu haben. Mitunter führt dies zu der irrigen Annahme, dass ältere Menschen kein Interesse und keine Freude an Sex mehr hätten. Dieser Trugschluss ist bis in die Ärzteschaft hinein verbreitet. Manch Mediziner meidet das Thema, wenn ältere Menschen ihn konsultieren; auch in diversen Alten- und Pflegeheimen ist es ein Tabu. Gleichwohl haben Pharma- und Anti-Aging-Industrie die Libido Langlebiger als Zielgröße erkannt. Ihr Interesse am Absatz einschlägiger Medikamente und Nahrungsergänzungsmittel befeuerte das Thema medial.

Die Deutsche Seniorenliga weist darauf hin, dass sich im ersten Viertel des 21. Jahrhunderts zudem eine Generation mit einem zuvor nicht gekannten Verhältnis zu Lust und Liebe auf den Weg ins Rentnerdasein machte: Die Babyboomer seien „in eine Zeit des gesellschaftlichen, politischen, kulturellen und auch sexuellen Umbruchs hineingeboren" und geprägt von freizügigeren Ansichten über Sex als alle Generationen vor ihnen. Unter anderem hätten Konzepte der freien Liebe und natürlich auch die Antibabypille ihr Lustverhalten beeinflusst, heißt es in einem Ratgeber der Organisation.

Dennoch herrscht unter vielen älteren Menschen Unsicherheit, gar Angst, wenn es um die eigene Sexualität geht. Körperliche Veränderungen, denen sie sich unweigerlich ausgesetzt sehen, tragen dazu bei. Wichtig ist zu unterscheiden, was noch im Normbereich des Alterungsprozesses bleibt – und was womöglich schon krankhaft ist. Der Grad der sexuellen

Bedürfnisse hat nicht per se mit dem Alter zu tun. Es ist der allgemeine Gesundheitszustand, der die Rahmenbedingungen für sexuelle Aktivität setzt.

Eine berühmt gewordene Studie der Universität Chicago aus dem Jahr 2007 erforschte mit Interviews unter 3.005 Erwachsenen im Alter zwischen 57 und 85 Jahren deren Einstellungen zur Sexualität. Die meisten Befragten betrachteten ein aktives Sexualleben als wichtigen Bestandteil ihres Daseins. Viele 70- und 80-jährige Männer und Frauen gaben an, sich regelmäßig an vaginalem Geschlechtsverkehr, oralem Sex und Masturbation zu erfreuen. 54 Prozent taten es mindestens zweimal im Monat, 23 Prozent sogar wöchentlich.

Ich frage mich, ob die Tatsache, dass sie morgens nicht mehr aufstehen mussten, um zur Arbeit zu gehen, ihnen möglicherweise größere Freiheit und Muße für lustvolle Betätigung gewährte. Offenbar liege ich damit nicht ganz falsch, denn die Seniorenliga urteilt in ihren Ratschlägen für Spaß im Bett bis ins hohe Alter, dass für Rentner die Chance auf ungestörte zärtliche Stunden steige: „Anders als in jungen Jahren spielen Leistung, Durchhaltevermögen und die Häufigkeit sexueller Kontakte im fortgeschrittenen Alter eine geringere Rolle. Man muss sich und dem anderen nichts mehr beweisen, Belastungen durch Stress im Beruf oder Sorgen um die Kinder fallen weg. Viele Menschen sind im Alter selbstbewusster, ungezwungener und gelassener."

Die Studie aus Chicago zeigte allerdings auch, dass körperliche Gesundheit für das Sexualleben ein wesentlicher Faktor ist. So klagten 43 Prozent der befragten Frauen über weniger Lust, 34 Prozent über Orgasmusschwierigkeiten und 39 Prozent über Trockenheit der Scheidenhaut. Über ein Drittel der Männer wurden davon behelligt, zum unpassenden Zeitpunkt schlapp zu machen. Doch teilten damals nur 14 Prozent der

Männer und lediglich ein Prozent der Frauen mit, Medikamente einzunehmen, um ihr Sexualleben zu verbessern.

Bevor ich zu den Erkrankungen komme, die als Sex-Killer gelten, möchte ich zuerst die normalen körperlichen Alterserscheinungen beschreiben, die Einfluss auf Libido und Sexleben haben. Sie sind bei Frauen und Männern recht ähnlich. Bei beiden Geschlechtern lässt der Geschlechtstrieb im Laufe der Zeit nach und wird die Orgasmuserfahrung weniger intensiv. Der Blutzufluss zu den Genitalien ist dann sowohl bei Männern als auch bei Frauen reduziert. Während des Geschlechtsverkehrs besteht außerdem die erhöhte Gefahr von unkontrolliertem Harnverlust.

Die Herren müssen im Allgemeinen einen geringeren Testosteronspiegel hinnehmen, den Damen machen die Wechseljahre hormonell zu schaffen. Die Scheidenwand wird dünner, die Feuchtigkeit ist vermindert und die Scheide selbst kürzer, sie kann sich nicht wie früher ausdehnen. Auch der Blutzufluss zur Klitoris nimmt ab.

Bei Männern ist die Empfindsamkeit des Penis reduziert, es ist für sie schwieriger, eine Erektion zu erlangen und beizubehalten. Dies darf aber nicht mit einer erektilen Dysfunktion verwechselt werden, wie Ärzte es nennen, wenn es sich um ein medizinisch bedingtes Nicht-Können handelt. Darüber hinaus brauchen Männer länger, um zum Höhepunkt zu kommen, auch ist ihr Samenerguss spärlicher als ehedem.

Ich gebe zu, dass dieser erste Überblick jetzt den Eindruck erwecken könnte, Rentner-Sex würde keinen Spaß mehr machen oder gar nicht möglich sein. Bitte bedenken Sie aber, dass diese Veränderungen normal sind und den meisten Senioren die Lust nicht grundsätzlich vergällen – das Verlangen bleibt für viele von ihnen bestehen.

Die beiden amerikanischen Forscher Alan Altman und Suki Hanfling beschreiben Sexualstörungen als Auslöser von Unzufriedenheit. Demzufolge ist nicht das eigentliche körperliche Problem die größte Misere, sondern die Tatsache, dass beide Partner darunter leiden und die Beziehung belastet wird. Bei Veränderungen der sexuellen Funktion spielen sowohl medizinische als auch psychologische Gründe eine ausschlaggebende Rolle.

Viele Umstände können für ihn wie sie die Lust auf Sex mindern: der veränderte Hormonhaushalt ebenso wie eben auch Probleme in der Partnerschaft und depressive Verstimmungen. Diabetes, der Nerven und Blutgefäße schädigt, kann auf die Libido drücken oder aber Bluthochdruck beziehungsweise die Folgen eines Schlaganfalls oder Herzinfarkts. Medikamente wie Betablocker für das Herz und den Blutdruck, Beruhigungsmittel, Diuretika (Entwässerungsmittel), Antidepressiva und sogar frei verkäufliche Erkältungsmittel bergen gleichfalls das Risiko, den Sex zu lädieren und Männern schlappe Nächte zu bescheren.

Für manche Frauen wird der Koitus im Alter schmerzhaft, man spricht dann von einer Dyspareunie; diese Beschwerden können sowohl während des Beischlafs auftreten als auch danach. Viele weitere Ursachen kommen für unerfreuliche Sex-Erlebnisse in Frage, von Entzündungen der Genitalien über Blaseninfektionen bis hin zu Tumoren. Etwa die Hälfte aller Frauen, die sich einer Behandlung gegen Brust-, Gebärmutter- oder Eierstockkrebs unterziehen mussten, leidet danach an sexuellen Beeinträchtigungen. Mitunter werden Frauen auch vom Scheidenkrampf (Vaginismus) befallen. Er gilt als psychische Abwehrreaktion gegen traumatische Erlebnisse wie zum Beispiel Gewalttätigkeit.

Auch hierzu möchte ich Ihnen ein Patientenbeispiel präsentieren, auch wenn es nicht unbedingt zum Thema Sex im Alter gehört. Hier spielte Psychologie eine wesentliche Rolle.

Monate nach einer Brustoperation und einer Chemotherapie wegen fortgeschrittenen Brustkrebses tauchte eine verzweifelte Patientin bei mir auf. Ihre Behandlung war erfolgreich gewesen, aber sie fühlte sich nicht mehr als richtige Frau; dabei sei der Verlust ihrer Haare noch das geringste Übel gewesen. Sie schämte sich, in Gegenwart ihres Mannes nackt zu sein. Ein normales Sexualleben sei ihr nicht mehr möglich, obwohl er sehr verständnisvoll sei und sie unterstütze. Gemeinsam mit dem Onkologen arrangierte ich für das Ehepaar psychologische Hilfe. Es dauerte eine Weile, aber das Paar hat die Sache wieder in den Griff bekommen.

Männer können von der Angst vor Erektionsschwäche geradezu beherrscht sein. Die gelegentliche Einnahme von Sildenafil kann ihnen auch wegen des psychologischen Effekts helfen: Wer einmal mit Pille wieder konnte, bei dem klappt es später vielleicht auch ohne Medikament wieder, weil er ein Erfolgserlebnis hatte und nicht mehr grundsätzlich an seiner Männlichkeit zweifelt.

Die Psyche des Mannes spielt für das Funktionieren seines Geschlechtsteils eine große Rolle. Neben Versagensangst und Partnerschaftsproblemen kann sich auch das sogenannte Witwer-Syndrom auf die Erektionsfähigkeit auswirken: Es kommt bei Sexkontakten nach dem Tod einer Partnerin zu dem blockierenden Gefühl, die verstorbene Geliebte zu betrügen.

Eine besondere Herausforderung stellt eine Depression dar, denn sie kann sowohl Grund als auch Folge einer sexuellen Störung sein. Zu allem Unglück können Antidepressiva dann auch noch zusätzlich auf die Libido wirken. Es erfordert in diesem Fall die Beratung durch einen Facharzt für Psychiatrie, um gegebenenfalls die Medikamente umzustellen.

Eine körperlich bedingte krankhafte Erscheinung ist die erektile Dysfunktion des Mannes, sie macht einen auf Dauer steifen Penis unmöglich. Meist liegt das Problem im Blutzufluss, oft wegen Arteriosklerose, einer Verhärtung und Verengung der Arterien. Bluthochdruck, Diabetes, erhöhte Blutfettwerte und natürlich jahrelanges Rauchen sind Ursachen für Arteriosklerose. Die obligatorische Zigarette nach dem Akt sollte also frühzeitig bleiben lassen, wer noch viele Akte aufführen möchte.

Weitere Gründe einer erektilen Dysfunktion können Nervenschäden wie etwa nach einer Prostata-Operation und Rückenmarksverletzungen sein. Auch die Parkinson-Krankheit und ein Schlaganfall kommen als Auslöser in Frage. Seltener führen hormonelle Störungen zum Beispiel durch eine Schilddrüsenerkrankung zu Problemen mit der männlichen Standhaftigkeit. Häufiger verderben einem die Nebenwirkungen von Medikamenten das Schäferstündchen.

Wer gerade einen Herzinfarkt oder eine Operation am Herzen überstanden hat, mag Sex wegen der Sorge vor körperlicher Überanstrengung meiden wollen. Bitte scheuen Sie sich nicht, dieses Thema vor Ihrer Entlassung aus dem Krankenhaus beim dort behandelnden Arzt anzusprechen!

„IN DER WOCHE ZWIER SCHADET WEDER IHM NOCH IHR" – LUTHER HATTE RECHT

Da Arthrose ein häufiger Begleiter des Alterns ist, wirkt auch sie sich mit Schmerzen und unerwünschter Steifheit an den falschen Stellen auf den Geschlechtsverkehr aus. Neben ärztlicher

Beratung und guter Schmerztherapie hilft es in diesem Fall, gemeinsam mit dem Partner über alternative Stellungen nachzudenken. Als rücken- und gelenkschonend gelten die Missionars-, Reiter- oder Seitenstellung. Die AOK hält in ihrem Gesundheitsmagazin fest: „Im Alter geht es nicht mehr um ausgefallene Sexstellungen, sondern verstärkt um Streicheleinheiten und körperliche Nähe."

Empfehlenswert ist auch die Pro-Familia-Broschüre „Wenn Sexualität sich verändert …", gefördert vom Bundesministerium für Familie, Senioren, Frauen und Jugend, bei der ich mich in diesem Kapitel ebenso bedient habe wie beim Ratgeber der Deutschen Seniorenliga „Liebe und Sex im Alter".

Gerne greife ich auf Letzteren noch einmal zurück, weil er sehr zutreffend zusammenfasst, welche Bedeutung Sex auch in der Endphase unseres Lebens hat – und dass er diese sogar verlängern kann: „Es ist wissenschaftlich belegt, dass regelmäßiger Sex zu einem langen und gesunden Leben beiträgt. Sex stärkt das Immunsystem, baut Stress ab, wirkt schmerzlindernd, kräftigt das Herz-Kreislauf-System und senkt damit das Herzinfarktrisiko – ein gesundes Ausdauertraining, das auch noch Spaß macht. Um die lebensverlängernden Prozesse in Gang zu setzen, empfehlen Mediziner zwei Orgasmen pro Woche. Kein Grund für Singles zu verzweifeln – Selbstbefriedigung ist genauso gesund."

Wichtig ist mir außerdem festzuhalten, dass die Behandlung sexueller Störungen weit mehr umfasst als ein paar Pillen aus dem Internet, wie die Anti-Aging-Industrie uns weismachen will. Ohne Zweifel hat Viagra vielen älteren Paaren zu angenehmen Stunden verholfen, seitdem sich erwies, dass sein Wirkstoff Sildenafil nicht nur bei der Behandlung von Bluthochdruck hilft. Für Männer gibt es inzwischen auch sehr viele technische Hilfsmittel, um Erektionsschwäche zu überwinden, angefangen bei Penispumpen über Injektionen bis hin zu Penisprothesen. Auch Frauen können Pumpen verwenden, die den Blutzufluss in die Scheide erhöhen. Eine weitere Möglichkeit sind Salben, die örtlich aufgetragen werden. Vorsicht ist bei einer Hormonersatztherapie geboten (Östrogensubstitution), sie kann das Risiko von Herz-Kreislauf-Erkrankungen erhöhen.

Alle Technik, alle Pillen und Tinkturen helfen aber nicht, wenn es unter den Paaren im Schlafzimmer keine offene und ehrliche Kommunikation gibt. Ein glückliches und zufriedenes Sexualleben besteht ja – in jedem Alter – aus mehr als Rein-Raus. Lustvolle Berührungen, Petting und Kuscheln sind Alternativen. Vertrauen schafft Intimität.

Übrigens: Auch wenn Sie sich im Alter keine Sorgen um unerwünschte Empfängnis mehr machen müssen, bleibt die Notwendigkeit, sich vor Geschlechtskrankheiten zu schützen, wenn man sich in reifen Jahren noch mal auf neue Partner einlässt. Wie das geht, wissen Sie doch sicherlich noch?

Wichtige Hinweise:
1. Ehrlich währt am längsten.
2. Es braucht zwei zum Tangotanzen.
3. Suchen Sie Hilfe, damit weder Sie noch Ihr Partner leiden müssen.

Kapitel 16

HAUSAUFGABEN FÜRS HOHE ALTER – UND DANACH

Vielleicht sind Sie schon im Ruhestand oder kurz davor, haben Ihr Pensum reduziert und arbeiten nur noch an einigen Tagen in der Woche. Nun kommt die Zeit, all das zu unternehmen, wozu man früher nicht kam und wofür man vielleicht auch das Geld nicht hatte. Dachten Sie. Und ausgerechnet jetzt komme ich daher mit all meinen Aufträgen für Sie, rufe Sie zu regelmäßigem Sport und Arztbesuchen auf!

Verzeihung! Ich will Ihnen keinesfalls das Gefühl geben, dass Sie bei der Gestaltung Ihres Lebensabends weniger Zeit für sich selbst hätten als vorher. Im Gegenteil: Ich will Ihnen Zeit verschaffen – mehr Lebenszeit, mehr Quality-Time. Aber es ist auch geraten, daran zu denken, was geschieht, wenn sie endet und wie dies dann geschehen soll. Das erfordert einige umsichtige Überlegung und sollte mit der Familie gemeinsam erledigt werden. Verschieben Sie lieber nicht auf morgen, was Sie heute – noch – erledigen können.

Klar, ich spreche zum Beispiel über ein Testament. Es mag Ihnen ein wenig morbid erscheinen, zu Lebenszeiten genaue Anweisungen für die Zeit danach niederzulegen. Aber wollen Sie die Gestaltung der unmittelbaren Nachwirkungen Ihrer Existenz auf Erden wirklich anderen überlassen? Ohne letzten

Willen liegt die Nachlassregelung nach juristischer Lesart „in der Hand des Gesetzes" – und Sie wissen ja: Auf hoher See und vor Gericht sind wir alle in Gottes Hand.

Wer einmal erleben musste, dass nach dem Tod des letzten Elternteils kein Testament vorlag, wer sich deshalb mühsam Rechte erkämpfen musste, die ihm als nächstem Angehörigen selbstverständlich erschienen, der wird seinen eigenen Kindern diese demütigende Belastung mitten in der Phase tiefster Trauer sicherlich ersparen wollen. Glauben Sie bitte nicht, dass ein Testament entbehrlich wäre, weil Sie ja „sowieso kaum was zu vererben" hätten. Es könnte Ihren nächsten Angehörigen dann schwerfallen, selbst die kleine Summe, die noch auf Ihrem Konto verblieben ist, loszueisen, um Sie ordentlich unter die Erde zu bringen.

Sie brauchen nicht zwingend einen Notar, um letzte Anweisungen zu geben. Seine kostenpflichtige Beteiligung gibt Ihnen jedoch zusätzliche Rechtssicherheit. Grundsätzlich können Sie sich auch allein hinsetzen und handschriftlich Ihren letzten Willen verfassen. Für sämtliche Formalien bietet dieser Link einen Einstieg: https://www.pflegehilfe.org/testament.

Zwei weitere wichtige Dokumente möchte ich erwähnen. Dabei geht es nicht um Geld, Schmuck und Eigentum oder sonstige weltliche Güter, sondern um Sie persönlich, persönlicher geht es gar nicht. Sie sollten unbedingt Vorkehrungen für den Fall treffen, den sich ebenso wie den eigenen Tod niemand vorstellen mag: den Verlust Ihrer eigenen Entscheidungsfähigkeit darüber, wie Sie als lebensbedrohlich Erkrankter behandelt und versorgt zu werden wünschen – oder wie nicht.

Mit einer Patientenverfügung hinterlegen Sie schriftlich Ihre entsprechenden Anweisungen. Sie ist für jeden Mediziner bindend. Stellen wir uns mal vor, was das Schicksal verhüten möge und für jedes Lebensalter gilt: Sie liegen nach einem

Verkehrsunfall im Koma und sind an ein Beatmungsgerät angeschlossen, vielleicht auch an andere Apparate. Sie wachen nicht auf. Wie soll es weitergehen? Es kann weitergehen. Sie könnten sogar genesen. Vielleicht aber auch nicht. Und ob diese Genesung vollständig sein wird, weiß man möglicherweise nicht.

So schwer es fällt: Bitte versuchen Sie, sich zu vergegenwärtigen, mit welchem Aufwand Sie wie lange am Leben erhalten werden möchten. Was das für Ihre Familie bedeuten könnte. Und unter welchen Umständen Sie die Ihnen verbliebene Existenz noch als Leben im von Ihnen erwünschten Sinne betrachten würden. Dies wird Sie vor sehr schwierige Erwägungen stellen, vielleicht auch mit religiösen Fragen konfrontieren. Die Entscheidung obliegt allein Ihnen. Treffen Sie sie wohlinformiert und mit Bedacht.

Ich bin Mediziner. Mein Job ist es, Leben zu erhalten. Ich habe einen Eid darauf geschworen. Meine Kollegen und ich werden alles tun, diesen Eid zu erfüllen – alles. Sie haben die Option auf jegliche Untersuchung, Behandlung und jeden Eingriff. Sie haben aber auch die Möglichkeit, bestimmte Dinge abzulehnen. Eine Patientenverfügung ist deshalb sehr sorgsam abzufassen. Sie muss Ihre persönlichen Wünsche unmissverständlich festhalten.

Es gibt dafür viele standardisierte Vorlagen. Sie werden dem Einzelfall oft nicht gerecht. Ich schlage vor, dass Sie gemeinsam mit Ihrer Familie diese Patientenverfügung ausfüllen und sie dann mit Ihrem Hausarzt besprechen, um Missverständnisse auszuräumen und eventuelle Fragen zu klären. Sie können die Verfügung jederzeit nach Ihrem eigenen Gutdünken verändern, ergänzen oder widerrufen. Kopien des Dokuments sollten bei Ihrem Hausarzt und Ihren Angehörigen hinterlegt sein. Sie selbst sollten neben einer Medikamentenliste eine Notiz bei sich tragen (am besten wohl in der Brieftasche oder im Portemonnaie), die darauf hinweist, dass für Sie eine Patientenverfügung vorliegt.

Das zweite wichtige Dokument, das ich Ihnen ans Herz legen möchte, ist eine Vorsorgevollmacht. Mit ihr benennen Sie eine oder mehrere Personen Ihres Vertrauens, die im Zusammenhang mit Ihrer Patientenverfügung Entscheidungen treffen. Wichtig ist hierbei, wen Sie dazu ermächtigen. Falls Sie mehrere Berechtigte benennen, sollten alle nicht nur mit Ihren letzten Wünschen vertraut sein, sondern auch hinter Ihrem Standpunkt stehen und zugleich untereinander einer Meinung sein. Ihre Vertrauenspersonen müssen verstehen und anerkennen, dass es *Ihre* Wünsche sind, die sie im Fall der Fälle repräsentieren und ausführen müssen, nicht ihre eigenen. Denn wenn es hart auf hart kommt, können Gewissenskonflikte auftreten. Nähere Informationen finden Sie zum Beispiel hier: www.meinepatientenverfügung.de/patientenverfuegung-definition/.

Auf einer Intensivstation behandelte ich einen Patienten konsiliarisch mit. Nach einem Sturz daheim war er mit einer Oberschenkelhalsfraktur im Krankenhaus gelandet, wo man ihn operierte, um ihn mit einer Ersatzhüfte auszustatten. Während dieses Eingriffs erlitt er einen Schlaganfall und erlangte das Bewusstsein nicht wieder. Er wurde künstlich beatmet.

Nach einigen Tagen wurde ich zu einer Besprechung mit seiner Familie hinzugezogen. Da es keine Hoffnung darauf gab, dass der Patient jemals wieder aufwachen würde, bestand die Absicht, das Beatmungsgerät abzustellen. Es lagen eine Patientenverfügung und eine Vorsorgevollmacht vor, in der der Mann ausdrücklich darum gebeten hatte, nicht künstlich beatmet zu werden.

Die Vorsorgevollmacht legte beide Kinder des Patienten als Bevollmächtigte fest. Genau darin lag das Problem. Die Tochter wollte nicht die Entscheidung treffen, das Beatmungsgerät abzustellen und somit für den Tod ihres Vaters verantwortlich sein. Der Sohn hingegen argumentierte, dass der Vater künstliche Beatmung klar und unmissverständlich ausgeschlossen habe. Noch während der Unterredung wurde den Geschwistern die Entscheidung aus der Hand genommen: Der Patient starb plötzlich. Die Erinnerung an das schwierige Gespräch mit seinen Kindern begleitete mich noch lange Zeit.

Wichtige Hinweise:
1. Die Personen Ihres Vertrauens müssen sich zuvor genau darüber im Klaren sein, worauf sie sich einlassen. Vor allem müssen sie bereit sein, Ihre Entscheidungen vorbehaltlos zu akzeptieren und Ihre Anweisungen getreulich zu befolgen.
2. Es ist im Allgemeinen unkomplizierter, nur einen alleinigen Bevollmächtigten zu benennen.
3. Reden Sie mit Ihrer Familie, Angehörigen oder anderen Vertrauenspersonen offen und ehrlich über Ihre Wünsche im Krankheitsfall.

NOCH MEHR ENTSCHEIDUNGEN: WO FINDET DER REST DES LEBENS STATT?

Stellen Sie sich bitte die einfache, aber doch sehr wichtige Frage, wo Sie im Krankheitsfall mit möglicherweise eintretender Pflegebedürftigkeit wohnen möchten. Es gibt in Deutschland inzwischen eine Reihe von verschiedenen Möglichkeiten dafür. Eventuell und hoffentlich ist es möglich, dass Sie in den gewohnten vier Wänden bleiben, dort aber Unterstützung erhalten. Sollte dies nicht zu verwirklichen sein – zum Beispiel, weil Ihre Wohnung oder Ihr Haus sich nicht behindertengerecht ausstatten lässt –, kommt der Umzug in ein Projekt des betreuten Wohnens in Betracht.

Weitere Alternativen sind eine Seniorenresidenz beziehungsweise Altersheim (die Unterschiede und der Grad der eigenen Selbstständigkeit in solchen Einrichtungen sind beträchtlich) sowie ein Pflegeheim. Die Wahl hängt von der Schwere der Pflegebedürftigkeit und der damit verbundenen Notwendigkeit täglicher Hilfe ab. Einen kurzen Überblick über die Bandbreite der Optionen gibt zum Beispiel das Bundesgesundheitsministerium: https://www.bundesgesundheitsministerium.de/pflegedienst-und-pflegesachleistungen.

Mein Kollege Atul Gawande setzt sich in seinem Buch „Being Mortal" („Sterblich sein") sehr intensiv mit der historischen Entwicklung von Unterbringungsmöglichkeiten für ältere Menschen in den USA auseinander. In den 1960er-Jahren entstand dort das Konzept von Retirement Communities – Wohnanlagen nur für Rentner, die in abgestuften Graden deren jeweiligen Bedürfnissen entgegenkommen. Die Idee hat sich auch anderswo durchgesetzt. Ihren eindeutigen Vorteilen – seniorengerechte Infrastruktur zum Beispiel – steht ein gewisser Grad sozialer Isolation entgegen. Das Ergebnis ist Geschmackssache.

Gawandes Buch ist deshalb bemerkenswert, weil es den Akzent stark darauf legt, welche Umbrüche beherzte Innovatoren in den vergangenen Jahrzehnten in der Seniorenbetreuung durchgesetzt haben und damit reinen Verwahranstalten Einrichtungen entgegensetzten, in denen die größtmögliche Souveränität der Betreuten an erster Stelle steht. So fand man zum Beispiel heraus, dass die gemeinsame Versorgung von Haustieren in Altersheimen den Bewohnern einen neuen Lebensinhalt geben kann. Das reicht bis hin zu ausgeklügelten Verteilungsschlüsseln für die Anwesenheit von Hunden, Katzen und Vogelkäfigen auf jedem Stockwerk.

Gleichzeitig liefert der mir aus meinen amerikanischen Jahren vertraute Kollege eine Fülle von teils erschütternden Fallbeispielen dafür, wie die Suche nach einem neuen Heim – im doppelten Wortsinn – alternde Menschen und ihre Angehörigen hohen Belastungen aussetzt. Und darüber, wie stark sich die erzwungene Verpflanzung eines alten Baums in neue Erde auswirkt und auch schiefgehen kann.

Oberstes Gebot, so hält Gawande zu Recht fest, sollte immer sein: „Die Schlacht um die Sterblichkeit ist die Schlacht um die Bewahrung der persönlichen Integrität, ein Abwehrkampf dagegen, in den eigenen Möglichkeiten beschnitten, untergraben und unterworfen zu werden, bis man abgetrennt wird davon, wer man einst war oder immer noch sein will. Krankheit und hohes Alter machen dieses Ringen schwer genug. Fachkräfte und Institutionen, denen wir uns dabei anvertrauen, sollten es nicht verschärfen."

VON AMBULANTER PFLEGE BIS HOSPIZ: VORLETZTE UND LETZTE STATIONEN

Sollten Sie Hilfe beim Anziehen und der Körperpflege sowie bei der verlässlichen Einnahme Ihrer Medikamente benötigen oder Ihre Angehörigen Unterstützung bei Ihrer Versorgung brauchen, kann ein ambulanter Pflegedienst täglich zu Ihnen nach Hause kommen und assistieren. Auch einige Haushaltsarbeiten können Sie delegieren. Mit Essen auf Rädern haben Sie die Möglichkeit, sich täglich eine warme Mahlzeit ins Haus bringen zu lassen.

Die Pflegekasse übernimmt die Kosten für den ambulanten Pflegedienst, wenn mindestens der Pflegegrad zwei vorliegt. Je höher dieser Grad, desto höher auch der monatliche Betrag, den die Kasse zahlt. Auch darüber gibt das Bundesgesundheitsministerium in seinem Internetauftritt Auskunft. Der Pflegegrad hängt davon ab, wie eingeschränkt folgende Funktionen sind:

- Mobilität
- Kognitive und kommunikative Fähigkeiten
- Selbstversorgung
- Umgang mit krankheitsbedingten Veränderungen
- Gestaltung des Alltags

Ambulante Pflegedienste erhalten von den Kassen Noten für die Qualität ihrer Leistungen. Dies ist für Sie bei der Wahl eines Anbieters hilfreich. Sie können diese Benotung auf den Internetseiten der Kassen einsehen.

Als Alternative gibt es auch eine 24-Stunden-Hilfe, die bei Ihnen wohnt und somit Tag und Nacht parat steht. In der Mehrzahl kommen diese Pflegekräfte aus Osteuropa und werden über deutsche Agenturen vermittelt. Zur Finanzierung kann Pflegegeld ab Grad zwei beitragen; auch das sogenannte Verhinderungsgeld ist eine Möglichkeit. Es wird gewährt, wenn jemand aus Ihrem privaten Umfeld Ihnen normalerweise zur Hand geht, aber zeitweise verhindert ist, sodass eine professionelle Hilfe einspringt.

Bei legalen Pflegekräften ist mit monatlichen Kosten zwischen 1.000 und 2.500 Euro zu rechnen. Viele Hilfeleistende sind auch illegal beschäftigt. Damit spart man zwar Geld – aber man kann sich auch Ärger einhandeln. Beachten Sie außerdem bitte: Eine legale Beschäftigung trägt zur sozialen Absicherung der Kräfte bei ihrem harten Job bei (Rentenansprüche,

Unfallversicherung und so weiter). Von einer illegalen Beschäftigung ist daher abzuraten.

Sollte die eigene Wohnung nicht altersgerecht oder barrierefrei sein, besteht die Möglichkeit, sich für betreutes Wohnen zu entscheiden. Eine wichtige Voraussetzung dafür ist aber, dass Sie nicht schwer pflegebedürftig sind, denn solche Modelle setzen Eigenständigkeit der Bewohner voraus. Man kann sich diese Wohnanlagen mit Dienstleistungen wie Reinigung, Hausmeisterservice, Notrufanlage sowie – bei Bedarf – ambulanter Pflege, Versorgung mit Mahlzeiten, Fahrdiensten und Freizeitangeboten ein bisschen wie ein Hotel vorstellen. Diese Einrichtungen sind daher nicht die preiswertesten. Wohneinheiten können gemietet oder gekauft werden, ein Betreuungsvertrag ist notwendig. Näheres dazu unter anderem unter: https://www.pflege.de/altenpflege/betreutes-wohnen.

Bevor man sich entscheidet, sein altes Heim und damit auch das gewohnte soziale Umfeld zu verlassen, sollte man sich sehr genau überlegen, was man wirklich braucht, um weiterhin eigenständig wohnen zu können, und was man sich wünscht, damit man am Ende nicht enttäuscht ist. Das Angebot kann verwirrend sein; die Übergänge zwischen Seniorenwohnungen, Seniorenanlagen und betreutem Wohnen sind fließend, die Begriffe jeweils nicht trennscharf und verbindlich definiert. Es bedarf daher für Sie und Ihre Angehörigen einiger Mühe, die Angebote zu sichten und eine Entscheidung vorzubereiten.

Oder vielleicht doch ab ins Heim? Für viele Senioren ist das eine beängstigende Vorstellung, die sie mit einer Abschiebung gleichsetzen. Altersheim, Pflegeheim, Seniorenheim – im Grunde ist das alles dasselbe, manche Bezeichnung hört sich nur besser an als andere.

Ausgeprägte Pflegebedürftigkeit und/oder Demenz ist fast immer der Grund, warum ein alter Mensch nach meist langem

Zögern und viel gutem Zureden der Angehörigen schweren Herzens seine vertrauten vier Wände verlässt – zugunsten einer Rund-um-die-Uhr-Pflege und regelmäßiger medizinischer Versorgung. Die Kosten dafür sind hoch und liegen im Durchschnitt zwischen 2.000 und 4.000 Euro im Monat, wovon die Pflegekassen nur einen Teil abdecken.

Neben Langzeitpflege im Heim bieten viele Einrichtungen auch zeitweilige Versorgung. Kurzzeitpflegeplätze stehen für bis zu 56 Tage im Jahr zur Verfügung. Diese Plätze sind für Pflegebedürftige konzipiert worden, die nach einem Krankenhausaufenthalt noch verstärkte Hilfe benötigen, bevor eine Rückkehr in das eigene Zuhause möglich ist.

Pflegeheime haben nicht immer einen guten Ruf. Ab und zu tauchen Berichte über sogenannte Pflegeskandale auf. Die Schreckensliste reicht von Verwahrlosung der Insassen über herzlose Versorgung bis hin zu Tötungsdelikten. Wesentlich häufiger als solche Exzesse, auf die sich die Presse begierig stürzt, sind jedoch andere, strukturelle Mängel: lange Wartelisten für die Aufnahme, Personalknappheit, unangemessene Schmerzbehandlung und Wundversorgung. Der Gesetzgeber hat einen Pflege-TÜV als Kontrollsystem geschaffen: www.biva.de/neuer-pflege-tuev-das-aendert-sich/. Hilfreich für die sorgsam zu treffende Wahl einer neuen Heimstatt ist auch diese Übersicht: https://www.pflege-durch-angehoerige.de/woran-erkennt-man-ein-gutes-pflegeheim/

Und nun zu den wirklich letzten Dingen. Sterben ist leider ein Teil des Lebens. Es gibt keinen Grund dafür, warum es nicht in Würde und – ja, sogar angenehm möglich sein sollte. Unheilbare Krankheiten mit eingeschränkter Lebenserwartung können eine palliative Versorgung am Lebensende nötig machen. Auch hier besteht die Wahl zwischen ambulanter Pflege zu Hause oder einer stationären Behandlung in einem Krankenhaus beziehungsweise Hospiz. Über Hospize, Einrichtungen für Menschen, die dort wegen unheilbarer Krankheiten in medizinischer und psychologischer (seelsorgerischer) Begleitung ihre letzte Lebensphase verbringen, informiert unter anderem dieser Link näher: https://www.betanet.de/stationaere-hospize.html.

Der letzte Weg muss nicht zwingend in ein Hospiz führen. Die ambulante Palliativversorgung oder auch SAPV (spezialisierte ambulante Palliativversorgung) ermöglicht ein würdevolles Sterben in vertrauter Umgebung. Der Krankenhausarzt oder der Hausarzt kann einen entsprechenden Antrag ausfüllen. Ein Palliative-Care-Team überwacht die medizinische und pflegerische Behandlung und ist in psychosozialen Problemsituationen behilflich. Das SAPV- Team kann auch Patienten in Altenheimen unterstützen. (https://www.bundesgesundheitsministerium.de/palliativversorgung.html)

Kapitel 17

MAL EIN BISSCHEN BEWEGUNG, ABER DALLI!

Winston Churchill – der legendäre britische Premierminister muss immer wieder als Kronzeuge für langlebige Bewegungsfaulheit herhalten. „No sports" war angeblich Sir Winstons Antwort auf die Frage nach seinem Rezept für das Erreichen eines hohen Alters. Erstens aber ist das Zitat nicht verbürgt. Und zweitens verbrachte Churchill die frühen erwachsenen seiner 90 Lebensjahre durchaus mit Reiten, Polo und Fechten. Erst in der zweiten Lebenshälfte verlegte er sich zunehmend auf Whisky und Zigarren – ein ungünstiges Timing, denn Sport entfaltet gerade im Alter eine Vielzahl positiver Wirkungen.

Seniorensport senkt den Blutdruck, hilft gegen Übergewicht, reduziert das Risiko eines Schlaganfalls wie auch eines Krebsleidens und erhöht ganz allgemein die Lebenserwartung. Körperliche Aktivität ist bis dato auch die einzige Therapie, die die Entwicklung einer Demenz verlangsamt. Sie hilft gleichfalls gegen depressive Verstimmungen und Osteoporose. Und besonders wichtig: Sie verbessert die Mobilität und mindert damit die Gefahr von Stürzen.

Ich weiß genau, was Sie jetzt denken: „In so ein Fitnessstudio gehe ich nicht. Ich mache mich doch nicht lächerlich beim Versuch, all diese Maschinen auszuprobieren und mit schweren Gewichten vor großen Spiegeln herumzufuchteln. Außerdem erlauben meine Knie- und Hüftgelenke so etwas gar nicht." Ich verstehe Sie, aber vielleicht kann ich Ihre Meinung ändern.

Ja, Verletzungen sind immer möglich. Aber denken Sie an das Nutzen-Risiko-Prinzip! Sie schlucken ja auch regelmäßig Ihre Tabletten mit all den möglichen Nebenwirkungen. Der gesundheitliche Vorteil von regelmäßigen sportlichen Übungen ist eindeutig bewiesen, und ich verspreche Ihnen, dass Sie nach der Lektüre dieses Kapitels von METs, Ausdauer- und Kraftsport träumen werden. Also, um es klarzustellen: Sie sollen nicht für den nächsten Marathon oder für die kommenden Olympischen Spiele trainieren, sondern ganz einfach so mobil bleiben wie nur möglich, denn Mobilität ist Lebensqualität.

Doch bevor Sie jetzt losrennen und sich mit neuer Sportbekleidung eindecken, sollten Sie erst noch Ihren Hausarzt aufsuchen, um Ihre sportlichen Ambitionen mit ihm zu besprechen. Dies ist besonders angebracht, wenn Sie die folgenden medizinischen Probleme haben:

- Herzrhythmusstörungen oder unregelmäßiger Puls (Vorhofflimmern)
- Herzschwäche, Angina Pectoris (Durchblutungsstörungen in den Herzgefäßen), bereits eingetretener Herzinfarkt
- Verengung der Aortenklappe
- Chronische Lungenerkrankung (COPD)
- Durchblutungsstörungen in den Beinen
- Fußprobleme und nicht heilende Wunden an den Beinen
- Sehschwäche
- häufige Stürze und Schwindelanfälle

Übrigens wird Menschen mit Kniearthrose heute viel Bewegung empfohlen, nicht mehr Ruhe, was vor Jahren noch der gängigen medizinischen Meinung entsprach.

Beim nächsten Beispiel aus meinem Leben als Arzt spielt wiederum eine Hüft-OP eine Rolle. Das liegt daran, dass es sie sehr häufig gibt. Sie sind reine Routine in sämtlichen Krankenhäusern der modernen Welt. Auch Ärzte profitieren von ihr. Ich bekenne: Ich bin schon an der Hüfte operiert worden.

Nach dem Eingriff besuchte ich regelmäßig ein Fitnessstudio. Dort fiel mir ein älterer Mann mit Gehbehinderung auf. Ich war überrascht, dass er sich mit Gehstützen zum Sport schleppte. Welche Übungen konnte er schon noch schaffen, fragte ich mich im Stillen, nicht ganz frei von Arroganz.

Nach einigen Wochen fasste ich mir ein Herz und sprach ihn an. Hank, so hieß er, stellte sich als ein Mann mit eisernem Willen heraus. Er erzählte mir, dass er seit zehn Jahren an einer fortschreitenden Muskeldystrophie (einer Erbkrankheit mit Eiweißmangel) leide, die zu einer zunehmenden Muskelschwäche geführt habe. Selbst die besten Fachärzte hätten ihm gesagt, es gebe keine Therapie, er werde den Rest seines Lebens im Rollstuhl verbringen müssen. Für den begeisterten Sportler war das nicht akzeptabel. Er trieb einen Sportwissenschaftler auf, der ihm mit einem individuellen Trainingsprogramm Mut machte. Hank brauchte dann nur noch ein Fitnessstudio und einen Trainer, der ihm behilflich war. Seinen persönlichen Trainer kannte ich gut, und beide erzählten mir, dass Hank zunächst von seiner Frau im Rollstuhl ins Sportstudio geschoben worden war.

Als Hank mir seine erstaunliche Geschichte erzählte, konnte er sich schon wieder selbst mit Gehstützen fortbewegen. Er hatte auch sein Auto umbauen lassen und konnte es wieder benutzen.

Beschämt dachte ich an mein eigenes Gejammer wegen einer schnöden Hüft-OP und beneidete diesen Mann um seine unbeugsame Moral.

Mehrere Trainingsarten stehen Ihnen zur Verfügung, wenn Sie etwas für sich tun wollen. Krafttraining baut Muskelmasse auf und steigert die physische Kraft. Ausdauertraining hebt die Leistungsfähigkeit und fördert insbesondere das Herz-Kreislauf-System, die Lunge und die Muskulatur. Koordinationstraining verbessert den Gleichgewichtssinn älterer Menschen, hält sie beweglich, festigt ihren Gang und beugt Stürzen vor. Flexibilitätstraining schließlich vermindert mit Dehn- und Streckübungen die Verletzungsgefahr und verbessert die Körperhaltung.

Die Effekte der verschiedenen Trainingsarten zeigt eine besondere Maßeinheit namens MET an, die den Energieverbrauch des Menschen bei körperlicher Aktivität festhält. MET ist die englische Abkürzung für Metabolisches Äquivalent der Aufgabe (Metabolic Equivalent of Task).

Ihr Körper verbraucht ständig Energie, selbst wenn Sie nur auf dem Sofa sitzen – auch dabei arbeiten verschiedene Muskeln, damit Sie nicht zusammensacken. Sollten Sie Fußball gucken und vom Sofa aufspringen, weil Ihre Lieblingsmannschaft ein Tor geschossen hat, dann verbrauchen Sie natürlich mehr Energie. Einfach definiert, entspricht ein MET dem Energiegebrauch des Körpers im Ruhezustand, zehn MET also einem zehnmal so hohen Verbrauch wie bei Inaktivität.

Um den genauen Energieverbrauch zu messen, kommt die Dauer einer Aktivität ins Spiel. Wenn Sie drei Stunden Tanzunterricht nehmen, haben Sie es auf jede Menge MET gebracht. Wir können aber auch alltägliche Bewegungen in MET-Einheiten beschreiben. Dazu gehören solche weniger schönen

Aufgaben wie Staubsaugen, Bettenmachen, Einkaufen sowie das Ein- und Ausräumen der Spülmaschine. Aber auch die Gartenarbeit, der Spaziergang, die Fahrradtour, das Angeln, das Golfspielen mit Freunden oder die Abkühlung im Schwimmbad schlagen sich allesamt auf dem MET-Konto nieder.

Wie viel sollte sich da pro Woche so ansammeln? Empfohlen werden 500 bis 1000 MET-Minuten. Das hört sich jetzt sehr viel an, und ich sehe Sie schon kopfschüttelnd auf dem Sofa sitzend. Aber nicht verzweifeln, Sie glauben gar nicht, wie schnell Sie die MET-Minuten einheimsen können! Bei älteren Menschen sollten die Aktivitäten übrigens zwischen moderater und höherer Leistungsintensität wechseln.

So, jetzt lassen Sie uns doch mal sehen, wie aktiv Sie eigentlich täglich sind, ganz ohne Besuch im Fitnessstudio. Einen ersten Überblick verschafft Ihnen diese Tabelle:

MET für bestimmte körperliche Aktivitäten

Aktivität	MET
Böden wischen	3,3
Staubsaugen	3,5
Kochen und Abwaschen	2,5
Straße fegen	4
Auf das Enkelkind aufpassen	3
Pflege von Angehörigen	4
Rasen mähen	5,5
Gartenarbeit	4
Unkraut jäten	4,5
Büsche beschneiden	3,5
Holz stapeln	5
Schnee schaufeln	6
Spazierengehen (am besten mit dem Hund, weil es gut für beide ist)	3
Golfspielen (ohne Golfwagen)	4,5
Fahrradfahren	4
Skifahren	7

MET für bestimmte körperliche Aktivitäten	
Aktivität	MET
Schwimmen	7
Joggen	7 und mehr
Tennis	7 und mehr
Fernsehen	1 (außer bei Fußball-Übertragungen, die können sich auch stärker auswirken, wenn Sie viel jubeln)
Sex	1,5 (kann auch mehr sein, kommt ganz drauf an, nicht nur auf Sie selbst)

(Quelle: Barbara E. Ainsworth et al., „Compendium of Physical Activities: An Update of Activity Codes and MET Intensities", in: Medicine and Science in Sports and Exercise 32 (2000), S. 498.)

Ein typischer Vormittag zu Hause besteht aus etwa 20 Minuten Staubsaugen (20 x 3,5 MET = 70 MET-Minuten) und einer Stunde Kochen mit anschließendem Aufräumen (60 x 2,5 MET = 150 Minuten), ergibt zusammen 220 MET-Minuten. Wenn Sie dann am Nachmittag noch für zwei Stunden im Garten arbeiten (120 x 3,5 MET = 420 MET-Minuten), haben Sie schon 640 MET-Minuten gesammelt, also über die Hälfte der wöchentlichen Empfehlung; und dies war nur der Montag. Sie sehen, wie leicht es ist, die MET-Minuten zu sammeln. Sollten Sie jetzt noch täglich 30 Minuten lang einen Spaziergang machen (30 x 7 x 3 MET), so sind das zusätzliche 630 MET-Minuten in der Woche. Hier noch die gute Nachricht für alle, die gerne Golf spielen: Zwei Stunden auf dem Golfplatz bringen 540 MET-Minuten (120 x 4,5 MET).

Sie glauben mir jetzt hoffentlich, wie einfach es ist, im Ruhestand aktiv zu sein. Natürlich dürfen Sie sich auch mal im Wohnzimmer vor den Fernseher setzen oder ein Buch lesen. Sie bekommen dafür immerhin ein MET pro Minute, sogar wenn Sie dabei einschlafen sollten.

IHR EIGENES HEIM ALS FITNESSSTUDIO: ZUSÄTZLICHE ÜBUNGEN

Bis jetzt habe ich nur über Ausdaueraktivitäten gesprochen. Sie erinnern sich sicherlich daran, dass es noch weitere Trainingsarten gibt, zum Beispiel für mehr Kraft, bessere Koordination und gesteigerte Flexibilität. Diese Arten von Übungen sind ebenfalls sehr wichtig für die Mobilität, um das Sturzrisiko zu verringern, und für das Allgemeinwohl. Sie können dafür auch Ihre eigenen vier Wände zum Fitnessstudio machen, zum Beispiel so:

- *Wandübungen:* Lehnen Sie sich mit beiden ausgestreckten Armen gegen die Zimmerwand, lassen Sie sich langsam gegen die Wand fallen und drücken Sie sich anschließend wieder von ihr weg.
- *Stuhlübungen:* Setzen Sie sich auf einen Stuhl (am besten mit Lehnen), und stehen Sie nun langsam auf, ohne die Arme zum Abstützen zu benutzen. Dann setzen Sie sich wieder langsam auf den Stuhl, ebenfalls ohne die Arme einzusetzen. Geht es anfangs nicht ohne Abstützen auf die Armlehnen, ist das kein Problem. Sie werden bei regelmäßigem Training merken, dass Ihnen das Aufstehen und Hinsetzen immer leichter fällt, weil Ihre Oberschenkelmuskeln stärker werden.
- *Oberarmübungen:* Nehmen Sie eine kleine Wasserflasche (anfangs halb gefüllt) oder eine Konservendose in jede Hand und beugen Sie den Ellenbogen bis zu 90 Grad, wobei Sie beide Arme fest an die Körperseite anlegen.
- *Schulterübungen:* Stehen Sie aufrecht, legen Sie beide Arme seitlich an und halten Sie Gewichte in den Händen (siehe Übung zuvor). Jetzt ziehen Sie die Schultern gleichzeitig langsam hoch und senken sie wieder.

- *Fußübungen:* Stellen Sie sich hinter einen Stuhl und halten Sie sich an der Rückenlehne fest. Nun stellen Sie sich langsam auf die Zehenspitzen. Bleiben Sie einige Sekunden so stehen und senken Sie die Füße wieder. Diese Übung gibt Ihren Beinen die nötige Kraft, um Stürze zu vermeiden.

Dies sind einfache Übungen, die Sie problemlos zu Hause zum täglichen Programm machen können. Routine hat ihre Vorteile, kann aber auch zu Langeweile und sinkender Motivation führen. Wie so häufig im Leben finden wir alle immer wieder Ausreden, warum das Training heute mal ausfallen muss, morgen vielleicht auch – und ganz schnell haben Sie eine Woche lang nichts mehr getan und möglicherweise überhaupt keine Lust mehr. Es ist aber gerade das regelmäßige Training, das uns den größtmöglichen gesundheitlichen Vorteil bringt. Was also soll man machen, um wirklich dranzubleiben?

Zum einen können Sie Abwechslung dadurch schaffen, dass Sie schöne Tage nicht nur zum Spazieren nutzen, sondern auch dafür, Ihre Übungen im Freien zu machen. Ein weiterer Vorschlag: gemeinsamer Sport in der Gruppe. Das macht nicht nur mehr Spaß, sondern man kann zudem neue Bekanntschaften knüpfen. Es kann anfangs auch sehr hilfreich sein, einen Fitnesstrainer hinzuzuziehen. Die Angebote gerade auch für Seniorensport in der Gruppe sind vielfältig. Sie müssen im Fitnessstudio nicht stur und auf sich allein gestellt ein Pflichtprogramm abarbeiten. Die Sache sollte Spaß machen, dann bleiben Sie auch zuverlässiger dabei. Dafür wünsche ich Ihnen viel Erfolg und Freude.

Drei Tipps möchte ich Ihnen für Ihr neues bewegtes Leben noch mit auf den Weg geben:

1. Bitte informieren Sie Ihren Arzt über Ihre Pläne.
2. Beim Sport immer langsam beginnen.
3. Die Regelmäßigkeit der sportlichen Übungen ist wichtiger als deren Länge.

Kapitel 18

GREISENSPEISEN: WAS IN OMAS KÜCHE GEHÖRT

Rezepte aus Omas Küche, Futtern wie bei Muttern – dies alles gilt als Qualitätsmerkmal für schmackhafte Kost. Manchmal nennt man sie auch Hausmannskost, wobei der Hausmann nur für die Verkostung zuständig war, das Kochen übernahm gewohnheitsmäßig die Hausfrau. Für die meisten Frauen war es früher üblich, sich mit den Geheimnissen der Speisenzubereitung auszukennen. Dies ist heute nicht mehr selbstverständlich. Viele Kinder wachsen in Haushalten auf, in denen der Pizzabote ein- und ausgeht. Wie man leckeres und gesundes Essen zubereitet, bringt ihnen kaum jemand bei. Selbstgekochtes hält vielleicht noch die Großmutter bereit, wenn die Enkel sie besuchen.

Die Oma weiß zwar häufig noch, wie's geht, kann die Ergebnisse ihrer Kochkünste selbst aber leider nicht mehr ohne Weiteres genießen. Zum einen lassen Geruchs- und Geschmackssinn im Alter nach, sodass viele Speisen einfach nicht mehr so gut schmecken, einem fad vorkommen (bitte Zurückhaltung beim Nachsalzen oder -süßen!). Vielleicht ist auch das Gebiss nicht mehr in bestem Zustand. Außerdem plagen den alten Menschen häufig Krankheiten, die das Essen erschweren und den Appetit verderben. Deshalb ist Unterernährung bei

Senioren leider ein häufiges, aber nicht immer ernst genug genommenes Problem. Alte Menschen brauchen wegen ihres trägeren Stoffwechsels zwar weniger Kalorien als junge Leute, ihr Bedarf an Eiweißen, Mineralstoffen und Vitaminen ist jedoch ebenso hoch.

Das Zittern von Parkinson-Patienten, das die Nahrungsaufnahme mühsamer macht, die Schluckbeschwerden nach einem Schlaganfall und die häufige Appetitlosigkeit Demenzkranker führen schnell zu Gewichtsverlusten. Herzversagen und chronische Lungenerkrankungen ziehen Atembeschwerden nach sich, die das Essen zur Qual machen. Die Zuckerkrankheit schränkt die Zahl der erlaubten Nahrungsmittel sehr ein und führt bei älteren Patienten oft zu Übelkeit. Magengeschwüre und saures Aufstoßen (Reflux) kommen im Alter häufiger vor. Auch chronische Arthrose-Schmerzen in den Knien, Hüftgelenken und Händen vermiesen einem nicht nur die Stimmung, sondern gleichfalls den Appetit. Ausgewachsene Depressionen gehen in jedem Alter mit Appetitlosigkeit einher.

Und dann sind da ja noch die Medikamente, von denen man immer mehr nimmt, je älter man wird! Ihre Nebenwirkungen sind vielfältig und wirken sich auch auf den Appetit und die Verdauung aus. Allen voran lösen Mittel gegen Bluthochdruck nicht selten Verstopfung und Übelkeit aus. Schmerzkiller wie Ibuprofen, Naproxen, Diclofenac können den Magen kräftig irritieren. Dies sollte Sie nun aber nicht dazu verleiten, zugunsten besserer Bekömmlichkeit Ihres Essens auf Ihre Medikamente zu verzichten. Sie wissen ja: Es ist immer die Risiko-Nutzen-Abwägung von Arzneien zu beachten. Ihre Cholesterin- und Blutdrucksenker zum Beispiel sind wichtiger als eine Verstopfung – gegen die können Sie etwas unternehmen.

Sie müssen Nebenwirkungen aber natürlich nicht klaglos hinnehmen. Sprechen Sie Ihren Arzt darauf an, möglicherweise kann er Sie auf ein wirkungsgleiches anderes Medikament umstellen, mit dem Sie besser zurechtkommen. Ich möchte auch noch einmal darauf hinweisen, dass die Risiken, die ellenlange Beipackzettel auflisten, nicht notwendigerweise tatsächlich eintreten müssen. Und dass bei rezeptfreien Mitteln Vorsicht ebenso geboten ist wie die Unterrichtung Ihres Arztes darüber, welche Pillen Sie neben den von ihm verschriebenen sonst noch so schlucken.

Was aber ist nun eigentlich gesundes Essen? Ernährungsvorlieben und -tipps unterliegen wie die Mode Trends und dem Zeitgeist; mal ist dieses in, dann wieder jenes. In der Wirtschaftswunderzeit machte sich in Deutschland kaum jemand Gedanken darüber, was er sich mit Schlachtplatten und Käseigeln möglicherweise antat: Nach den Jahrzehnten der Entbehrung rollte eine ungehemmte Fresswelle durchs Land. Später trat dann das Convenience-Food seinen Siegeszug an. Tiefkühlkost und Fertiggerichte versprachen schnellen Genuss ohne Küchenfron.

Die Systemgastronomie tat ein Übriges, um industriell verarbeitete Kost in aller Munde sein zu lassen. Pizza, Pommes, Burger, Döner & Co. stehen seitdem ganz oben auf der Wunschliste vor allem von Kindern, die durch den Fast-Food-Speiseplan bequemer Eltern frühzeitig zu Ketchup- und Zucker-Junkies erzogen werden.

Ein gewisses Umdenken fand in den 80er-Jahren des vergangenen Jahrhunderts statt. Die amerikanische National Academy of Science erregte 1980 mit einer Studie über die Zusammenhänge von Ernährung und Krebs Aufsehen. Der Bericht zerlegte unsere Nahrung in weniger an Küche denn an Labor erinnernde Bestandteile wie Cholesterin, Triglyceride, Aminosäuren, Carotinoide, Mono- und Polysaccharide, Polyphenole und, nicht zu vergessen, die so wenig schmackhaft klingenden Ballaststoffe.

Mit einer normalen Mahlzeit schien das wenig zu tun zu haben, appetitfördernd war es auch nicht gerade. Dafür war der schuldige Beigeschmack geboren, das schlechte Gewissen beim Verzehren von Un-Happy Meals. Die Untersuchung war ein gefundenes Fressen für die Medien, die die neuen Erkenntnisse weit verbreiteten. Das Zeitalter der bewussten Ernährung war angebrochen. Als Konsequenz essen wir seitdem nicht mehr Speisen, sondern Nährstoffe. Kein Wunder, dass den meisten von uns dabei der Appetit vergeht. Wie ist es nur dazu gekommen, und was sind eigentlich all diese Nährstoffe?

Es handelt sich um organische Stoffe, die alle Lebewesen mit ihrer Nahrung aufnehmen und in ihrem Stoffwechsel umsetzen. Man unterscheidet zwischen essenziellen, also unbedingt notwendigen Nährstoffen und solchen, die wir auch selbst im Körper produzieren können. Von außen aufnehmen müssen wir grundsätzlich Wasser, Fette, Eiweiß sowie Vitamine und Mineralstoffe wie etwa Kalzium und Natrium.

Wie lebensnotwendig diese Stoffe sind, erweist sich, wenn sie fehlen. Bekanntestes Beispiel dafür ist vielleicht die frühere Seefahrerkrankheit Skorbut. Durch Vitamin-C-Mangel führt sie zu Zahnfleischbluten, Anämie (auch Blutarmut genannt – jedoch eine irreführende Bezeichnung, es mangelt den Betroffenen nicht an Blut, sondern am roten Blutfarbstoff, dem Hämoglobin), Wundheilungsstörungen und, wenn nicht behandelt, zum Tod. So starb Ende des 15. Jahrhunderts die Hälfte der Schiffsbesatzung des portugiesischen Entdeckers Vasco da Gama bei der Erstumsegelung des Kaps der Guten Hoffnung. James Lind, ein schottischer Schiffsarzt, behandelte erkrankte Matrosen später mit Rationen von Orangen und Zitronen, und siehe da – sie wurden geheilt.

Dem britischen Empire haben wir übrigens auch die Einsicht zu verdanken, dass Chinin gegen die Tropenkrankheit

Malaria hilft. Da Chinin sehr bitter ist, vermischte man es für die britischen Kolonialsoldaten in Indien mit Zucker und Sodawasser, auch ein Schuss Gin machte es genießbarer – seitdem ist der Gin & Tonic aus Bars nicht mehr wegzudenken.

Tonic Water sollten Schwangere in größeren Mengen jedoch unbedingt meiden (Gin natürlich gänzlich!). Es kann den Fötus schädigen und verfrüht die Wehen einleiten. Gut für die Leibesfrucht sind hingegen Vitamine, vor allem Folsäure. Sie verhindert beim Embryo Fehlbildungen des zentralen Nervensystems (Neuralrohrdefekte). Auf der anderen Seite der Lebensspanne hat sich erwiesen, dass Vitamin D Senioren gut vor Osteoporose (Knochenschwund) feit.

Mit den grundsätzlich unverzichtbaren essenziellen Nährstoffen ist es jedoch wie mit allem im Leben: Allzu viel ist ungesund. Selbst die wichtigen Vitamine können im Übermaß schädlich sein. Das von der Anti-Aging-Industrie so hochgejubelte Vitamin E löst bei zu üppiger Dosierung (über 400 Internationale Einheiten) das Risiko erhöhter Sterblichkeit aus.

Seit Anfang der 1960er-Jahre wissen wir, dass Cholesterin, eigentlich für unseren Organismus unentbehrlich, zu Herzerkrankungen führen kann. Cholesterin ist ein unerlässlicher Baustein für die Zellmembranen und für die Herstellung von Vitamin D – also lebenswichtig. Wenn aber zu viel von der wachsartigen Substanz im Blut schwimmt, kann sie die Arterien verstopfen – mit möglicherweise tödlichen Folgen.

Mehrere Jahre behandelte ich einen Patienten, der auf hochdosierte Vitamine und pflanzliche Präparate schwor. Mit viel Geduld und Geld stellte er sich eine Unmenge entsprechender Cocktails aus dem Internet zusammen. Seine regelmäßig auftretenden Magenbeschwerden brachte er damit nicht in Verbindung, obwohl ich Bedenken äußerte. Seine übrige gute

Gesundheit und Energie, so behauptete er, seien der beste Beweis für die von ihm persönlich entworfene Therapie.

Als bei ihm dann ein Magengeschwür festgestellt wurde, war er der Meinung, die von mir verschriebenen Tabletten gegen seinen Bluthochdruck seien daran schuld. Ich hingegen tippte auf sein frei zusammengestelltes Tablettengemisch und redete mit Engelszungen auf ihn ein, doch für einige Wochen darauf zu verzichten, während ich das Geschwür behandelte. Dies war unser letztes Gespräch, der Mann tauchte nie wieder bei mir auf. Ich weiß bis heute nicht, wer von uns beiden recht hatte. Aber ich habe eine Vermutung.

Drei Tipps für den Kauf von Vitaminen:
1. Zu wenige Vitamine sind genauso gesundheitsschädlich wie zu viele.
2. Wenn Sie Vitamine nehmen möchten oder müssen, konsultieren Sie bitte Ihren Apotheker oder Arzt. Kaufen Sie sie *nicht* einfach im Internet.
3. Bitte glauben Sie nicht alles, was Sie in Zeitschriften oder im Internet über die angeblichen Wohltaten bestimmter Vitamine lesen.

MEHR ERNÄHRUNGSPYRAMIDEN ALS ÄGYPTISCHE GRABMALE

Es herrscht ein im wahrsten Sinne des Wortes ein unbekömmliches Durcheinander an Empfehlungen für eine gesunde und adäquate Ernährung für Personen jeden Lebensalters. Ernährungsempfehlungen werden seit dem Anfang der 1990er-Jahre als eine pyramidenförmige Darstellung von Lebensmittelgruppen präsentiert. Je weiter unten eine dieser Gruppen in der Pyramide steht, desto mehr sollte man sich bei ihr bedienen. Ganz oben stehen leider die leckeren Sachen: Kuchen, Eiscreme, Schokolade und natürlich Alkohol.

Es gibt mehr Spielarten dieser Pyramiden als Grabmale für ägyptische Pharaonen. Die erste stammte von der amerikanischen Landwirtschaftsbehörde, sie wird ständig angepasst. Inzwischen existieren verschiedene europäische Versionen und auch amerikanische Alternativen. Sie zeigen, wie sehr unsere Erkenntnisse über eine vernünftige Ernährung doch immer noch im Fluss sind. Was in den 1990er-Jahren für sinnvoll gehalten wurde, stellte sich später als Fehlurteil heraus.

Eine der einfachsten Pyramiden ist die des Bundeszentrums für Ernährung. Sie umfasst in sechs Stufen die wichtigsten Lebensmittelgruppen und die empfohlenen täglichen Portionen. Auf ihrer untersten Stufe sind sechs Wassergläser dargestellt. Das spricht mich als Geriater besonders an, denn ein chronisches Versäumnis vieler meiner Patienten ist es, nicht genug zu trinken.

Eine weitere sehr anschauliche Pyramide ist die der Tufts-Universität in Boston. An ihr ist aus geriatrischer Sicht interessant, dass sie auf die Vorteile von gefrorenem Gemüse und Obst für Senioren hinweist: Tiefkühlkost erlaubt unkomplizierte Vorratshaltung und reduziert so mühsame Einkaufstouren, sie erhält die Inhaltsstoffe der Nahrung und ist beliebig portionierbar. Lobenswert ist an dieser Pyramide auch, dass sie auf der untersten Stufe verschiedene körperliche Aktivitäten abbildet und so versinnbildlicht, dass Bewegung genauso zu einem gesunden Lebensstil gehört wie eine ausgewogene Ernährung.

Eine detaillierte Bewertung aller unterschiedlichen Ernährungspyramiden würde den Rahmen dieses Buches sprengen. Ich möchte Ihnen aber beschreiben, welche Lebensmittelgruppen heute bevorzugt werden und warum es zu einem Umdenken gekommen ist. Auf diesen Erkenntnissen bauen auch Rezepte für Mahlzeiten auf, die als besonders seniorengerecht gelten. Da dies hier auch kein Kochbuch werden soll, verweise ich Sie dafür auf Webseiten wie https://herbstlust.de/gesund-essen-im-alter/ oder https://ww2.bettybossi.ch/de/Magazin/Display/1065962/Genuss-kennt-keinen-Ruhestand. Dies sind nur erste Empfehlungen für die weitere Suche, ich bin kein Koch. Möglicherweise treffen andere Vorschläge Ihre persönlichen Vorlieben besser; das Angebot an Kochbüchern, die sich speziell an Senioren richten, ist überaus vielfältig.

Zusammenfassend kann man sagen, dass man heute mehr auf eine eiweißbetonte Ernährung setzt als auf Kohlenhydrate. Darüber hinaus werden Fette nicht mehr pauschal als ungesund verteufelt, ja, sogar empfohlen. Eine Google-Suche mit dem Stichwort Ernährungspyramiden verschafft Ihnen einen breitgefächerten Überblick.

Diäten sind ein weites Feld, ganze Zweige der Verlags- und Zeitschriftenproduktion beziehen aus ihnen ihre Themen. Es finden wahre Glaubenskämpfe um sie statt; ständig werden alte vermeintliche Gewissheiten umgestoßen, kochen neue hoch, gibt es dann wieder die Aufwärmung alter Reste aus der Diätspeisekammer. Ohne allzu viel Stellung auf diesem Schlachtfeld beziehen zu wollen, gebe ich ganz allgemein zu bedenken: FdH (Friss die Hälfte) war noch nie falsch. Und man sollte dafür sorgen, dass der Körper die zugeführte Labsal auch verbrennt: Bewegung, Bewegung, Bewegung. Wiederhole ich mich?

GUTE UND SCHLECHTE FETTE UND KOHLENHYDRATE

Fangen wir mit Eiweißen an, auch Proteine genannt. Sie bestehen aus verschiedenen Aminosäuren. Tierische Lebensmittel wie Fleisch, Fisch und Eier sind für die menschliche Ernährung wertvoller als pflanzliche Quellen: Sojaprodukte, Hülsenfrüchte und Getreide. Sollten Sie sich ab jetzt also an den Titel des Bestsellers „Fleisch ist mein Gemüse" von Heinz Strunk halten? Natürlich nicht, denn eine gesunde Ernährung besteht aus mehreren Lebensmittelgruppen. Die Ära der Proteine übrigens begann mit dem Erfolg der Atkins-Diät, die auf einen hohen Eiweißanteil und wenige Kohlenhydrate setzt. Diese Diät war zum Abnehmen weitaus besser geeignet als die von der amerikanischen Heart Association bevorzugte mit geringen Fettbestandteilen, aber hohen Kohlenhydratanteilen.

Es war – soweit man das heute sagen kann – ein Irrtum, möglichst viele Fette aus der Nahrung zu verbannen, dennoch schwappte der Low-Fat-Wahnsinn von den USA nach Deutschland über. Diese Art der Ernährung erscheint nicht nur schlichtweg falsch, sondern begünstigte das um sich greifende Phänomen Übergewicht, da sie Fette mit Kohlenhydraten ersetzte (über manche Kohlenhydrate als Dickmacher weiter unten mehr). Selbstverständlich müssen manche Leute darauf achten, wie viel Fett sie zu sich nehmen. Aber es geht nicht um die bloße Menge. Entscheidend sind die Arten von Fetten; unter ihnen gibt es gute und schlechte.

Die Wohltäter sind die einfach ungesättigten – dazu zählen Raps- und Olivenöl – und die mehrfach ungesättigten Fette, das sind zum Beispiel Sonnenblumenöl oder Linolsäure. Letztere ist besonders wichtig für den Körper, weil er sie für den Aufbau von Zellmembranen braucht. Auf der anderen Seite der Speckschwarte lauern die schlechten, gesättigten Fette. Sie entfalten ihre verführerische Wirkung in der Bratwurst am Imbissstand und dem Steak auf dem heimischen Grill.

Dann gibt es noch die Omega-3-Fettsäuren, fester Bestandteil des Sortiments von Apotheken und Reformhäusern.

Ansonsten sind diese ungesättigten Fettsäuern, die unser Körper nicht selbst herstellen kann, in vielen Fischsorten zu finden – eine schmackhafte Alternative zu teuren Pillen.

Einige, aber nicht alle Kohlenhydrate sind ein wichtiger Teil unserer Nahrung und eine sehr gute Energiequelle für den Körper. Man findet sie in vielen verschiedenen Lebensmitteln wie Gemüse, Früchten, Vollkornbrot, Reis, Nudeln und Kartoffeln. Kohlenhydrate bestehen aus Zuckermolekülen. Von denen gibt es verschiedene. Je nach Anzahl der Zuckerbausteine unterscheidet man zwischen Einfach-, Zweifach- oder Mehrfachzucker. Auch hier gibt es wieder gute und schlechte Elemente. Einfach- und Zweifachzucker, wie sie in Süßigkeiten vorkommen, sind zu meiden, Mehrfach- und Vielfachzucker, typisch für Vollkornprodukte und Hülsenfrüchte, hingegen nicht.

Warum? Der Körper wandelt die Zuckermoleküle in Glukose (Traubenzucker) um, damit sie in die Blutbahn gelangen können. Dort transportiert das Insulinhormon die Glukose dann in die Zellen, um jene mit Energie zu versorgen. Kohlenhydrate, die nicht sofort benötigt werden, speichert der Körper als Fett. Zu viele von den falschen Kohlenhydraten machen dick.

Mehrfachzucker werden im Körper langsam zu Glukose abgebaut und lassen den Insulinspiegel gemächlich ansteigen. Einfach- und Zweifachzucker werden aufgrund ihrer weniger komplexen Struktur schnell zu Glukose, peitschen den Insulinspiegel auf und lassen ihn dann wieder rapide sinken. Die Folge: Heißhunger. Mehrfachzucker halten nachhaltiger satt. Deshalb ist das Vollkornbrot dem Schokoriegel vorzuziehen. Obst ist grundsätzlich auch gesund, enthält jedoch Fruktose, einen Einfachzucker. Daran sollten Diabetiker denken. Vor allem vom Verzehr von Weintrauben ist ihnen abzuraten.

Und was hat es nun mit den eingangs erwähnten Ballaststoffen auf sich? Auch sie zählen zu den Kohlenhydraten. Ihren

Namen bekamen sie, weil der Körper sie nicht direkt verwerten kann. Er profitiert dennoch von ihnen. Im Darm quellen sie auf und regen dessen Bewegung an. So sorgen sie dafür, dass der Darminhalt leichter abtransportiert werden kann. Sie fördern auch das Sättigungsgefühl.

Wenn wir uns die Inhalte der modernen Ernährungslehre vor Augen führen, können wir guten Gewissens sagen, dass unsere Mütter wieder mal recht hatten, wenn sie mahnten: Esst brav euer Obst und Gemüse! Das hilft nicht nur der schlanken Linie, sondern kann auch den Blutdruck senken sowie das Risiko eines Schlaganfalls und der koronaren Herzkrankheit verringern.

Bleibt noch die Frage: Wie viel sollte man täglich essen? Wie viel Energie Sie Ihrem Körper zuführen sollten, können Sie online berechnen lassen. Zum Beispiel bietet die Techniker Krankenkasse im Internet einen Kalorienbedarfsrechner an (https://www.tk.de/service/app/2004134/kalorienrechner/einstieg.app). Als Faustregel gilt für Männer zwischen 50 und 65 Jahren, dass von einem täglichen Bedarf in Höhe von 9.200 Kilojoule beziehungsweise 2.200 Kilokalorien auszugehen ist. Für Frauen liegen die Werte leicht niedriger: 7.530 kJ (1.800 kcal). Ab 65 sind für Männer im Allgemeinen 8.370 kJ (2.000 kcal) ausreichend, für Frauen 6.700 kJ (1.600 kcal).

Drei Basistipps für eine gesunde Seniorenernährung:
1. Die wichtigsten Nährstoffe sollten Sie nicht in Pillenform zu sich nehmen.
2. Essen soll Spaß machen. Es ist besser, in Gesellschaft zu essen. Wenn Ihre Kinder mittags nicht bei Ihnen sein können, dann lassen Sie das Essen auf Rädern im Kühlschrank und wärmen es erst am Abend auf, wenn jemand bei Ihnen sein kann.
3. Vergessen Sie nicht, ausreichend zu trinken.

Kapitel 19

GOLDENE REGELN FÜR EINEN GOLDENEN HERBST

Ab und an etwas Neues wagen, auch im Alter, ist eine wunderbare Regel, die Spannung bringt. Deshalb beginne ich dieses Kapitel mit einem Patientenbeispiel, statt es erst im hinteren Drittel zu bringen.

Nach einem massiven Schlaganfall war ein langjähriger Patient, den ich sehr sympathisch fand, schwer behindert. Er kam im Rollstuhl in die Klinik und erklärte sehr entschlossen, dass dieser verdammte Anfall ihn unter keinen Umständen von seiner Lieblingsbeschäftigung abhalten würde: dem Besuch von Spielkasinos. Mit viel Physiotherapie, Willenskraft und einem Gehstock gelang es ihm schließlich – wenn auch sehr langsam –, aufrecht und auf eigenen Beinen das nächstgelegene Kasino aufzusuchen. Er erzählte mir später, dass er an diesem Tag viel Geld verlor. Aber das kümmerte ihn nicht. Das war ein Preis, den er gerne zahlte.

Ein anderer Patient konnte wegen seiner rheumatoiden Arthritis kaum noch gehen. Als es hieß, er müsse aus seiner Wohnung ziehen, tat er alles nur Erdenkliche, um seine Mobilität zu erhalten. Er kaufte sich mehrere Fitnessgeräte – darunter auch einen Heimtrainer – und radelte jeden Tag eine Stunde. Ich fragte ihn, was ihn zu der enormen Anstrengung bewogen habe. Er eröffnete mir, es gebe nichts Schöneres, als täglich von der Terrasse seiner eigenen Wohnung den Sonnenauf- und -untergang zu bewundern. Das gebe ihm Kraft für jeden neuen Tag.

Nun kommt der eigentliche Grund, warum ich diese beiden Fälle an den Anfang des letzten Kapitels meines Buches gestellt habe. Sie stehen exemplarisch für das, was auch Sie unbedingt brauchen, um gut durchs Alter zu kommen: den eisernen Willen, die Kontrolle über Ihr Leben trotz widriger Umstände nicht zu verlieren.

VERPFLICHTEN SIE SICH, DAS RICHTIGE ZU TUN

Selbstdisziplin und Arbeit gehören dazu. Ein letztes Mal noch möchte ich Sie wie bereits in einigen der vorherigen Kapitel ermahnen:

- Treiben Sie regelmäßig Sport.
- Ernähren Sie sich bewusst.
- Arbeiten Sie vertrauensvoll mit Ihrem Arzt zusammen.
- Seien Sie ihm und sich selbst gegenüber ehrlich.

DER BLUDAUSCHE RAT NUMMER EINS LAUTET: AKZEPTIEREN SIE EINSCHRÄNKUNGEN!

Trotz aller Mühe werden Sie im Laufe der Zeit auch lernen müssen, gewisse Einschränkungen anzunehmen und damit zu leben. Mit zunehmendem Alter weist Ihr Körper einige Kratzer und Dellen auf. Manches geht einfach langsamer oder überhaupt nicht mehr. Es hilft Ihnen nicht, darüber frustriert und wütend oder depressiv zu werden. Sie machen nur sich selbst und Ihren Angehörigen das Leben schwer.

Bitte bedenken Sie, dass Verluste zu akzeptieren nicht Aufgeben bedeutet. Sie passen sich lediglich an, verändern Ihr Leben so, dass Sie weiterhin so aktiv wie möglich bleiben können. Es steht außer Frage, dass ein Schlaganfall, ein Herzinfarkt oder eine Krebsdiagnose auch den Stärksten von uns herausfordern. Und eine gesunde Lebensweise ist nicht automatisch eine Garantie für ewige Gesundheit. Aber denken Sie daran, dass Sie nicht alles allein bewältigen müssen. Bitten Sie Angehörige und Freunde um Hilfe. Einsame Helden werden selten alt.

DER BLUDAUSCHE RAT NUMMER ZWEI LAUTET: LEBEN SIE HEUTE!

Ich möchte Ihnen auch noch den Tipp geben: Leben Sie im Heute und nicht in der Vergangenheit. Die Thriller-Autorin Patricia Highsmith, die in ihren Tagebüchern Auskunft über eine ziemlich wilde Jugend gab, hielt die Warnung fest: „Es ist nicht das Alter im Sinne einer unbekannten Zukunft, das so erschreckend ist. Es sind die Leute in der Vergangenheit, die wir selbst waren, die wir hinter uns gelassen haben und nicht mehr kennen."

Es ist sicherlich ab und zu schön, mit Freunden in Erinnerungen zu schwelgen. Aber machen Sie bitte nicht den Fehler, immer an die vermeintlich guten alten Zeiten zu denken und ständig darüber zu sprechen! Noch schlimmer ist nur die stereotype Behauptung: „In meiner Jugend gab es so etwas nicht. Wir waren auch ohne den ganzen neumodischen Kram glücklich."

Bleiben Sie bitte offen für all das Neue in unserer Zeit. Zeigen Sie Interesse an der Musik, die Ihre Enkelkinder hören, den Büchern, die sie lesen, den Filmen und Serien, die sie mit Begeisterung schauen. Lassen Sie sich erklären, wie man im Internet surft, eine WhatsApp-Nachricht schreibt, wie Skype und Facetime funktionieren, wie Facebook und Snapchat benutzt werden und was Sie alles mit einem Smartphone machen können. Das bedeutet nicht, dass Sie alles gut finden müssen, aber Sie sollten darüber informiert sein. Und vielleicht gefällt Ihnen das eine oder andere ja auch. Machen Sie mit. Bleiben Sie dabei.

DER BLUDAUSCHE RAT NUMMER DREI LAUTET: VERZEIHEN SIE! LASSEN SIE LOS! BLEIBEN SIE POSITIV!

Wenn ich mir einen weiteren Rat erlauben darf: Entsagen Sie, sofern vorhanden, Groll und Unmut, die sich vielleicht im Laufe der Jahrzehnte gegen diese oder jene Person angesammelt haben. Alles andere nützt weder Ihnen noch sonst wem, gesund ist es auch nicht. Lassen Sie los, um gelassen leben zu können.

Erinnern Sie sich an die guten Momente, Erfahrungen, Erlebnisse, Begegnungen und Gespräche, vergessen Sie die schlechten! Sie werden feststellen, wie sich Ihr seelisches Wohlbefinden verbessert und Sie den täglichen Herausforderungen des Alterns positiver gegenüberstehen, sie mit mehr Energie bewältigen können. Sie und jeder, der Sie kennt, werden dadurch glücklicher.

„Glück, was ist das?", fragte sich der Sprachpapst Wolf Schneider und schrieb gleich zwei Bücher darüber. Eine allgemeingültige Antwort konnte auch er bei aller Belesenheit nicht liefern. Es ist ein weites Feld. Aber fürs eigene Alter hielt der 1925 Geborene ein Glücksrezept parat: „Man kann nichts dagegen tun, dass man älter wird. Aber man kann verhindern, dass es bei schlechtem Wetter geschieht." In fortgeschrittenem Alter richtete der Tatmensch sich noch eigenhändig eine alte Finca auf Mallorca her.

Nun, die Geschmäcker sind verschieden, die Vorstellungen von einem glücklichen Leben und Lebensabend auch – die Abwesenheit von Krankheit und Kummer, Not und Elend dürfte ganz universell dazu gehören. Etwas anspruchsvoller als im berühmten zehnten Vers des Bibelpsalms 90 dürfen die Erwartungen inzwischen schon ausfallen: „Unser Leben währet siebzig Jahre, und wenn's hoch kommt, so sind's achtzig Jahre, und wenn's köstlich gewesen ist, so ist es Mühe und Arbeit gewesen; denn es fährt schnell dahin, als flögen wir davon."

Mannigfaltig sind die Empfehlungen, wie man den Weg zum Lebensende gestalten sollte. Der Philosoph Otfried Höffe ist der Meinung: „Im Idealfall entwickelt man sich wie ein guter Wein: Mit zunehmendem Alter gewinnt man Charakter und strahlt Lebenserfahrung aus." Das Rezept dafür seien die vier „L": laufen, lernen, lieben und lachen. Die Ärztin und Schauspielerin Marianne Koch hält es mit den „fünf Säulen der Jugendlichkeit": feste Knochen, geschmeidige Gelenke, starke Muskeln, elastische Blutgefäße, wache Gehirnzellen.

Auf der anderen Seite des Ratgeberspektrums steht die amerikanische Pop-Sängerin Cher mit ihrem Hinweis: „Wenn du niemals aufhörst, ein Mädchen zu sein, dann wirst du auch niemals alt." Inwiefern und wie oft die Meisterin der „unkaputtbaren Künstlichkeit" (*Der Spiegel*) ihr Erscheinungsbild operativ an ihren Selbstanspruch der Unvergänglichkeit anpassen ließ, mag ihr Geheimnis bleiben. Meine Einstellung zu solchen Praktiken kennen Sie mittlerweile.

Wie nun auch alle Ratschläge, die ich Ihnen als Geriater geben kann für eine hoffentlich erfolgreiche Reise ins hohe Alter. Die Richtung dieser Reise ist unumkehrbar. Glauben Sie niemandem, der Ihnen etwas anderes vorgaukeln möchte, mit Pillen und Salben, Gesichtslifting, Bauchdecken- oder Gesäßstraffung und Fettabsaugung!

Es liegt nur an Ihnen selbst, wie Sie mit dem Altern und dem Lauf der Zeit umgehen. Sicherlich haben einige von uns mehr Glück, wenn sie von der Natur mit einer robusten Gesundheit gesegnet sind. Das Leben kann ganz schön unfair sein. Aber mit der richtigen Einstellung können Sie seine Verwerfungen glattziehen. Das Einzige, was Sie liften, also erheben sollten, ist Ihre Seele. „Das Beste im Menschen sind seine jungen Gefühle und seine alten Gedanken", erkannte der französische Essayist Joseph Joubert. Verbinden Sie beide! Dann werden Sie vielleicht wie Albert Schweitzer zu dem Schluss kommen: „Du bist so jung wie deine Zuversicht, so alt wie deine Zweifel."

In diesem Sinne wünsche ich Ihnen nun viel Freude am Lauf der Zeit und dem richtigen Altwerden. Leben Sie wohl! Oder, wie Spitzohr Spock im Raumschiff Enterprise sagen würde: „Live long and prosper!" (LLAP, zu Deutsch etwa „Lebe lang und gedeihe."). Der letzte Tweet des Spock-Darstellers Leonard Nimoy vor seinem Tod im Alter von 83 Jahren lautete: „Das Leben ist wie ein Garten. Perfekte Momente können erlebt, aber nicht bewahrt werden, außer in der Erinnerung. LLAP." Der Twitter-Beitrag wurde binnen kürzester Frist 100.000 Mal geteilt.

Ach, noch etwas, als Arzt kann ich es einfach nicht lassen: Nimoy starb an einem schweren Lungenemphysem im

Endstadium. Der Schauspieler gründete eine Stiftung, die sich dem Kampf gegen die COPD-Krankheit widmete. Die Abkürzung steht im Englischen für „chronic obstructive pulmonary disease" (chronisch obstruktive Lungenerkrankung). Nimoy war Raucher.

Sehen Sie es mir nach, dass ich Sie auch auf der letzten Seite meiner Ausführungen mahne. Ich will ja, dass Sie ein hohes Alter erreichen. Denn alt zu werden, ist ein Vergnügen – wenn Sie es richtig anstellen! Möge mein Buch dazu beitragen.

DANKSAGUNG

Ich möchte meiner Frau Paola, meinen Kinder Sebastian, Hannah und Ollie danken. Ebenfalls Katharina Beyer, Dr. Marten Brandt von Edel Books, und besonders Tommy Schmoll für seine Unterstützung beim Entwickeln und Vermitteln des Buches.

BIBLIOGRAFIE

Ruediger **Dahlke**: Das Alter als Geschenk. Über die Kunst, in einer verrückten Welt den Verstand zu bewahren. Arkana, München, 2018.

Atul **Gawande**: Being Mortal. Illness, Medicine and What Matters in the End. Profile Books, London, 2014.

Otfried **Höffe**: Die hohe Kunst des Alterns. Kleine Philosophie des guten Lebens. C. H. Beck, München, 2021.

Gerald **Hüther**: Raus aus der Demenz-Falle!. Arkana, München, 2017.

Marianne **Koch**: Alt werde ich später. Dtv, München, 2021.

Karl **Lauterbach**: Die Krebsindustrie. Rowohlt, Berlin, 2015.

Konrad **Maurer** und Ulrike **Maurer**, Bühnenfassung von Ulrike Hofmann: Die Akte Auguste D. Theaterverlag Hofmann-Paul, Berlin, 2000.

Siddhartha **Mukherjee**: The Emperor of all Maladies. A Biography of Cancer. HarperCollins, London, 2011.

David A. **Sinclair** und Matthew D. **Laplante**: Das Ende des Alterns. Die revolutionäre Medizin von morgen. DuMont, Köln, 2019.

Susan **Sontag**: Illness as Metaphor and AIDS and Its Metaphors. Penguin Books, 1991.

Pat **Thane** (Hg.): Das Alter. Eine Kulturgeschichte. Frölich & Kaufmann, Berlin, 2019.

Rudi **Westendorp**: Alt werden, ohne alt zu sein. Was heute möglich ist. C. H. Beck, München, 2015.

Edel Books
Ein Verlag der Edel Verlagsgruppe

© 2022 Edel Verlagsgruppe GmbH
Neumühlen 17, 22763 Hamburg
www.edelbooks.com

Projektkoordination: Dr. Marten Brandt
Layout und Satz: Datagrafix GSP GmbH, Berlin | www.datagrafix.com
Umschlaggestaltung: Felix Schlüter, Typeholics
Lithografie: Frische Grafik, Hamburg

Druck und Bindung: GGP Media GmbH, Pößneck

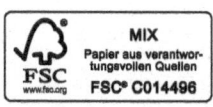

Alle Rechte vorbehalten. All rights reserved. Das Werk darf – auch teilweise – nur mit Genehmigung des Verlages wiedergegeben werden.

Printed in Germany

ISBN 978-3-8419-0805-6